静脉治疗护理基础与实践指导

安徽医科大学第二附属医院　编

U0190418

中国科学技术大学出版社

内 容 简 介

本书为安徽省静脉治疗专科护士技术培训教材,内容以静脉治疗专科护理理论为基础,系统地介绍了静脉治疗的基础知识、静脉输液与输血治疗的技术操作与安全管理、静脉治疗的相关影像学知识、静脉治疗质量管理、静脉治疗技术考核与评分标准、超声引导经外周静脉置入中心静脉导管(PICC)置管穿刺及腔内心电图定位等临床新技术在静脉治疗中的应用;较为全面地分析了静脉炎、药物外渗、导管异位、输液港夹闭综合征、导管相关血栓的形成、导管相关血流感染与并发症的成因、预防和处理措施等。

本书内容丰富、技术先进、理实交融,是临床一线护理人员学习静脉治疗专科护理技术的好教材,适合各类医院护士和医学院校护理专业的学生阅读。

图书在版编目(CIP)数据

静脉治疗护理基础与实践指导/安徽医科大学第二附属医院编. —合肥:中国科学技术大学出版社,2023.8
  ISBN 978-7-312-05655-0

Ⅰ.静…　Ⅱ.安…　Ⅲ.静脉内注射—输液疗法—护理—技术培训—教材
Ⅳ.R457.2

中国国家版本馆 CIP 数据核字(2023)第 061989 号

静脉治疗护理基础与实践指导

JINGMAI ZHILIAO HULI JICHU YU SHIJIAN ZHIDAO

出版	中国科学技术大学出版社
	安徽省合肥市金寨路 96 号,230026
	http://press.ustc.edu.cn
	https://zgkxjsdxcbs.tmall.com
印刷	安徽国文彩印有限公司
发行	中国科学技术大学出版社
开本	710 mm×1000 mm　1/16
印张	18.5
字数	342 千
版次	2023 年 8 月第 1 版
印次	2023 年 8 月第 1 次印刷
定价	48.00 元

编　委　会

前　言

　　随着护理专业的发展,静脉治疗护理已由单一的技术操作发展成一门多学科的护理专科。为统一临床静脉治疗护理操作规范,促进静脉治疗护理专科化发展及静脉治疗护理安全管理,在安徽省静脉治疗专业委员会的指导下,安徽医科大学第二附属医院护理部组织医院静脉治疗临床护理骨干、静脉治疗护理专家编写了本书。本书在编写过程中得到影像、药理、医疗等相关专业专家的指导。

　　安徽医科大学第二附属医院作为安徽省静脉治疗专科护士的培训基地及中华护理学会(京外)临床实践教学基地,在多年的临床实践和静脉治疗专科护士的带教工作中,不断改进和完善,积累了丰富的静脉治疗临床护理和教学经验。本书以静脉治疗专科护理理论为基础,全面介绍了静脉治疗的发展、静脉治疗的基础知识、输血治疗及管理、静脉治疗操作实践标准、静脉治疗常见问题及并发症预防及处理、健康教育、静脉治疗质量管理、透析内瘘管理、静脉用药调配中心(PIVAS)管理。本书可作为临床一线护理人员进行静脉治疗护理专科实践、解决静脉治疗临床护理问题的参考书,内容具有实用性和可操作性,希望能为广大护理人员提高静脉治疗护理安全管理能力提供帮助。

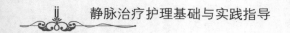

　　由于本书编者掌握的知识有限,书中存在不足之处在所难免,敬请各位读者多提宝贵意见,以便我们再版时加以完善。

编　者

2023 年 2 月

目　录

第一章　静脉治疗的发展

第一节　静脉治疗技术的发展

静脉治疗是将各种药物包括血制品输入人体血液循环的治疗方法。

静脉治疗如今已成为一种常见的治疗方法,73%~90%的住院患者使用这类治疗方法,是临床抢救生命和治疗疾病的重要方式之一,静脉治疗经历了很长时期的发展。

1628年,英国医生哈维发现了血液循环,认识到血液的运输作用。

1656年,英国医生克里斯朵夫和罗伯特首次用羽毛管针头将药物打入狗的血管内,拉开了将药物注入血液循环这一医疗行为的帷幕。

1665年,伦敦内科医师Richard Lower进行了一项实验,将一只动物的血液输入另一只濒临死亡的动物体内,成功地救活了该濒临死亡的动物。

1667年,法国国王的御医丹尼斯将一只小羊的血液注入一名15岁男孩的静脉内,这个孩子输血后死亡。

1818年,英国产科医师James Blundell发现他的很多患者因为产后大出血而死亡,他在患者身上进行输血,开始了静脉输血治疗的实践,同时证明动物的血液是不能输注给人类的,只有人类的血液才可以进行安全的临床输血治疗。

1832年,苏格兰霍乱流行,英格兰医生托马斯尝试把煮沸后的盐水注入患者的血管,使药液直接进入人体静脉参与血液循环,从而治疗疾病,此方法效果显著。

1831—1851年的20年里,许多研究者进行了各种静脉治疗的动物实验,在一定程度上获得了成功。

1911 年,外科医生 Kausch 首次将糖作为营养物质通过静脉输给患者。但是,感染和致热源仍然给静脉治疗带来很多问题。

1914 年,Henriques 和 Anderson 首次将水解蛋白通过静脉输给了动物,这是现在广泛采用的静脉营养的开端。

1915 年,Lewisohn 和 Wile 完善了采用柠檬酸钠保存血液的标准剂量,他们的成就使间接输血治疗成为可能。

1923 年,Florence Seibert 医生在蒸馏水中发现了致热源,能有效去除致热源的灭菌方法被逐渐发现。也就是从这时开始,可一次性使用的针头和静脉输液器材逐渐在全世界的医院中普遍使用。

1925 年,葡萄糖作为热量供给普遍用于静脉治疗。

1937 年,William Cumming Rose 医生证明氨基酸对于大鼠的生长是必需的,随后研究出能给人进行静脉注射的蛋白水解成分。

1920—1960 年,美国科学家 Robert Geyer 和 Fred Stare 对数百种配方的脂肪乳剂代谢进行了基础研究。1949 年,Ray Meng 也对一种橄榄油乳剂的使用情况进行了描述,动物实验结果良好,遗憾的是人体输注后反应较大,不能耐受。

1960 年,瑞典的惠特林(Arvid Wretlind)教授在动物实验的方法学以及脂肪乳的原料提纯和乳化等方面解决了前人无法克服的难题。

1962 年,世界上第一个具有良好耐受性的脂肪乳剂英脱利匹特(intralipid)被制作出,是世界上非常成功的肠外营养产品之一。

1963 年,宾夕法尼亚大学外科研究所在兔、狗身上进行了首例长期静脉营养的可行性实验,并获得成功。

1967 年,首例人体接受静脉营养治疗的尝试是在美国费城的儿童医院进行的。

1970 年,开始出现成分输血治疗。

1986 年,经外周静脉置入中心静脉导管(peripherally inserted central catheter, PICC)开始由护士进行操作。

20 世纪 60 年代,静脉治疗发展迅速,静脉输注液体达上百种。

如今,随着医疗护理技术的不断革新,静脉治疗已逐步发展成为一种多学科交叉的临床实践技能。

第二节　静脉输液治疗装置与器具的发展

静脉治疗的常用器材包括注射器、金属针头、外周静脉留置针、中心静脉导管、经外周静脉置入中心静脉导管、输液港等，这些静脉输液装置与器具随着科技发展不断应用于临床。

原始器具像羽毛针管等后来被金属针头等代替，在两次使用之间对这些器具进行清洁和消毒以备再次使用。精细塑料技术使静脉输液器具发展迅速，生产商很快生产出一次性塑料输液器以及储存静脉液体的塑料容器，如今在临床广泛使用。

1929 年，德国医生 Forssman 首次经外周插入中心静脉导管。

1945 年，一种通过刺入血管的金属针头引导置入的塑料套管问世。

1949 年，Duffy 首次将聚乙烯（polyethylene）导管置入股静脉、肘窝静脉、颈外静脉。

1950 年，Gautier 和 Maasa 发明了 Rochester 针头，如今，这种针头已被广泛用于静脉输液治疗。

现今的金属针头和塑料静脉套管有各种大小不同的型号，用于各种治疗。管径大小从 12 G 到 27 G；套管长度从 0.75 英寸（1 英寸≈2.54 cm）到 30 英寸或更长，可根据输入的途径或患者的情况来选择使用这些套管。

20 世纪 80 年代出现了输液港。该系统由放置在皮下的中心导管穿刺入锁骨下静脉，导管尾部连接一个设备，此设备作为一个端口放在胸壁的皮下组织。先消毒表皮，再通过一个独特针头经皮肤穿刺到达设备的硅胶隔膜至导管的端口。

1943 年，人们首次使用了带有滤器的过滤输液器，可滤除纤维蛋白以减少输血时的血液凝固现象。滤器可将输入液体中的微粒、空气、内毒素甚至病毒去除，并且可根据使用目的的不同选用微孔大小不同的滤器。

输液速度调节装置可使输液治疗的速度得到精确控制，在使用输液速度调节装置之前，输液靠重力驱动输注。电子输液装置的发明改善了给药的精确度，这些装置可消除外力和人体内压对静脉输液流速的影响。

首先出现的输注器械是使用注射针筒的微泵输液器，输注的液量受注射器容量限制，主要用于缓慢注射，如给婴儿和儿童输液、注射某些药物等，这种装置现今仍在广泛使用。后来注射器微泵输液器被改进为大剂量的注射装置。

1972年,控制器被应用于输液治疗,输液仍由重力推动,但滴数可记录,并在滴数达到预定值时报警。后来输液泵又增加了在正压下以预设的速度输入液体的功能,甚至可同时以一定的时间间隔输入多种液体。

移动式输液装置可供在医院之外进行连续或间断输液的患者使用。这些设备可使患者得到最大限度的治疗以维持生命。使用这些移动式设备大大改善了许多患者的生存质量。

另一种技术上的进步是自控麻醉泵的出现,患者可根据自己对疼痛的耐受程度调节输注速度,对患者术后疼痛管理相当有效。

第三节　静脉治疗专科护士的发展

随着静脉输液工具、药物配置、辅助装置等不断革新,静脉治疗技术快速发展,静脉治疗在患者临床治疗、营养供给、危重抢救等情况中发挥了重要作用,与患者疾病的治疗方案、个体本身等因素密切相关,涉及各临床专科、影像、药学等多学科知识、技能,静脉治疗已从一项护理技术操作逐步发展成为一门专业的学科。

一、静疗专科护士的定义

静脉治疗专科护士(infusion nurse specialist)简称静疗专科护士,是指在静脉治疗护理领域具有较高水平的专家型临床护士,接受静脉治疗专科护士系统的理论、操作培训以及临床实践,培训考核合格后,获得资质证书,为患者、社区人群提供专业的护理服务,为同行提供技术指导。静疗专科护士在临床护理领域具有丰富的工作经验、先进的专业知识和高超的临床技能,能为患者提供高质量的护理。他们是集医疗、护理、管理、教育为一体的专业人才。

二、国外静疗专科护士的发展

(一)静疗专科护士的兴起

早期的静脉治疗只是危重疾病的一种尝试性治疗手段。20世纪40年代后,静脉治疗技术发展迅速,护理责任范围扩大。1940年,美国麻省总医院率先设立静脉输液专科护士岗位,Ada Plumer作为第一位静脉输液专科护士,承担输血、输液、清洗输液装置等职责。1972年,Ada Plumer和Johns Hopkins医院的

Marguerite Knight 发出倡议书,成立静脉输液护理学会(AIVN),静脉输液治疗作为专业得到认可。1980 年,静脉输液治疗专业被美国参议会认可。

(二)静疗专科护士的能力

掌握静脉治疗相关技术并不断创新,处理静脉治疗相关并发症并能前瞻性预防,循证、改进、落实静脉治疗行业标准,为患者提供健康教育等优质护理,在静脉治疗实践中总结、提升的能力及带教能力。

(三)静疗专科护士的工作职责

(1)掌握静脉穿刺及与输液相关的操作步骤与护理方法。

(2)学习最新美国静脉输液护士协会(Intravenous Nurses Society,INS)指南及国家行业标准制定、实施静脉治疗输液的制度和程序。

(3)发展静脉治疗新技术,承担静脉治疗专业教育工作。

(4)参与静脉治疗护理质量、安全管理等工作。

(四)美国静疗专科护士的资格认证

在美国,要取得静脉治疗专科护士的资格认证需具备美国或加拿大注册护士执照,通过理论笔试,考前 2 年内有 1600 小时以上静脉输液护理注册护士经验。通过由静脉输液治疗注册护士认证机构(INCC)组织静疗护士的认证考核。

(五)静疗专科护士的培训

1. 理论培训课程

包括感染控制、输液技术、药理学、输血治疗、胃肠外营养、抗肿瘤治疗、儿科学、质量管理等内容。

2. 操作培训

(1)集中操作培训,统一制定各项操作 SOP 标准流程。

(2)采用一对一培训方法,固定操作培训的老师,指导学员由浅到深地掌握各阶段操作培训的要点。

(3)临床实践操作:由静疗专科护士负责教学,应掌握留置针穿刺技术、PICC导管维护、PICC 盲穿置管技术、血管彩超引导下行 PICC 置管技术、输液港导管的维护、静脉输液并发症的预防及处理等。

三、国内静疗专科护士的发展

(一)静疗专科护士的培养

我国静疗专科护士的培养起步较晚。四川大学华西医院于 2005 年启动了静脉输液专科护士培训学习班,选取具有本科及以上学历、3 年以上临床工作经验的护士进行培训,通过理论和操作考核后获得院内静脉输液专科护士资格认证。继后,四川省护理学会开展静脉治疗专科护士培训,要求具有护士执业证书、大专及以上学历且有两年及以上临床护理工作经验,培训时间为 2 个月,其中集中理论培训 1 个月,临床实践学习 1 个月。为了保证静疗专科护士学习的效果,培训基地每期招收 30 名左右。培训考核合格者获得四川省护理学会颁发的"静脉治疗专科护士培训合格证书"。

21 世纪初北京市护理学会、浙江省护理学会、安徽省护理学会等也相继开展了静脉治疗专科护士培训。

中华护理学会为进一步培养静脉治疗专科人才,提高静脉治疗护理水平,于 2020 年 7 月在北京举办第一期"静脉治疗专科护士培训班"。培训对象为具备护士执业资格、大专及以上学历、在三级医院从事临床工作满 5 年、从事静脉治疗相关的临床工作、参与 PICC 置管等操作的护士。培训以理论授课结合临床实践的方式完成,理论授课 4 周,临床实践 4 周,学员理论课程及临床实践均需脱产学习。培训内容主要参考美国 INS《输液治疗实践标准》、我国 2014 年实施的《静脉治疗护理技术操作规范》。涉及静脉输液治疗概述、血管的解剖及生理、药物的性质、影像学、感染控制、输液治疗操作规范、输液工具的置入及护理、输液治疗并发症及处理、文书记录、输液治疗新进展、静脉输液相关法律法规及质量管理等。培训结束,经理论考试及临床实践考核成绩合格者,颁发中华护理学会"静脉治疗专科护士培训合格证书"。

(二)静疗专科护士培训机构

静疗专科护士培训基地全面负责培训管理工作,制定静脉治疗专科护士教学计划、课程设置、培训指导、考核及质量管理等。实践基地主要负责落实实践计划,提高静疗专科护士学员临床静脉治疗技能以及实际解决静脉治疗相关问题的能力。

(三)静疗专科护士的能力

静疗专科护士参与医院静脉治疗团队工作,包括制定医院静脉输液治疗操作标准,负责静疗相关疑难病例会诊、院内 PICC、中线导管置入、预防及处理静脉治疗相关并发症等临床护理,负责静疗相关知识及技能培训,开展护理科研、推广静疗新技术,参与静脉治疗质量控制等。

（四）静疗专科护士的发展

我国静脉输液治疗专业化发展已经起步,尚需在以下方面进行努力:

(1) 健全全国统一的专业资格认证标准。

(2) 健全全国统一的静脉治疗的专用教材和实践标准。

(3) 进一步建设静疗专科护士师资队伍。

(4) 完善静疗专科护士管理办法。

第四节 静脉治疗团队的发展

20 世纪 70 年代,外周静脉置管逐渐从医生主导转变为护士主导。波士顿马萨诸塞州总医院一位护士（Ada Plummer,注册护士）首次实施静脉治疗,她成了静脉治疗的第一位护士,并且成立了第一支静脉治疗团队。当时,静脉治疗团队主要职责是置入外周静脉留置针（PIV）、输注药物、更换管路、更换敷料,同时作为临床护士开展静脉治疗的专业支持资源。同期,美国得克萨斯大学（休斯敦）的 MD 安德森癌症中心（MD Anderson Cancer Center）注册护士 Millie Lawsn（静疗团队护士长）和注册护士 Suzanne Herbst（医疗顾问）带领的团队是第一个置入 PICC 的护理团队。随着静脉输液治疗技术的发展,静脉治疗团队逐渐发展成为专门从事静脉输液治疗的团队,负责 PICC 置管、维护、预防和处理导管相关并发症及其他静脉输液治疗等。

1972 年,美国成立静脉输液护理学会（AIVN）,1973 年成立全国静脉输液治疗学会（NITA）。1987 年,NITA 更名为静脉输液护士协会（INS）。

20 世纪 90 年代,我国引进 PICC 技术。1999 年,中华护理学会成立静脉输液专业委员会。2002 年,国内第一个静脉输液小组在北京朝阳医院成立,而后各大医院逐步成立静脉治疗专业小组/团队。静疗小组及其成员在静脉输液治疗护理中发挥了重大的作用。

一、定义

美国静脉输液护士协会（INS）对静疗小组的定义为提供标准化护理和最佳实

践的专业输液治疗团队。根据组织架构和实践范围不同,静脉输液治疗团队有不同名称,比如 PICC Team(PICC 小组)、Intravenous Therapy Team(静脉治疗小组)、Infusion Therapy Team(输液治疗小组)、VAS-Vascular Access Team(血管通路小组)。

二、宗旨及服务理念

(一) 静脉治疗团队的宗旨

"成功穿刺、保护血管、安全输液"是静脉治疗团队的宗旨。

(二) 静脉治疗团队的服务理念

静脉治疗团队应为患者创造一个安全的治疗环境,满足静脉治疗需求,减少静脉治疗带来的各种安全隐患。护理人员在开展静脉治疗时应树立"关爱患者,安全输液"的服务理念,将人性化护理服务融入患者静脉治疗的全过程,贯穿静脉治疗操作的每个细节,确保静脉治疗质量及患者安全。

三、建立静脉治疗团队意义

(1) 提升静脉治疗护理质量及安全。
(2) 丰富静脉治疗护理专业内涵,提高患者满意度。
(3) 增进多学科交流合作,促进静脉治疗专业化发展。
(4) 促进静脉治疗护理研究发展。

四、静脉治疗团队组建及管理

(一) 静脉治疗团队成员组成

由临床专科医生,静脉治疗专科护士,药剂师,介入科、影像科医生等组成。
静脉治疗团队成员组成及职责见表1.1。

表 1.1　静脉治疗团队成员组成及职责

成员	职责
护士、医生	置管前病情评估、知情同意签署和协助导管相关并发症诊治
药剂师	指导静脉治疗用药以及提供药物相关信息如 pH、渗透压、稳定性和相容性
介入科、影像科医生	判断导管尖端位置,为导管置入困难、异位或断裂的患者提供帮助

（二）静脉治疗团队职责

（1）根据国家静脉治疗行业标准，制定医院静脉治疗相关操作规范及流程。

（2）负责医院 PICC 导管置入、开展血管通路门诊进行静脉导管维护。

（3）静脉治疗护理不良事件（药物外渗、中心静脉导管脱管等）及并发症的会诊及督导，开展全院静脉治疗 MDT 会诊，及时研究解决静脉治疗护理中存在的护理安全问题。

（4）对全院静脉治疗进行质量控制，发现问题，提出整改建议并持续追踪与改进。

（5）每年对全院护士进行静脉治疗相关理论、技能培训。

（6）积极开展静脉治疗新技术，给患者提供优质安全的护理。

第二章 静脉治疗基础知识

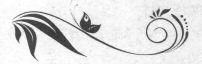

第一节 静脉治疗相关血管的解剖特点与生理功能

人体血管分布广泛,遍布于各个组织、器官,包括动脉、毛细血管和静脉,是一个相对密闭、连续的管道系统,与心脏构成心血管系统。血液从心房进入心室,再由心室泵出,依次流经动脉、毛细血管和静脉再返回心房,如此循环往复。体循环中的血量约为总血量的84%,其中约64%位于静脉系统内,约13%位于大、中动脉内,约7%位于小动脉和毛细血管内;心脏血量仅占总血量的7%左右,肺循环血量约占9%。全部血液都需流经肺循环,而体循环则由许多相互并联的血管环路组成,即使某一局部血流量发生较大的变动,也不会对整个体循环产生很大影响。

淋巴系统参与组织液的回流,并将其内的淋巴液从外周流向心脏,最后汇入静脉,对血液循环起辅助作用。本节主要叙述静脉治疗相关血管的解剖特点与生理功能。

一、静脉的结构与特点

(一)静脉结构

静脉系统由浅、深静脉及中间的交通支构成;浅静脉走行于皮下,深静脉大多与动脉伴行。浅静脉吻合成网,深静脉吻合成丛,壁内有静脉瓣,维持血液由浅至深、由远心端向近心端单向流动。静脉和动脉结构基本相同,都有内膜、中膜和外膜。与同级的动脉相比,静脉有数量多、口径大、管壁薄、可扩张性大的特点,故其容量大。

（1）内膜由内皮组织细胞和内皮下层组成。内皮组织细胞构成了通透性的屏障,管壁内外两侧的液体、气体和大分子物质可选择性地透过此屏障;内膜十分光滑,血液能在血管内畅通无阻地流淌;内皮细胞还有一种内分泌功能,能够合成和分泌多种生物活性物质。

（2）中膜主要由血管平滑肌、胶原纤维及弹性纤维三种成分构成,其构成要素的比重与厚度可因血管种类的不同而存在差异(图2.1)。大动脉中膜偏厚,由40～70层弹性膜构成;中小动脉的中膜主要为平滑肌。而静脉的中膜较薄,大静脉中膜由几层环形平滑肌构成;中静脉的平滑肌较伴行的中动脉薄;小静脉的中膜由一至数层平滑肌组成。血管平滑肌的收缩和舒张可调节器官与组织的血流量。

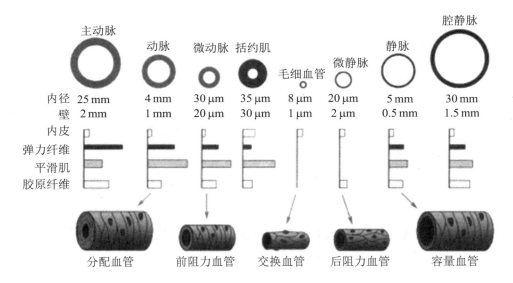

图 2.1　各类血管基本组织比例及功能

（3）外膜是一种包裹在血管外层的疏松结缔组织,包括弹性纤维、胶原纤维和多种细胞。大静脉的外膜相对较厚,结缔组织结构内有比较多的纵形平滑肌。

（二）静脉特点

1. 管径大小可受外界压力影响

静脉壁上承受的外压可使静脉管径变窄,影响静脉反流。临床上利用这一特点来鉴别动、静脉。

2. 有静脉瓣存在

内皮向静脉管腔内突出形成静脉瓣,瓣膜成对,形状像半月小袋,袋口朝向心脏,可以有效防止血液逆流,有利于静脉血向心回流。头颈部和胸部的静脉大多数无静脉瓣,下肢静脉由于受重力影响较大,其静脉瓣较多。

3. 体循环静脉分为深、浅静脉

深静脉位于深筋膜的深面,与动脉伴行,一般中型动脉均有两条伴行静脉。浅静脉位于皮下浅筋膜内,又称为皮下静脉。浅静脉数目多,不与动脉伴行,有独立的名称、行程和引流范围,但最终都注入深静脉,进入体循环。因此,临床可通过浅静脉输入液体、药物或抽血检查。

4. 有丰富的吻合交通支

深静脉与深静脉之间,浅静脉与浅静脉之间,深、浅静脉相互之间均存在丰富的吻合交通支。如果一条静脉被阻塞,这些交通支可建立侧支循环。

二、影响静脉回心血量的因素

单位时间内静脉回心血量的多少取决于静脉对血流的阻力以及中心静脉压与周围静脉压之差。所有影响静脉阻力、中心静脉压及外周静脉压的要素,都可影响静脉回心血量,如体循环平均充盈压、心肌收缩力、重力与体位改变、骨骼肌的挤压作用、呼吸运动等。

(一)体循环平均充盈压

体循环平均充盈压是体现血管系统充盈程度的指标。当血量减少或容量血管舒张时,体循环平均充盈压下降,静脉回心血量减少;反之,血量增多或容量血管收缩时,体循环平均充盈压升高,静脉回心血量增多。

(二)心肌收缩力

心肌收缩力加强时,射血量增加,心室内剩余血量会减少,心室舒张期室内压下降,对心房和静脉内血液的抽吸力量增强,回心血量增多;反之,则回心血量减少。

(三)重力与体位改变

由于受地球重力场的影响,血管内的血液可对血管壁产生一定的静水压,因此,身体各部分血管的血压值除心脏做功造成的之外,还要加上血管静水压。各部分血管静水压等于血管与右心房水平之间的垂直距离、重力加速度和血液比重三者的乘积。一般来说,血管位置在右心房水平每偏下 1 cm,静水压就升高 0.77 mmHg;而在右心房水平偏上的血管,重力作用使血压相应降低。

人体在平卧时,全身的静脉大体上与心脏处在同一水平,静水压大致相同,对静脉血流和静脉血压影响不大。但当从卧位变为直立位的时候,足部血管内的血压比卧位时明显增高,其增高部分相当于从足至心脏这样一段血柱高度形成的静水压,约 80 mmHg。而在心脏以上水平的部分,血管压力比卧位时低。

血管跨壁压是血管内血液对管壁压力和血管外组织对管壁压力之差。一定的跨壁压是维持血管壁充盈扩张的必要前提。静脉管壁薄、可扩张性大,其充盈程度受跨壁压影响,可产生较大范围的变动。跨壁压降低时较容易发生塌陷,跨壁压增大则静脉充盈扩张。

人体处于直立体位时,受重力作用的影响,心脏水平之下的静脉跨壁压升高,静脉容积增加,可多容纳约 500 mL 血液,回心血量减少;相反,头颈部静脉跨壁压降低,因而该处静脉几乎塌陷。反之,从立位改为卧位时,回心血量增多。

(四)骨骼肌的挤压作用

肌肉收缩时,可以挤压肌肉内部和肌肉之间的静脉,加快静脉血液回流;同时静脉内的活瓣使血液不得不单向流回心脏。骨骼肌和静脉瓣膜对静脉回流起着"泵"的作用,又称为"肌肉泵"。肌肉有节拍地收缩和舒张可以使回心血量增加。肌肉舒张的时候,静脉扩张,静脉压降低,有利于毛细血管和微静脉血液汇入静脉。正常人长期站立或处于坐位,可能出现下肢水肿,就是下肢静脉缺乏肌肉挤压,血液淤积在下肢所致。

(五)呼吸运动

胸膜腔内负压作用使得胸腔内大静脉处在扩张状态。吸气时,胸腔的容积增大,胸膜腔内负压值增大,胸腔内大静脉和右心房进一步扩张,中心静脉压下降,右心回心血量增多;反之,呼气时胸膜腔内负压值减小,右心回心血量减少。因此,呼吸运动对静脉回流也起着"呼吸泵"的作用。

三、静脉治疗相关的血管

(一)腔静脉

1. 上腔静脉

上腔静脉是由左、右头臂静脉汇合而成的粗短静脉干,沿升主动脉的右侧下行,至右侧第二胸肋关节后方穿纤维心包,齐第三胸肋关节下缘注入右心房。上腔静脉收纳头颈部、胸壁、部分胸部脏器和上肢的静脉血。临床上,中心静脉置管多通过颈内静脉、锁骨下静脉等血管进行穿刺,导管尖端位置位于上腔静脉内。

2. 下腔静脉

下腔静脉由左、右髂总静脉在第四或第五腰椎的右前方汇合而成。在腹股沟韧带的深面，股静脉延续为髂外静脉，与同名动脉伴行，至骶髂关节前方与髂内静脉汇合成髂总静脉，双侧髂总静脉多在第五腰椎平面，少数在第四腰椎平面汇合成下腔静脉，沿着腹主动脉的右侧、脊柱的右侧方上行，通过肝脏的腔静脉沟，穿膈肌的腔静脉裂孔进入胸腔后，穿过心包表面注入右心房。下腔静脉收集下肢、盆腔和腹部的静脉血。

（二）颈外静脉

颈外静脉是颈部最大的浅静脉，由下颌后静脉后支、耳后静脉和枕静脉在下颌角处汇合而成，沿着胸锁乳突肌表面下行，于锁骨上端穿过深筋膜，最后流入锁骨下静脉或静脉角，主要收集头皮和面部的静脉血。颈外静脉行径表浅且位置恒定，体表投影在下颌角至锁骨中点的连线，易于穿刺，临床常于此处穿刺置管。

（三）颈内静脉

颈内静脉是头颈部静脉回流的主干。颈内静脉于颈静脉孔处后续于乙状窦，收集颈总动脉及椎动脉供应区域的静脉血。颈内静脉内有 2～3 对静脉瓣，可以防止血液逆流。颈内静脉位于胸锁乳突肌前缘深面，与颈总动脉、颈内动脉、颈外动脉、迷走神经等结构共同位于颈总动脉鞘内，沿颈内动脉和颈总动脉外侧下行，至胸锁关节后与锁骨下静脉汇合成头臂静脉。颈内静脉壁很薄，附着于颈动脉鞘，并通过颈动脉鞘与四周的颈深筋膜和肩胛舌骨肌中间腱相连，因此管腔常处在开放状态，有益于血液回流。颈内静脉发生外伤时，由于管腔不能进行闭锁以及血液被胸腔负压吸引，发生空气栓塞的可能性增大。因此，临床上进行颈内静脉置管输液、更换输液管道以及拔除颈内静脉插管时，必须注意防止空气进入血管内形成空气栓塞。

（四）锁骨下静脉

锁骨下静脉从第一肋外侧缘处续于腋静脉，向内走行至腋动脉前下方，位于锁骨内侧后方，一直到胸锁关节后方，与颈内静脉汇合成头臂静脉（两静脉汇合处称为静脉角，为淋巴管的注入部位），左、右头臂静脉汇合为上腔静脉入右心房。锁骨下静脉较粗大，成人的管腔直径达 2 cm，由于它与第一肋、锁骨下肌、前斜角肌的筋膜相连，使得血管固定且不易塌陷，常处于充盈状态，故容易被穿刺。此外，锁骨下静脉血量多且距离右心房较近，当输入大量高浓度或刺激性较强的药品时，注入的药品可以快速被稀释，不会对血管壁产生较大的刺激。所以，临床常行锁骨下静脉导管置入术,进行上腔静脉造影、静脉营养输入、中心静脉压测定等。

(五)上肢静脉

1. 头静脉

头静脉始于手臂静脉网的桡侧,沿前臂下部桡侧、前臂上部和肘部的前侧、肱二头肌外侧沟上行,经三角肌与胸大肌间沟行至锁骨下窝,穿深筋膜注入腋静脉或锁骨下静脉。头静脉在肘窝处通过肘正中静脉与贵要静脉交通,汇总手和前臂桡侧浅层结构的静脉血。头静脉先粗后细,汇入腋静脉处角度大,故经头静脉进行PICC置管时,可能致使导管推进困难、反折异位,需慎重选择。

2. 贵要静脉

贵要静脉起自于手背静脉网尺侧,沿前臂尺侧上行,有前臂内侧皮神经伴行,至肘窝处接受肘正中静脉,再经肱二头肌内侧沟行至臂中点平面,穿深筋膜组织注入肱静脉,或与肱静脉伴行直接注入腋静脉。贵要静脉收集手和前臂尺侧浅层结构静脉血,因其管径较粗,静脉瓣少,位置表浅且固定,注入肱静脉或腋静脉处角度小,临床将其作为PICC置管的首选静脉。

3. 肘正中静脉

肘正中静脉为头静脉和贵要静脉的吻合支,是肘部最粗、最突出的血管,临床常于此处穿刺抽血,但由于其变异较多,不同人之间解剖结构差异大,一般不作为置管的首选静脉。

4. 手背静脉网

手背浅筋膜内丰富的浅静脉互相吻合形成手背静脉网,其桡侧与拇指的静脉汇集形成头静脉,尺侧与小指的静脉汇合形成贵要静脉。手的静脉反流一般由深至浅,从掌侧流向背侧。手背静脉网常用于外周静脉输液。

(六)下肢静脉

1. 大隐静脉

大隐静脉是人体最长的静脉,在足内侧缘起自足背静脉弓,经内踝的前方,沿小腿内侧面、膝关节内后侧、大腿内侧面上行,至耻骨结节外下方 3~4 cm 处穿阔筋膜的隐静脉裂孔,注入股静脉。大隐静脉在汇入股静脉之前接受股内侧浅静脉、股外侧浅静脉、阴部外静脉、腹壁浅静脉和旋髂浅静脉 5 条属支,主要收集足、小腿和大腿的内侧部以及大腿前部浅层结构的静脉血。大隐静脉在内踝前方的位置表浅。有研究证明,下肢静脉输液过程中容易出现药物外渗/渗出、静脉炎及血栓等并发症，且易发生脱管等不良事件。2014 年中华人民共和国卫生行业标准《静脉治疗护理技术操作规范》中强调：成年人不宜选择下肢静脉进行穿刺。

2. 小隐静脉

小隐静脉在足外侧缘起自足背静脉弓，经外踝后方，沿着小腿后面上行，至腘窝下角处穿过深筋膜，再经腓肠肌两端之间上行，注入腘静脉。小隐静脉汇总足外侧部和小腿后部浅层结构的静脉血。临床上，小隐静脉是冠状动脉旁路移植术和下肢动脉缺血症旁路重建术的理想移植血管。

3. 股静脉

胫前静脉和胫后静脉汇合成腘静脉，腘静脉穿收肌腱裂孔移行为股静脉。股静脉伴随股动脉上行，经腹股沟韧带后方续为髂外静脉。股静脉除收集与股动脉分支伴行的同名静脉血液外，还收集大隐静脉血液。股静脉在腹股沟韧带的稍下方位于股动脉的内侧，临床上常选择此处作为股静脉穿刺，进行心导管插管、血管介入检查治疗等。有时由于身体其他部位血管条件受到限制，也选择此处作为股静脉置管进行长期输液，因此处临近会阴部，应特别注意预防导管相关性感染。

（七）头皮静脉

头皮静脉分布比较多，相互交织成网。表浅易见，不易滑动，易于固定。较大的头皮静脉有正中静脉、颞浅静脉、耳后静脉、枕静脉等，小儿输液时，不宜首选头皮静脉，其与液体外渗至小儿头皮下易引起皮下组织坏死、影响小儿头发生长有关。

1. 正中静脉

正中静脉在颅冠缝起于静脉网，汇成正中静脉后沿额骨表面在近中线处垂直下降，至眉的内端续为内眦静脉。该静脉是头皮静脉中较大的一支，粗短且直，不滑动，易固定，暴露较清晰。

2. 颞浅静脉

起始于颅顶和侧面的静脉网汇成颞浅静脉，位于颞部皮下，在颞筋膜的浅表，颧弓的上端。外耳门的前方可触及颞浅动脉的搏动，静脉在该动脉的前方，此静脉细长浅直，不滑动，暴露明显。

3. 耳后静脉

耳后静脉居于耳郭后侧，前面与下颌后静脉的后支吻合，相连于乳突血管，不易滑动，显露清楚。

四、中心静脉压与静脉治疗

（一）中心静脉压监测

中心静脉压（central venous pressure，CVP）是指右心房和胸腔内大静脉的血压。CVP 正常值为 5～12 cm H_2O。

经皮穿刺监测中心静脉压，导管经颈内静脉或锁骨下静脉，放至上腔静脉。测压管零点需置于第 4 肋间右心房水平腋中线，静脉内导管和测压管道系统内无凝血、空气，导管畅通，无扭折弯曲。CVP 由四个部分组成：① 右心室充盈压。② 静脉内壁压力即静脉内血容量。③ 作用于静脉外壁的压力，即静脉收缩压和张力。④ 静脉毛细血管压。CVP 的高低主要反映右心室容量负荷和血容量，与静脉张力、右心功能有关，不能反映左心功能状态。

（二）中心静脉压与静脉输液

中心静脉压的值有赖于静脉回心血量和心脏射血功能之间的关系。若心脏射血功能削弱（如心力衰竭），右心房和腔静脉淤血，中心静脉压就上升。如果静脉回心血量增多或回流速度过快（如输液、输血过多或过快），中心静脉压也会升高。在血容量增加、全身静脉收缩或因微动脉舒张而使外周静脉压上升等情况下，中心静脉压都可能升高。因此，中心静脉压可反映心脏的功能状态和静脉回心血量，在临床上常作为判断心血管功能的重要指标，也可作为控制输液速度和补液量的监测指标。如休克患者输液治疗时，中心静脉压监测高于正常或有升高趋势，提示可能输液速度过快、输液量过多或心脏射血功能不全；而中心静脉压偏低或有下降趋势，一般提示输液量不足。

五、血流量、血流速度与静脉治疗

（一）血流量与血流速度

单位时间内流过血管某一横截面的血量称为血流量，即血流的容积速率，其单位常以 mL/min 或 L/min 来表示，用泊肃叶定律可计算出液体流量。血流速度是指血液中某一质点在血管内进行移动的线速度。

1. 泊肃叶定律（Poiseuille law）

泊肃叶定律是研究管道系统中液体流动的规律，该定律可表示为

$$Q = \frac{\pi \Delta P r^4}{8 \eta L}$$

也可表示为

$$Q = K \frac{r^4}{L}(P_1 - P_2)$$

式中,Q 表示液体流量,ΔP 或 $P_1 - P_2$ 是管道两端的压力差,r 是管道半径,L 是管道长度,η 是液体黏度,π 是圆周率,K 为常数,与液体黏度 η 有关。由该公式可知单位时间内的血流量与血管两端的压力差 ΔP(或 $P_1 - P_2$)以及血管半径的 4 次方成正比,而与血管的长度成反比。当其他因素相同,如果甲血管的 r 是乙血管的两倍,那么,甲血管中 Q 是乙血管中 Q 的 16 倍,所以血流量主要受血管直径决定。

泊肃叶定律适用于黏滞性液体在硬性管道内的稳定流动。在应用于血液循环时,应注意 Q 与 ΔP 实际并不成线性关系。这是由于血管具有弹性和可扩张性,r 可因 ΔP 的改变而改变。

2. 层流和湍流

层流(laminar flow)和湍流(turbulence)是血液在血管内流动的两种方式(图 2.2)。层流时,液体中每一个质点的流动方向一致,与管道长轴平行,但各质点的流速是有差异的,管道轴心处流速最快,越接近管壁流速越慢。在血管的纵剖面上各轴层流速矢量的顶端连线为一抛物线。图中的箭头方向代表血流的方向,箭头的长短代表流速矢量。泊肃叶定律仅适用于层流状态。

在正常情况下,人体的血液流动方式以层流为主。然而,当血流速度加速到一定程度之后,层流情况即失去正常状态,此时血液中各个质点的流动方向不再一致,出现漩涡,称为湍流或涡流。发生湍流时,泊肃叶定律已不再适用。

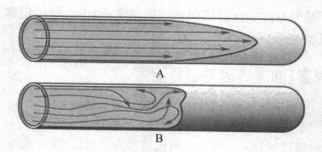

图 2.2　层流(A)和湍流(B)

(二) 成人中心静脉置管常用静脉直径及血液流速

成人中心静脉置管常用静脉直径及血液流速见表 2.1。

表 2.1 成人中心静脉置管常用静脉直径及血液流速

常用静脉	静脉直径(mm)	流速(mL/min)
头静脉	6	40～90
贵要静脉	10	90～150
腋静脉	16	150～350
锁骨下静脉	19	350～800
无名静脉	19	800～1500
上腔静脉	20～30	2000～2500

（三）血流量、血流速度与静脉输液

输注刺激性强的药品时，应选择管径较粗的血管，因较大的血流量可使药物迅速得到稀释，从而减轻药物对血管壁的刺激，减少化学性静脉炎发生。临床在进行静脉置管时，在尽可能大的静脉内置入能满足治疗需要的最小管道，使被置管静脉局部有足够空间让血液通过，保证一定的血流速度和血流量，避免在管腔较小的静脉插入导管，防止堵管、静脉炎、血栓、外渗等并发症发生。

根据泊肃叶定律，PICC 置管后有效的握拳运动可以使血管直径明显增大、血流量增加，同时血流速度增快等，能够有效地避免静脉血栓等并发症发生。

第二节 静脉治疗相关药学知识

一、静脉治疗药物性质

药物性质包括物理性质和化学性质。物理性质是指药物渗透压、溶解度、挥发性、熔点、密度、吸收和分化等。化学性质则是指氧化、还原、分解等化学反应。药物分子的大小、溶解度、解离度、脂溶性、水溶性等理化性质都会影响药物的吸收、分布及代谢过程，从而对药物起效的快慢、药物作用的强弱以及维持时间长短等产生重要影响。还有些药物的理化性质不稳定，如储存或使用不当，易挥发、潮解、光解，或遇酸、遇碱而被破坏，一方面难以达到治疗效果甚至出现毒性作用；另一方面则可能出现药物之间的相互作用，包括药动学相互作用、药效学相互作用以及药剂学相互作用等。药物的理化性质对静脉治疗效果影响比较大的因素有渗透压，

pH,药物本身的毒性、刺激性以及药物间的相互作用等。

（一）药物渗透压与静脉治疗

人体血浆渗透压为 280～320 mOsm/L,静脉输液时液体的渗透压应与人体等渗或偏高。有研究结果证实,外周静脉内皮细胞可耐受的渗透压与输注时间长短有关。输注时间越长,血管内膜可耐受的渗透压越低,降低输注溶液的渗透压后即使增加输液量也不会引起静脉炎,因此,药物的渗透压应维持在一定范围内。但应注意采用高渗溶液做静脉注射时,用量不宜过大,注射速度不宜过快,否则易造成局部红细胞皱缩。适当稀释溶液是降低渗透压的最佳方法之一。低渗溶液(血浆渗透压<280 mOsm/L)使水分子向细胞内移动,细胞内水分过多导致细胞破裂、静脉刺激或静脉炎,如0.45%氯化钠溶液等。等渗溶液(血浆渗透压为 280～320 mOsm/L)与血液等渗而不会造成细胞内外水分子的移动,如 0.9%氯化钠溶液、5%葡萄糖氯化钠溶液等。高渗溶液(血浆渗透压>320 mOsm/L)吸取细胞内水分,水从细胞内向细胞外转移,细胞脱水、内膜暴露于刺激性溶液而受损导致静脉炎、静脉痉挛、血栓形成,如 10%葡萄糖溶液、50%葡萄糖溶液等。

（二）药物 pH 与静脉治疗

静脉治疗输入药液偏酸或偏碱性均可导致酸碱平衡失调,影响上皮细胞水分吸收,从而增加血管通透性,出现局部红肿、疼痛,局部血液循环障碍,导致周围组织缺血缺氧,血管内膜的正常代谢及正常功能受到干扰,从而导致静脉炎的发生。

溶液酸碱度是指水溶液酸碱性强弱程度,也称氢离子浓度指数、酸碱值,是溶液中氢离子活度的一种标度,也就是通常意义上溶液酸碱程度的衡量标准,其范围为 0～14,通常用 pH 来表示。人体血液正常 pH 为 7.35～7.45;pH<7.0 溶液呈酸性,且 pH 越小表示溶液的酸性越强,pH<4.1 为强酸性;pH>7.0 溶液呈碱性,且 pH 越大表示溶液的碱性越强,pH>9.0 为强碱性。有研究表明,药物 pH 高于或低于正常范围的均会损伤静脉内膜,pH<4.1 时,血管内膜可出现严重组织学改变;pH 高于 9 或低于 5 时,均可导致酸碱平衡失调,影响上皮细胞吸收水分,增加血管通透性。pH 保持在 6.0～8.0 对血管内膜刺激最小;pH>8.0 可致血管内膜粗糙,血栓形成风险增加。通过调整溶液的 pH 至人体血液的正常范围(7.35～7.45),可降低输液性静脉炎的发生率。

临床常用药物、溶媒的 pH 及渗透压见表 2.2。

表 2.2 临床常用药物、溶媒的 pH 及渗透压

常用药物和溶媒	酸碱度（pH）	渗透压（mOsm/L）	危险度
氨苄西林	10.0	328~372	中度危险
环丙沙星	10.0	285	中度危险
多巴酚丁胺	2.5	280	中度危险
多巴胺	2.5~4.5	277	中度危险
多西环素	1.8		高度危险
吗啡注射液	2.0~6.0	295	中度危险
盐酸异丙嗪	4.0		中度危险
妥布霉素	3.0		中度危险
万古霉素	2.5~4.5		中度危险
甲硝唑注射液	5.0~7.0		低度危险
20%脂肪乳	8.0	350	低度危险
TPN		1400	高度危险
静脉营养液	5.3~6.3	1100~1400	高度危险
20%甘露醇	5.0~7.0	1098	高度危险
右旋糖酐	5.2~6.6	2000	高度危险
5-FU	9.2	650	高度危险
顺铂	3.5~6	300	中度危险
长春新碱	3.5~5.5	610	高度危险
多柔比星（阿霉素）	4.0~5.5	280	中度危险
表柔比星	2.4~3.6	280	高度危险
紫杉醇	4.4~6.5		中度危险
5%碳酸氢钠注射液	7.5~8.5	1190	高度危险
10%葡萄糖注射液	3.2~5.5	500	中度危险
50%葡萄糖注射液	3.2~6.5	2526	高度危险
3%氯化钠注射液		1030	高度危险
10%氯化钾注射液	5.0	2666	高度危险
10%葡萄糖酸钙注射液	4.0~7.5		中度危险
0.9%氯化钠注射液	4.5~7.0	260~320	
复方氯化钠注射液	4.5~7.5		

续表

常用药物和溶媒	酸碱度(pH)	渗透压(mOsm/L)	危险度
乳酸钠林格注射液	6.0～7.5	240～270	
复方乳酸钠葡萄糖注射液	3.6～6.5		

注:以上 pH 及渗透压均为药物或溶媒在未混合配置前的 pH。

(三) 药物毒性、刺激性与静脉治疗

药物毒性属于药物的不良反应,毒性反应是指用药剂量过大或时间过长时药物在体内过量蓄积,从而对机体造成的某种功能或器质性损害的反应。如化学药物影响 DNA 和蛋白质的合成,从而影响血管内膜的正常代谢功能。如紫杉醇因毒性较大,紫杉醇本身难溶于水,并且在输注过程中药物本身就含有聚氧乙烯蓖麻油,部分患者会出现过敏反应,要求配置后的药物浓度为 0.3～1.2 mg/mL,静脉滴注时间 3 小时以上;吉西他滨的滴注时间延长或用药频率增加均会增大药物的毒性,因此临床输注时间一般以 30 分钟为宜。

药物刺激性是指化学药物制剂经非口服途径给药,对用药局部产生的毒性反应(如刺激性或过敏性等)和(或)对全身产生的毒性反应(如过敏性或溶血性等),药物刺激性表现最明显的是直接输入高渗性药物,如输注复方氨基酸时,输注速度越快,对静脉血管内膜产生的刺激性就越大。长春瑞滨因刺激性较大,外周静脉输注静脉炎的发生率为 36%～86%,一般适宜从深静脉置管输注。

很多情况下,药物的毒性和刺激性具有复合性,其中最典型的药物是化疗药物,大多数为化学性及生物碱制剂,既对血管及周围组织有较强刺激性,同时对肝脏、肾脏或其他器官组织也具有一定的毒性作用。

(四) 药物的相互作用与静脉治疗

药物的相互作用是指两种或两种以上的药物同时或相继使用时发生的药动学、药效学或药剂学之间的相互作用,一种药物作用的大小、持续时间或药物性质受到另一种药物的影响而发生改变,即产生协同(增效)、相加(增加)、拮抗(减效)作用。药物之间合理的相互作用可以增强药物的疗效或降低药物不良反应;反之,可导致疗效降低或毒性增加,还有可能发生一些异常反应,从而干扰治疗,加重病情。作用增加称为药效的协同或相加,作用减弱称为药效的拮抗。

药物配伍是指在临床用药过程中,将两种或两种以上药物混合在一起。不合理配伍也称为药剂学的相互作用,主要指药物配置后在进入可使用状态前,相互之间发生的物理或化学反应,使药物的理化性质发生改变,从而影响药物作用。在静

脉输液配伍应用的过程中,药物与溶媒、药物与药物、药物的浓度及药物配置顺序对药效或安全性产生不良影响,属于药物配伍禁忌。轻则影响治疗效果,严重者可危及生命安全。

药剂学的相互作用大多呈现混浊、沉淀、变色或产生气泡等,也有可能发生肉眼观察不到的理化改变,多发生于液体制剂,而且都是在药物进入体内之前,在输液瓶中、注射器内或输液管路中均可发生。输注前应注意观察药液颜色及有无絮状物,根据药物性质合理选择溶媒,多种药物同时输注应注意输液顺序。

另外,中药注射剂的配伍问题在临床上日益受到人们的重视,中药注射剂成分复杂,容易受 pH 等因素影响,而使溶解度下降或产生聚合物出现沉淀,甚至可能与其他成分发生化学反应导致药效降低。中药注射剂与其他药物配伍,可能发生的反应难以预测,合并用药越多发生不良反应的概率也越高。在静脉输注中药时应按说明书规定的剂量,采用规定的输液载体。在输液时中药制剂宜单独使用,用药前进行对光检查,若发现药液混浊或变色则不可使用。中药制剂应缓慢输注,注意观察有无头晕、心慌、发热、皮疹等过敏反应。

有配伍禁忌的药品应分开使用,或用 0.9%氯化钠溶液或 5%～10%葡萄糖溶液冲洗后输注,还应根据药物性质及分子微粒大小选择合适的输液部位及输液工具。

二、静脉治疗常用溶液分类

(一)晶体溶液

晶体分子小,其溶液在血管内存留时间短,对维持细胞内外水分的相对平衡有重要作用,并可有效纠正体内的水、电解质平衡紊乱。临床常用的晶体溶液如下:

(1)葡萄糖溶液:用于补充水分和热量,减少蛋白质消耗,防止酮体产生,促进钠(钾)离子进入细胞内,常用作静脉给药的溶媒和稀释剂。常用溶液有 5%葡萄糖溶液、10%葡萄糖溶液。

(2)等渗电解质溶液:用于补充水和电解质,维持体液容量和渗透压平衡。常用溶液有 0.9%氯化钠溶液、复方氯化钠溶液、5%葡萄糖氯化钠溶液。

(3)碱性溶液:用于纠正酸中毒,调节体内酸碱平衡。常用溶液有碳酸氢钠($NaHCO_3$)溶液(5%和 1.4%)、乳酸钠溶液(11.2%和 1.84%)。

(4)高渗溶液:用于利尿脱水,可迅速提高血浆渗透压,回收组织内水分进入血管内,消除水肿,同时可降低颅内压,改善中枢神经系统的功能。常用高渗溶液有 20%甘露醇、25%山梨醇和 25%～50%葡萄糖溶液。

（二）胶体溶液

胶体的分子大,其溶液在血液内存留时间长,能有效维持血浆胶体渗透压,增加血容量,改善微循环,升高血压。临床常用的胶体溶液如下:

（1）右旋糖酐:常用溶液有低分子右旋糖酐和中分子右旋糖酐。为水溶性多糖类高分子聚合物。低分子右旋糖酐具有降低血液黏稠度、改善微循环及抗血栓形成的作用。中分子右旋糖酐能够提高血浆胶体渗透压,从而达到扩充血容量的作用。

（2）代血浆:具有较好的扩容效果,作用与低分子右旋糖酐相似,输入后增加循环血量和心输出量,临床急性大出血时可与全血合并使用。常用溶液有羟乙基淀粉、聚维酮、氧化聚明胶等。

（3）血液制品:浓缩白蛋白注射液,有5％白蛋白和血浆蛋白等。输入后能提高胶体渗透压,增加循环血容量,补充蛋白质和抗体;有助于组织修复、减轻组织水肿及增强机体免疫力。

（4）水解蛋白注射液:为复方制剂,是水解物酪蛋白和乳蛋白及山梨醇的灭菌液,用于大手术、严重创伤或大面积烧伤引起的氨基酸严重缺乏或各种疾病引起的低蛋白血症。

（三）静脉高营养液

静脉高营养液能够供给患者热能,补充各种维生素及矿物质,维持机体正氮平衡。主要成分有脂肪乳、氨基酸、各种维生素、矿物质、高浓度葡萄糖或右旋糖酐以及水分。常用溶液有复方氨基酸、脂肪乳、葡萄糖注射液(5％葡萄糖溶液、50％葡萄糖溶液)等。

三、静脉治疗用药原则及注意事项

静脉治疗是临床治疗中重要的给药方式之一;静脉治疗是一种有创治疗操作,治疗操作过程中任一环节的疏忽都有可能造成不良反应的发生,从而引起医疗、护理纠纷。要规避医疗护理风险,护士必须掌握静脉治疗的规范并严格执行。

（一）静脉治疗用药原则

（1）严格掌握静脉用药适应证,原则上能口服给药不注射给药,能注射给药不静脉给药。

（2）尽量采用序贯疗法。序贯疗法是给药途径的改变而其疗效不变的一种给药方法,患者病情危急时采用静脉给药方法,病情缓解后立即改用口服药物治疗

（如抗菌药物由静脉给药转变为口服给药）。

（3）根据药物的配伍禁忌及 pH、盐析现象选择合适的溶媒。药物溶解后的稳定性受多种因素影响，药物要现配现用以保证疗效及减少不良反应发生。

（4）输液速度选择。为保证药物治疗的效果，一般根据患者耐受性、病情、年龄及药物性质选择合适的输液速度。

（5）静脉输液应做到三定［定量、定时（速）、定性］、四先（先盐后糖、先浓后淡、先快后慢、先晶体后胶体）、四见（见尿补钾、见惊补钙、见酸补碱、见碱补酸）。除高渗性脱水患者应先补糖外，一般输液均应先输入无机盐溶液，后输入葡萄糖溶液；大量失血性休克患者应先给晶体溶液；脱水患者为尽快改善缺水、缺钠状态，首先给予快速补液；静脉补钾时尿量应在每小时 30 mL 及以上，以免发生心律失常或高钾血症，且补钾速度不宜过快，浓度一般为 1000 mL 液体小于 3 g 钾，严禁静脉推注钾剂。

（6）药液现配现用，避免时间过长影响药物稳定性或溶液污染，宜在输液前 30分钟内配置。

（二）静脉治疗注意事项

（1）严格掌握静脉用药的适应证。

（2）严格执行查对制度，静脉治疗前进行两种以上方式的患者身份识别，并询问过敏史。

（3）遵循无菌技术操作原则，减少处置和操作时引起的不良事件。

（4）注意药物性质及配伍禁忌，对于某些特殊药物及刺激性强的药物，应在确定针头已进入血管时再给药，并注意防范和观察药物配伍禁忌。

（5）治疗过程中加强巡视，要做到四看（一看输液瓶内剩余的液体量和性状，二看茂菲氏滴管内的液体速度和液面，三看输液管内是否有空气，四看输液后反应），做好可能出现输液不良反应的应急准备。

（6）在满足治疗需要的情况下，尽量选择较细、较短的导管。对于需要长期治疗者，应注意保护和合理使用静脉，一般从远端小静脉开始；对预计治疗大于 7 天者，根据病情及药物性质，宜选择中心静脉导管（central venous catheter，CVC）、PICC、输液港（PORT）等。

（7）掌握静脉治疗顺序，根据病情需要、治疗原则及药物性质有计划地安排给药顺序，以达到最佳治疗效果。

（8）合理控制输液总量及速度

① 流速和输液所用时间计算方法。

② 滴数（d/min）＝［液体总量（mL）×滴系数（d/mL）］/输液所用时间（min）。

③ 输液所用时间（min）＝［液体总量（mL）×滴系数（d/mL）］/滴数（min）。

④ 滴系数：指每毫升溶液的滴数，不同口径、不同厂家的可不同，输液器可有 10 d/mL、15 d/mL、20 d/mL、50 d/mL 等几种滴系数，最常见的是 15 d/mL。

⑤ 输液速度：根据患者的年龄、病情、药物性质调节滴速，一般成年人 40～60 d/min，年老体弱、婴幼儿、心肺疾病者速度宜慢，一般在 20～40 d/min；输注高渗性溶液、含钾药物、升压药物速度宜慢。

（9）严密观察输液不良反应，如发热反应、循环负荷过重、静脉炎、空气栓塞、药物性过敏反应等。

（10）对患者及家属进行静脉治疗、导管使用及维护等相关知识的宣教。

四、抗菌药物应用及注意事项

（一）抗菌药物的分类方法

抗菌药物一般是指具有杀菌或抑菌活性的药物，包括各种抗生素、磺胺类、喹诺酮类、咪唑类等化学合成药物。抗生素是指由细菌、真菌、放线菌等微生物经培养而得到的某些产物，或用化学半合成法、全合成法制造的相同或类似的物质。抗生素在一定浓度下对病原体有抑制和杀灭作用。抗菌药物的使用范围与抗生素相比更广泛，现在通常称为抗感染药物为抗菌药物。一般有 3 种分类方法。

1. 按化学结构分类

（1）β-内酰胺类：青霉素、头孢菌素类。

（2）氨基糖苷类：链霉素、庆大霉素、卡那霉素等。

（3）大环内酯类：红霉素、罗红霉素、阿奇霉素等。

（4）多肽类：多黏菌素类、万古霉素等。

（5）四环素类：四环素、多西环素等。

（6）多烯类：制霉菌素、两性霉素 B 等。

（7）芳香族类：氯霉素等。

（8）喹诺酮类：诺氟沙星、氧氟沙星等。

（9）磺胺类：磺胺嘧啶、磺胺异恶唑、甲氧苄啶（TMP）等。

2. 按抗菌谱分类

（1）作用于革兰阳性菌：青霉素类、大环内酯类、万古霉素、林可霉素、杆菌肽等。

（2）作用于革兰阴性菌:氨基糖苷类、多黏菌素类等。

（3）广谱杀菌药:广谱青霉素(氨苄西林、羧苄西林、哌拉西林、阿莫西林、呋布西林)、头孢菌素类、喹诺酮类、磺胺类、四环素类、利福平、氯霉素等。

（4）抗真菌类:制霉菌素、两性霉素 B、氟康唑、伊曲康唑、克念菌素等。

（5）抗结核杆菌类：异烟肼、利福平、乙胺丁醇等。

3. 按作用原理分类

（1）抑制细胞壁合成类:头孢菌素类、青霉素类、万古霉素等。

（2）抑制蛋白质合成类：大环内酯类、氨基糖苷类、四环素类等。

（3）影响胞浆膜通透性类:多黏菌素、两性霉素 B 等。

（4）抗代谢类:磺胺类、TMP 等。

另外,根据抗菌药物的药动学/药效学(PK/PD),可将抗菌药物分为浓度依赖型、时间依赖型抗菌药物。其中有部分抗菌药物抗菌活性与时间有关,但抗菌活性时间较长,即有明显的抗生素后效应(PAE)。

（1）浓度依赖型药物特点:对致病菌的杀菌作用取决于药峰浓度,随着浓度的增加,杀菌速度和程度增大,抗菌效应延长,所以通过提高血药峰值,引起较长的抗生素后效应,从而提高临床疗效,但必须在未达最小中毒剂量前使用。浓度依赖型药物常见的有氨基糖苷类、氟喹诺酮、两性霉素 B、甲硝唑等。

（2）时间依赖型药物特点:对致病菌开始随药物浓度超过 MIC(最小抑制浓度)时间(T＞MIC)所占百分率增加,杀菌作用增强,但其浓度达到一个阈值,浓度再增加,杀菌速度和程度也保持相对稳定,这个杀菌活性的饱和状态通常产生于4～5倍 MIC 处,而与峰浓度关系较小。故可以通过一些提高浓度保持高于 MIC 的时间(T＞MIC)方法,使药物 MIC 总的时间维持有效最长。时间依赖型药物常见的有青霉素类、头孢菌素类、碳青霉烯类、四环素类、大环内酯类、氨曲南等。

（二）抗菌药物适应证和注意事项

抗菌药物可治愈并挽救患者生命,但其不合理使用会导致许多不良反应,给患者的健康甚至生命造成重大负面影响。抗菌药物不合理应用表现为无指征的预防用药,抗菌药物品种、剂量选择、给药途径不合理等。2004 年卫生部制定了《抗菌药物临床应用指导原则》(2021 年修订),旨在提高抗菌治疗水平,保证用药安全,降低耐药性。

1. 青霉素类

（1）适应证:

① 天然青霉素,适用于溶血性链球菌、肺炎链球菌、肠球菌、金葡菌等革兰阳

性球菌所致的感染,如咽炎、扁桃体炎、中耳炎、肺炎、脑膜炎、败血症、猩红热、丹毒等,也可用于治疗心内膜炎,以及破伤风、气性坏疽、炭疽、梅毒、淋病等。

② 半合成青霉素,耐青霉素酶青霉素类主要适用于产青霉素酶的葡萄球菌(甲氧西林耐药者除外)感染,以及需要长期用药的慢性感染。

③ 广谱青霉素类,适用于敏感细菌所致的呼吸道感染、尿路感染、胃肠道感染、皮肤软组织感染、脑膜炎、败血症、心内膜炎等。哌拉西林、阿洛西林和美洛西林对肠杆菌科细菌及铜绿假单胞菌所致的呼吸道感染、胆道感染、腹腔感染、尿路感染、皮肤软组织感染有效。

(2) 注意事项:

① 用药前询问患者有无此类药物过敏史,并进行药物过敏试验,过敏试验结果阳性者禁用。

② 凡初次用药、停药 3 天后再用。在应用中更换青霉素批号时,均须做药物过敏试验。

③ 过敏试验液必须现配现用,浓度与剂量必须准确。

④ 患者首次治疗后须严密观察 30 分钟,注意局部和全身反应,倾听患者主诉,并备好肾上腺素等急救药械。

⑤ 药物使用过程中发生过敏性休克,立即停止使用并就地抢救,遵医嘱皮下注射 0.1% 盐酸肾上腺素 1 mL,静脉注射地塞米松 5～10 mg,应用抗组胺类药物,同时给予氧气吸入、静脉输注 10% 葡萄糖溶液或平衡液扩充血容量等抗休克处理。

⑥ 年老、肾功能减退者大剂量使用青霉素可引起中枢神经系统反应,注意观察有无肌肉痉挛、抽搐等不良反应。

⑦ 含钾盐青霉素类多用于肌内注射,若静脉滴注时,应监测血钾浓度并控制输液速度。

⑧ 青霉素类不可与酸性物质及碱性药物配伍,以免抗菌效价降低,应现配现用。

2. 头孢菌素类

(1) 根据抗菌谱、抗菌活性、对 β-内酰胺酶的稳定性以及肾毒性的不同,头孢菌素类目前分为四代:

① 第一代头孢菌素:主要作用于需氧革兰阳性球菌,仅对少数革兰阴性杆菌有一定抗菌活性。常用的药物有头孢唑林、头孢拉定等。

② 第二代头孢菌素:主要用于革兰阳性球菌,以及流感嗜血杆菌、大肠埃希

菌、奇异变形杆菌等中的敏感株所致的呼吸道感染、尿路感染、皮肤软组织感染、败血症、骨、关节感染和腹腔、盆腔感染。注射剂有头孢呋辛、头孢替安等。

③ 第三代头孢菌素：对肠杆菌科细菌等革兰阴性杆菌具有强大抗菌作用，头孢他啶和头孢哌酮除肠杆菌科细菌外对铜绿假单胞菌亦具有高度抗菌活性。注射品种有头孢噻肟、头孢曲松、头孢他啶、头孢哌酮等。

④ 第四代头孢菌素：常用头孢吡肟，对阴沟肠杆菌、产气肠杆菌等部分菌株作用优于第三代，对铜绿假单胞菌的作用与头孢他啶相仿，对金黄色葡萄球菌等的作用较第三代头孢菌素略强。

（2）注意事项：

① 对本品有过敏史、青霉素过敏性休克史的患者禁用，青霉素过敏者慎用。

② 用药前询问患者有无过敏史。药物使用过程中发生过敏反应，立即停药。若发生过敏性休克，就地抢救，遵医嘱皮下注射 0.1% 盐酸肾上腺素 1 mL，静脉注射地塞米松 5～10 mg，应用抗组胺类药物，同时给予氧气吸入、静脉输注 10% 葡萄糖溶液或平衡液扩充血容量等抗休克处理。

③ 本类药物主要经肾脏排泄，中度以上肾功能不全患者根据肾功能调整用药剂量。

④ 部分头孢菌素需联合使用维生素 K，以防止低凝血酶原血症或出血的发生；本药亦可引起戒酒硫样反应，用药期间及结束后 72 小时内禁止饮用任何含酒精的饮料。

⑤ 多数头孢类药物与其他药物有配伍禁忌，如普鲁卡因、B 族维生素、氨茶碱等。

3. 碳青霉烯类

目前国内主要使用亚胺培南/西司他丁、美罗培南等。

（1）适应证：碳青霉烯类抗生素对各种革兰阳性球菌、革兰阴性杆菌（包括铜绿假单胞菌）和多数厌氧菌具有强大抗菌活性。

（2）注意事项：

① 对此类药物及其配伍成分过敏患者禁用。

② 不可作为预防性用药及治疗轻度感染患者。

③ 癫痫等中枢神经系统疾病患者应避免使用本类药物，如有用药指征需减量使用，并严密观察有无抽搐等严重不良反应。

④ 肾功能减退及老年患者应根据肾功能调整或减量使用。

⑤ 亚胺培南/西司他丁需现配现用，静脉输注时不可与其他抗生素混合使用。

4. β-内酰胺类/β-内酰胺酶抑制剂

（1）适应证：本类药物适用于因产 β-内酰胺酶而对 β-内酰胺类药物耐药的细菌感染。目前临床应用者有阿莫西林/克拉维酸、替卡西林/克拉维酸、氨苄西林/舒巴坦、头孢哌酮/舒巴坦等。

（2）注意事项：

① 用药前询问有无过敏史，并根据药物说明书进行药物过敏试验。

② 对头孢菌素或舒巴坦过敏者禁用，对青霉素类过敏者需慎用。

③ 用药前询问患者有无过敏史。药物使用过程中发生过敏反应，立即停药。若发生过敏性休克，同青霉素过敏性休克处理。

④ 中度及以上肾功能不全患者应根据肾功能调整药物剂量。

⑤ 不推荐新生儿、早产儿使用。

⑥ 使用头孢哌酮 24～48 小时禁止饮酒，否则可出现戒酒硫样反应。与氨基糖苷类抗生素联合使用时，尽可能延长两者的间隔时间。

⑦ 阿莫西林/克拉维酸稀释后溶液的稳定性为 3～4 小时，每 1.2 g 用 20 mL 生理盐水稀释后，20 分钟静脉内推注完毕；或者每 1.2 g 用 50～100 mL 生理盐水稀释后，30 分钟内静脉输注完毕。

5. 氨基糖苷类

（1）适应证：

① 对肠杆菌科和葡萄球菌属细菌有良好抗菌作用，其中链霉素对结核分枝杆菌有强大抑菌作用。

② 对肠杆菌科细菌和铜绿假单胞菌等革兰阴性杆菌具有强大抗菌活性，对葡萄球菌属亦有良好作用，如庆大霉素、阿米卡星、依替米星等。

③ 氨基糖苷类药物对肺炎链球菌、溶血性链球菌的抗菌作用较差。

（2）注意事项：

① 对此类药物过敏者禁用。

② 用药期间应监测肾功能，肾功能减退患者需适当调整药量。

③ 观察患者听力及前庭功能，有无神经肌肉阻滞症状。一旦出现上述先兆，立即停药。

④ 本类药物不宜与其他肾毒性、耳毒性药物同时使用。

⑤ 该类抗生素对社区获得性肺炎作用效果较差，不宜选用。

⑥ 婴幼儿、老年、妊娠期、哺乳期患者慎用。

⑦ 阿米卡星常与青霉素类抗生素联合使用，但两种药物使用时不能置于同一

容器中,以免降低药物效价。

6. 大环内酯类

(1)适应证:大环内酯类抗生素主要用于β溶血性链球菌、肺炎链球菌的敏感菌株所致的上、下呼吸道感染,敏感β溶血性链球菌引起的猩红热及蜂窝织炎,白喉及白喉带菌者,军团菌病,衣原体属、支原体属等所致的呼吸道及泌尿生殖系统感染等。

① 麦迪霉素、螺旋霉素、乙酰螺旋霉素等用于革兰阳性菌所致呼吸道、皮肤软组织、眼耳鼻喉及口腔等感染的轻症患者。

② 阿奇霉素可用于军团菌病、流感嗜血杆菌、卡他莫拉菌所致的社区获得性呼吸道感染,与其他抗菌药物联合用于鸟分枝杆菌复合群感染的治疗及预防。克拉霉素与其他药物联合,可用于幽门螺杆菌感染。

(2)注意事项:

① 对此类药物过敏者禁用。

② 红霉素、克拉霉素与特非那定合用会引起室性心律失常等不良反应,需注意观察。

③ 肝功能损害、妊娠期患者慎用此类药物,哺乳期用药时应暂停哺乳。

④ 乳糖酸红霉素粉针剂必须首先以注射用水完全溶解,加入0.9%氯化钠溶液或5%葡萄糖溶液中,浓度不宜超过0.1%～0.5%,缓慢静脉滴注。

⑤ 有厌食、恶心、呕吐、腹泻、腹痛等胃肠道反应。

⑥ 静脉输注时局部可出现红斑等刺激症状。

7. 喹诺酮类

临床常用氟喹诺酮类,主要包括诺氟沙星、氧氟沙星、环丙沙星等。

(1)适应证:近年来研制的新品种氟喹诺酮类对肺炎链球菌、化脓性链球菌等革兰阳性球菌的抗菌作用增强,对衣原体属、支原体属、军团菌等细胞内病原或厌氧菌的作用亦有增强,临床常用左氧氟沙星、加替沙星、莫西沙星等。

(2)注意事项:

① 对此类药物过敏者禁用。

② 18岁以下未成年患者,哺乳期、妊娠期患者避免使用。

③ 不可与制酸剂及含有钙、镁、铝等金属离子的药物同时使用,以免影响本类药物的吸收,降低药效。

④ 有癫痫和既往有中枢神经系统疾病的患者慎用。

⑤ 本类药物可能引起皮肤光敏反应,用药期间应尽量避免日光照射,出现光

过敏现象应立即停药。

⑥ 本类药物可能引起关节病变、肌腱断裂,偶可引起心电图 Q-T 间期延长等,用药期间应注意观察。

⑦ 该类药物能使血药浓度明显升高,注意监测血药浓度变化。

8. 糖肽类抗菌药物

(1) 适应证:万古霉素、去甲万古霉素及替考拉宁适用于耐药革兰阳性菌所致的严重感染,特别是甲氧西林耐药金黄色葡萄球菌(MRSA)或甲氧西林耐药凝固酶阴性葡萄球菌(MRCNS)、肠球菌属及耐青霉素肺炎链球菌所致感染;也可用于对青霉素类过敏患者的严重革兰阳性菌感染和粒细胞缺乏症高度怀疑革兰阳性菌感染的患者。

(2) 注意事项:

① 对此类药物过敏者禁用。

② 不宜作为预防用药,可作为粒细胞缺乏伴发热患者的常规用药。

③ 万古霉素具有一定的肾、耳毒性,用药期间应定期复查肾功能及尿常规,观察听力有无下降。

④ 肾功能不全患者、老年人、新生儿、早产儿疗程需小于 2 周。

⑤ 妊娠期患者避免应用,确有用药指征时,应严密监测血药浓度,哺乳期用药需暂停哺乳。

⑥ 避免同其他肾毒性药物合用。

⑦ 万古霉素与麻醉药联合使用时,可能引起血压降低。必须合用时,两药分瓶滴注,减慢万古霉素的输注速度,并注意观察血压变化。

⑧ 0.5 g 万古霉素,至少使用 100 mL 的 0.9%氯化钠溶液或 5%葡萄糖溶液稀释,静滴时间在 60 分钟以上,以免发生血栓性静脉炎。

⑨ 替考拉宁配制时应缓慢将注射用水加入小瓶中,使药粉完全溶解,避免产生泡沫,应现配现用。

9. 多烯类抗真菌药

主要包括两性霉素 B 及其含脂复合制剂。

(1) 适应证:两性霉素 B 适用于新型隐球菌、皮炎芽生菌、孢子丝菌属、念珠菌属等所致的侵袭性真菌感染的治疗。两性霉素 B 脂质复合体主要适用于不能耐受两性霉素 B 或经两性霉素 B 治疗无效的患者。

(2) 注意事项:

① 对此类药物过敏者禁用。

② 两性霉素 B 是某些致命性深部真菌感染唯一有肯定疗效的药物,但毒性大,需权衡利弊。

③ 两性霉素 B 常见不良反应是肾功能损害,少数患者可发生肝毒性、低钾血症等,用药期间应定期监测肝肾功能、血电解质、心电图等,尽早发现异常,及时处理。

④ 多烯类抗真菌药需避光缓慢静滴,滴注时间在 6 小时以上;含脂制剂通常为 2~4 小时,给药前遵医嘱给予小剂量地塞米松静脉推注,以减少头痛、寒战、发热等不良反应。

⑤ 若治疗中断一周以上,遵医嘱自小剂量(0.25 mg/kg)重新开始,逐渐增加剂量。

⑥ 有明确指征时,妊娠期患者方可使用。

⑦ 哺乳期患者用药期间应暂停哺乳。

10. 吡咯类抗真菌药

(1) 适应证:吡咯类抗真菌药包括咪唑类和三唑类,咪唑类有酮康唑、咪康唑、克霉唑等,后两者主要为局部用药;三唑类中有氟康唑和伊曲康唑,主要用于治疗深部真菌病。

(2) 注意事项:

① 对本类药物过敏者禁用。

② 吡咯类抗真菌药可致肝毒性,使用时需监测肝功能。

③ 吡咯类抗真菌药与西沙必利、特非那定合用可引起严重心律失常,应禁用。

④ 伊曲康唑注射剂主要经肾脏排泄,禁用于肌酐清除率＜30 mL/min 的患者。

⑤ 妊娠期患者应权衡利弊后使用。

⑥ 6 个月以下婴儿不推荐使用氟康唑和伊曲康唑。

抗菌药物繁多,临床需要根据病原种类及细菌药物敏感试验结果选用抗菌药物,密切观察药物疗效及毒副作用,及时发现不良反应并妥善处理。

五、化疗药物应用及注意事项

化学治疗是恶性肿瘤综合治疗的重要手段之一,主要是利用抗肿瘤药物对患者进行全身治疗,以达到抑制或消灭肿瘤细胞的目的。化疗药物多为细胞毒性药物,在杀伤肿瘤细胞的同时对正常组织也有不同程度的损害。护理人员正确执行化疗给药操作规程,在提高化疗效果的同时,也能有效预防或减轻化疗的不良反应,保护自身安全。

(一)化疗药物的分类及给药途径

1. 化疗药物的分类

根据化疗药物对局部组织的刺激性分为腐蚀性化疗药物、刺激性化疗药物和非腐蚀性化疗药物。

(1)腐蚀性化疗药物:是指外渗后可引起局部组织坏死的化疗药物。如阿霉素、长春新碱、长春瑞滨、长春地辛等,药物易引起血管内膜损伤导致严重的静脉炎或对穿刺局部皮肤组织的刺激引起严重的红肿、疼痛,甚至溃烂坏死。

(2)刺激性化疗药物:是指外渗后可引起局部灼伤或轻度炎性反应的化疗药物。如达卡巴嗪、5-氟尿嘧啶、紫杉醇、足叶乙甙等。当静脉输注时,此类药物的刺激作用会引起注射部位的血管周围感到疼痛或沿着整条血管都有疼痛感觉,但药物外渗后很少发生急性反应或组织坏死。

(3)非腐蚀性化疗药物:是指外渗后无明显刺激作用的化疗药物。如顺铂、环磷酰胺、甲氨蝶呤等。

2. 化疗药物的给药途径

化疗药物的给药途径包括静脉、肌内注射、口服、腔内、鞘内、动脉给药等,临床最常用的给药途径是静脉给药。

(二)化疗药物的毒副反应

1. 局部反应

有些抗肿瘤药物具有较强的刺激性,使用不当时可引起严重的局部反应。如静脉炎,主要表现为输注抗肿瘤药物的静脉部位疼痛,皮肤发红,后期出现沿静脉走向的皮肤色素沉着,静脉变硬导致静脉栓塞的发生等。此外,刺激性强的药物不慎渗入皮下及局部组织,可出现明显红肿、疼痛,严重者可出现局部组织坏死,溃疡形成。

2. 全身反应

(1)骨髓抑制:各类抗肿瘤药物的骨髓抑制严重程度与所用剂量和患者一般状况有关。抗肿瘤药物作用于骨髓造成红细胞、白细胞、粒细胞、血小板减少。患者可出现牙龈出血、鼻腔出血、皮肤黏膜出血、发热、疲乏等症状,严重的骨髓抑制可引起各种细菌、病毒、真菌等的感染,甚至可出现败血症或死亡。主要药物有蒽环类药物、拓扑替康、丝裂霉素、多西他赛、紫杉醇、依托泊苷、吉西他滨等。

(2)消化道反应:也是抗肿瘤药物常见的毒副反应,可表现为食欲减退、恶心、呕吐或腹泻,严重者可出现电解质紊乱,危及生命。抗肿瘤药物还容易引起口腔炎、舌炎、食管炎和口腔溃疡。主要药物有达卡巴嗪、顺铂、环磷酰胺、多柔比星、柔红霉素、甲氨蝶呤、氟尿嘧啶、伊立替康、奥沙利铂等。

（3）肝毒性:肝脏是体内药物代谢的主要场所,多种抗肿瘤药物可引起不同程度的肝损伤,主要分为急性肝损伤和慢性肝损伤。急性肝损伤主要表现为局部肝坏死、弥漫性坏死、脂肪变性、胆汁淤积、凝血功能障碍等。慢性肝损伤主要表现为慢性活动性肝炎、肝硬化、肝纤维化等。患者可出现乏力、食欲不振、恶心、呕吐、肝大、皮疹、血清转氨酶及胆红素水平升高,严重者出现黄疸甚至急性肝萎缩。主要药物有甲氨蝶呤、阿糖胞苷、依托泊苷、长春新碱、达卡巴嗪、紫杉醇等。

（4）心脏毒性:其临床表现主要有心律失常、心肌缺血、心包炎等,严重者可引起心力衰竭甚至死亡。主要药物有多柔比星、顺铂、长春新碱、氟尿嘧啶、紫杉醇、大剂量环磷酰胺等。

（5）肺毒性:抗肿瘤药物可以通过多种病理生理的机制引起肺部的损伤,最常见的是弥漫性肺泡损伤,表现为肺纤维化和肺炎,患者可出现刺激性咳嗽、咯血、胸痛、胸闷、肺部湿啰音,严重者可出现致命的急性呼吸窘迫综合征。主要药物有博来霉素、白消安、甲氨蝶呤等。

（6）泌尿系统毒性:部分抗肿瘤药物经过肾脏排泄,在经过肾小管时可阻塞管腔,引起肾脏损伤。大剂量环磷酰胺和异环磷酰胺可引起出血性膀胱炎,出现尿频、尿急、尿痛及血尿。主要药物有顺铂、大剂量甲氨蝶呤、丝裂霉素、环磷酰胺、异环磷酰胺等。

（7）神经毒性:抗肿瘤药物的神经毒性可表现为中枢神经系统毒性和周围神经系统毒性。中枢神经系统毒性主要表现为脑功能障碍,患者出现头晕、失眠、嗜睡、意识障碍、人格改变、性欲减退等,一般多为一过性。周围神经毒性多表现为肢体的麻木及感觉异常。主要药物有环磷酰胺、氮芥、顺铂、卡铂、奥沙利铂、紫杉醇、长春新碱等。

（8）手足综合征:是抗肿瘤药物引起皮肤毒性的一种表现,患者手掌和足底变红、肿胀、麻木、刺痛或烧灼感,并有行走或抓挠困难。轻者仅有轻微的皮肤改变及皮肤炎的表现,严重者可出现皮肤水疱、出血、剥脱、疼痛。主要药物有氟尿嘧啶及其衍生物、卡培他滨、多柔比星、脂质体多柔比星、紫杉醇、多西他赛、长春瑞滨、吉西他滨、甲氨蝶呤等。

（9）其他症状:发热、脱发、乏力、免疫力下降、过敏反应等。

（三）化疗药物输注注意事项

1. 化疗药物输注前

（1）化疗药物给药前认真阅读药品说明书，遵循给药原则。

（2）实行化疗给药前谈话告知制度；告知患者及家属在化疗中可能出现的静脉不良事件及最佳静脉化疗路径的选择。如果患者同意进行 PICC 置管，则签署 PICC 置管知情同意书，并进行 PICC 置管。若患者因费用或其他原因未选择中心静脉通路时，需告知患者及家属可能存在的风险。患者选用外周静脉进行化疗药物输注时应采取静脉保护措施，穿刺时应避开关节活动处，选择上肢粗直、弹性好的血管，以减少外渗的发生，必要时沿静脉走向涂软膏。

（3）化疗药物必须在生物安全柜内或静脉配置中心统一配置，准确抽取剂量，做到现配现用。

（4）给药前认真核对给药时间及滴数要求，必要时给予心电监护。

（5）化疗药物给药前护士要进行独立双核对，核对无误后方可给药。

2. 化疗药物输注过程中

（1）根据患者一般情况及药物性质的评估结果，选择合适的输液工具及输注途径。

（2）一些易致过敏的药物根据医嘱给予药物预处理，如在输注紫杉醇前，需静脉推注地塞米松 5～10 mg 等。

（3）根据药物性质选择输注滴数、时间及输液器，需避光药物应避光输注，如铂类（顺铂、卡铂）、多柔比星、依托泊苷、多西他赛等。

（4）中心静脉给药时确保导管回血良好，滴数通畅，置管侧肢体无感染、血栓等并发症发生。

（5）经外周穿刺留置针给药，留置针当天输液结束后须拔除，以减少化疗药物外渗的发生及化疗药物残留对血管的持续性损伤等；拔针后预防穿刺点感染，不可热敷。

（6）静脉推注化疗药物时，注射器抽吸不可超过 3/4 满，以防针栓脱落。推注过程中注意给药时间，一般推注药物 2～5 mL 或推注 5～10 分钟时，需再次评估并验证回血情况。多种药物同时推注时注意配伍禁忌按给药顺序推注，两种药物之间需用 0.9% 氯化钠溶液或 5%～10% 葡萄糖溶液间隔，且推药时间间隔大于 15 分钟，以减轻药物对局部血管的刺激。

（7）更换化疗药时，应将输液瓶竖立稍倾斜 45°左右，使瓶内液体与瓶口保持一定距离，迅速插上输液器，倒立悬挂在输液架上；化疗药物输注完毕取下时也要先将输液瓶从输液架上取下,瓶口朝上竖立后拔除针头,插入下一部输液瓶口上,要避免插入输液器口与加药孔在同一个位置,否则会导致化疗药物外溢发生。

(8)输液过程中加强巡视,一旦出现静脉炎或化疗药物外渗,立即停止输液,并按静脉炎及化疗药物外渗处理方法进行处理,并记录上报。

(9)严格遵循化疗药物给药原则及操作规程,严密观察化疗药物毒副反应,并做好观察记录及交班。

3. 化疗药物输注后

拔针后观察穿刺点周围皮肤情况,倾听患者主诉,观察化疗后局部与全身不良反应,并做好健康教育指导。

(四)化疗安全防护措施

(1)化疗药物易通过直接接触、呼吸道及消化道进入体内,造成人体危害。故医护人员在接触化疗药物时要做好一定防护措施,切不可在工作区域进食或饮水。

(2)抗肿瘤药物尽量在静脉药物配制中心集中配制,或在相对独立空间的层流生物安全柜内配制。

(3)配制操作者应穿一次性防护服(防水),佩戴双层手套(内层为 PVC 手套,外层为乳胶手套),佩戴一次性口罩、帽子,必要时佩戴护目镜;配药操作台面应放置防渗吸水垫,污染或配药结束及时更换。

(4)给药期间护士应佩戴双层手套,一次性口罩、帽子,使用密闭式静脉输液装置。

(5)若给药过程中,皮肤不慎接触到化疗药物,应立即给予流动水彻底清洗,如不慎将药物溅入眼内,应用大量清水或生理盐水持续冲洗≥5 分钟。

(6)执行化疗药物配置或给药后,应脱去手套,用皂液及流动水彻底清洗双手,有条件者可以进行沐浴,从而减少对药物毒性的吸收。

(7)化疗药物废弃物要单独放入化学药物废弃物处理桶[带盖的锐(利)器盒及双层黄色垃圾袋]内集中处理,表面应当有毒物标识,废弃物要进行焚烧处理。

(8)处理化疗患者呕吐物、分泌物、尿液、粪便时须戴手套,患者使用过的水池或马桶应反复冲洗。污染的衣物及床单元应单独存放,按照化学药物污染物处理方法进行处置。

六、静脉营养治疗及注意事项

静脉营养治疗是指对于不能自胃肠道供给足够营养物质的患者,可经静脉途径给予机体所需的营养物质,包含碳水化合物、氨基酸、脂肪、矿物质、微量元素、维生素和水。临床上分为完全胃肠外营养(TPN)和部分胃肠外营养(PPN)。

(一)静脉营养治疗的目的及意义

静脉营养治疗能够提供细胞代谢所需的能量与营养,保持组织器官的结构与功能;调理代谢紊乱,调节免疫功能,加强机体的抗病能力,从而影响疾病发展与转归。合理的营养支持可减少蛋白分解、增加合成,改善患者营养不良状态,防止并发症的发生。

(二)静脉营养液的种类及特点

1. 静脉营养液的种类

静脉营养液分为一般静脉营养液和完全静脉营养液。一般静脉营养液是指经过外周静脉输入的营养液(以葡萄糖为主)。完全静脉营养液是通过深静脉输入的高营养液——TPN(包括氨基酸、必需脂肪酸、电解质、维生素和微量元素等)。完全静脉营养液需要具备一定的设备条件,操作难度较大,无菌操作要求严格,易发生感染等并发症,所以必须严格掌握适应证。

2. 静脉营养液的特点

静脉营养液既有普通输液制剂的一些共同特征,但又不同于普通输液制剂,比普通输液制剂有更高的配制环境条件、质量要求等。

3. 三升袋营养液配置中的混合顺序

(1)在葡萄糖液中添加磷制剂。

(2)在氨基酸中添加微量元素和电解质。

(3)将添加磷制剂的葡萄糖液与添加微量元素和电解质的氨基酸同时加入三升袋中。

(4)在脂肪乳中添加水溶性维生素和脂溶性维生素。

(5)将添加水溶性维生素和脂溶性维生素的脂肪乳混合物加入三升袋中。

(6)将三升袋进行密封,然后用上下颠倒的方式将三升袋中的混合物摇匀。

4. 配制后营养液的质量要求

(1)必须无菌、无致热原、无毒性。

(2)微粒及异物直径不可超过规定,微粒直径最大值不超过 $10~\mu\mathrm{m}$。

(3)某些营养成分如水解蛋白,要求不能有导致过敏反应的异型蛋白质。

(4)相容性良好,稳定性良好。

(5)使用方便、安全。

（三）静脉营养液配伍及稳定性

1. 控制静脉营养液 pH

（1）一般要求静脉营养液 pH 控制在 5.5 左右，低温保存。温度或者 pH 上升时，氨基酸与葡萄糖混合可能产生褐色改变。

（2）当静脉营养液 pH 下降时，脂肪颗粒磷脂分子的亲水端发生电离改变，负电位下降，以致脂粒之间排斥力减弱。当 pH 降至 5.0 以下时，脂肪乳制剂会丧失其稳定性。葡萄糖液酸碱度显示为酸性，pH 为 3.5~5.5，不可和脂肪乳剂直接混合，否则会因 pH 下降而致脂肪乳剂稳定性破坏。

（3）脂肪乳剂 pH 与储存时间有关，其 pH 随着时间推移而降低。pH<5.0 时，脂肪乳剂的稳定性被破坏。

2. 控制阳离子浓度

（1）阳离子可以使排斥力发生变化，影响电位。阳离子浓度与稳定性成反比。

（2）静脉营养液中单价阳离子（Na^+、K^+）和二价阳离子（Mg^{2+}、Ga^{2+}）浓度应分别小于 130~150 mmol/L 和 5~8 mmol/L。

（3）阳离子可中和脂肪颗粒上磷脂的负电荷，脂肪颗粒会相互靠近，发生聚集、融合，导致水油分层。

3. 避免光照

因静脉营养液中维生素 A、维生素 B_2 遇紫外线会降解，输注时须避光。维生素 C 遇空气发生氧化，降解为草酸，与钙发生反应，生成草酸钙沉淀物。

（四）静脉营养应用指征和输注方法

1. 静脉营养治疗适应证

（1）胃肠道功能障碍的重症患者。

（2）由于手术等原因，禁止胃肠营养的重症患者。

（3）存在尚未控制的腹腔疾患，如腹腔感染、肠梗阻、肠瘘等。

胃肠道能接受部分营养物质补充的重症患者，可采用部分肠内营养、部分静脉营养相结合的营养方式，维持胃肠功能。一旦发现患者胃肠道系统可以安全使用时，则逐渐减少直至停止静脉营养，逐步过渡到完全胃肠营养支持或经口进食。

2. 静脉营养治疗禁忌证

（1）复苏初期阶段，血流动力学尚未稳定或存在严重水、电解质和酸碱失衡。

（2）急性肾衰竭存在严重氮质血症。

（3）尚未控制的严重高血糖。

（4）严重肝功能衰竭，肝性脑病。

3. 静脉营养输注方法

（1）输注途径：静脉营养治疗选择何种途径需要考虑患者静脉的解剖走向、凝血功能、基础疾病、预计静脉营养持续的时间、既往静脉置管病史等。重症患者提供完整充分的营养供给，大多选择经 CVC、PICC、PORT 等输注。营养液容量不多、浓度不高和接收部分肠外营养治疗的患者，可考虑采取经外周静脉途径。

（2）输注速度：美国疾病预防控制中心（CDC）指南推荐"全合一"形式输注，含脂肪的全营养混合液（total nutrients admixture，TNA）应 24 小时匀速输注。脂肪乳剂 250 mL 单瓶输注时，输注时间应大于 12 小时。脂肪乳的不良反应多和静脉输注速度过快有关，急性反应表现为发热、发冷、心悸、恶心、呼吸困难等。成人输注时最初 10 分钟不宜超过 20 d/min，后逐渐增加，30 分钟后可稳定在需要水平。

给予静脉高营养液时，成人输注葡萄糖注射液速度不可超过 5 mg/(min·kg)。静脉营养液由高渗糖、氨基酸及适量电解质、微量元素、维生素等组成。按葡萄糖浓度为 10% 计算，滴速以 60～80 d/min 为宜；葡萄糖浓度为 50% 时，滴速以 12～16 d/min 为宜。

氨基酸液是静脉营养蛋白质供给的补充来源，氨基酸类药物渗透压常超过人体正常渗透压。滴速过快，高渗药物可造成人体细胞缺水，增加循环系统负担，对心肺功能差、老年患者尤应注意。特别是肾病患者，氨基酸静滴速度控制在 15 d/min 为宜。

（3）注意事项：

① 输注量宜从微量开始，逐渐增至每日大约 3000 mL。

② 为减轻或避免渗透性利尿和糖尿的发生，先给予小剂量胰岛素，以促进糖的利用。输液袋及输液管道对胰岛素有吸附作用，为缩小剂量误差，胰岛素应选择皮下注射。

③ 高渗糖代谢和蛋白质合成都需要钾的参与，所以必须补充充足的钾。

（五）静脉营养治疗常见并发症

1. 糖尿病非酮症高渗性昏迷

人体利用葡萄糖的能力有限，成人一般推荐的葡萄糖最大输注剂量为 5 mg/(min·kg)，超过此剂量可发生高血糖。血浆内大量输入葡萄糖可使细胞外液渗透压升高，导致脑细胞脱水，中枢神经系统改变，发生脱水、高渗透压，出现神经精神症状，表现为嗜睡、幻觉、定向障碍，部分患者有偏瘫、偏盲、癫痫等，甚至出现昏迷等。一旦发现这些症状应立刻停止输入高渗糖,同时输入等渗或低渗液体,补给胰岛素和氯化钾。TPN营养液的配制,每日葡萄糖供给应控制在 $100\sim300\ g$,浓度≤50%,滴注速度不可过快。

2. 低血糖反应

低血糖多与体内胰岛素含量有关。输入葡萄糖以后,机体产生胰岛素且其含量迅速升高,在葡萄糖输注过程中胰岛素一直处于高水平,停止葡萄糖输注后短时间内体内胰岛素含量仍比较高,此时易发生低血糖,表现为出汗、饥饿、心慌、颤抖、面色苍白、头晕、嗜睡等,严重者出现惊厥、昏迷甚至死亡。一般多发生于停止葡萄糖输注 $15\sim30$ 分钟后,一旦发生,应及时测定指尖血糖,对于轻中度低血糖,口服糖水、含糖饮料,或进食糖果、饼干、面包、馒头等即可缓解。对于重者和疑似低血糖昏迷的患者,及时给予 50% 葡萄糖 $40\sim60\ mL$ 静脉注射,继以 $5\%\sim10\%$ 葡萄糖液静脉滴注。对于长期静脉营养治疗的患者,不得突然停止输注葡萄糖,应逐渐减量直至完全停止。

3. 高脂血症

高脂血症主要是由给予的脂肪量超过机体清除脂质的能力所致,表现为高甘油三酯血症。高脂血症一般很容易通过减少或暂停脂肪乳剂输入而纠正。为了避免静脉营养治疗引发高脂血症,静脉营养治疗期间应注意监测血脂水平,住院患者最好每周测定血清甘油三酯浓度 $1\sim2$ 次,根据耐受性调节脂肪乳剂量。

4. 氨基酸代谢异常

在输注氨基酸后,如果不能及时供应足够的热量,氨基酸作为能源分解产生氮质血症。现在输注的氨基酸大部分成分为盐酸化合物或氯化物,液体中也常加入氯化钠、氯化钾,所以容易产生高氯性代谢性酸中毒。输入水解蛋白易导致高氨血症,因结晶氨基酸溶液中缺乏精氨酸,可能导致尿素合成障碍引起血氨升高,特别是早产儿或肝病患者。

5. 淤胆和肝胆功能异常

在 TPN 应用过程中,可出现淤胆和肝胆功能异常,表现为粪便颜色变浅、黄疸、胆囊增大、胆泥形成、胆囊炎症、结石等,胆红素、AKP、γ-GT 等升高,TPN 停止后这些表现可逐渐消退,必要时使用保肝药物或抗生素等。

七、静脉镇痛药物应用及注意事项

镇痛药是一类主要作用于中枢神经系统,选择性消除和缓解疼痛的药物。它与体内脑啡肽神经元释放的内源性物质脑啡肽一样,直接作用于阿片受体,通过激动阿片受体,激活脑内抗痛系统,阻断痛觉传导,提高痛阈,产生中枢性镇痛作用。常用镇痛药物包括阿片类镇痛药、非甾体类抗炎药、曲马多及局部麻醉药四类,以下介绍前三类。

(一)阿片类镇痛药

阿片类镇痛药作用于中枢神经系统的阿片受体,选择性地消除或缓解痛觉,同时消除因疼痛引起的情绪反应。阿片类镇痛药,临床上又称为麻醉性镇痛药(narcotic analgesics),多数反复应用易致成瘾性和耐受性。

1. 分类

阿片类镇痛药按来源分三类:天然存在类,如吗啡等;半人工合成类,如海洛因等;全人工合成类,如哌替啶、芬太尼等。

2. 临床应用

阿片类镇痛药作为复合麻醉的重要组成部分,特别适用于围手术期疼痛以及严重创伤、急性心肌梗死等引起的急性疼痛,镇痛效果强。

3. 常见副作用

阿片类镇痛药物的副作用主要包括恶心和呕吐等消化系统症状、呼吸抑制、耐受、身体依赖和精神依赖、瘙痒、肌肉强直、肌阵挛、惊厥、镇静和认知功能障碍、缩瞳、体温下降及免疫功能抑制等。

4. 临床常用药物

(1)吗啡。

吗啡在阿片类药物中的含量约为10%,临床所用的制剂为其硫酸盐或盐酸盐。

① 适应证:吗啡可缓解或消除多种原因引起的疼痛,如严重创伤、烧伤、手术等引起的剧痛,晚期癌症疼痛,心肌梗死引起的剧痛以及心源性哮喘等。

② 不良反应与注意事项:吗啡常见的不良反应有眩晕、恶心、呕吐、呼吸抑制、便秘和排尿困难等。吗啡过量可造成急性中毒,表现为昏迷、呼吸深度抑制、针尖样瞳孔、血压下降等,必要时人工通气,纳洛酮拮抗处理;吗啡反复使用可产生耐受性,易成瘾。吗啡禁用于支气管哮喘、呼吸衰竭、颅内高压、严重肝功能障碍、诊断未明确的急腹症等。

(2)哌替啶。

哌替啶是人工合成的阿片受体激动剂,苯基哌啶的衍生物,肌内注射10分钟出现镇痛作用,45 分钟达高峰,维持 2～4 小时。

① 适应证:哌替啶具有镇痛、镇静作用,但镇痛强度为吗啡的 1/10。哌替啶抑制心肌,扩张外周血管和释放组胺,降低血压,对呼吸有明显的抑制作用,可用于麻醉前用药、麻醉辅助用药和镇痛。

② 不良反应和注意事项:不良反应有头昏、头痛、出汗、口干、恶心、呕吐等,过量可致瞳孔散大、惊厥、幻觉、心动过速、血压下降、呼吸抑制、昏迷等,若出现兴奋惊厥,应予地西泮或巴比妥类处理。哌替啶长期使用会产生依赖性,禁与单胺氧化酶抑制剂合用。不宜皮下注射,因其对局部有刺激性。

（3）舒芬太尼和阿芬太尼。

舒芬太尼是芬太尼衍生物,亲脂性高,持续时间是芬太尼的 2 倍;阿芬太尼是短效麻醉性镇痛药,静脉注射 1～2 分钟,达最大效应,持续约 10 分钟。

① 适应证:舒芬太尼作为麻醉辅助用药用于复合全麻和镇痛;阿芬太尼则作为麻醉辅助用药用于复合全麻和镇痛。

② 不良反应和注意事项:舒芬太尼快速静注可引起胸、腹壁肌肉僵硬,禁用于支气管哮喘、呼吸抑制和重症肌无力等患者;阿芬太尼快速静注也可引起胸、腹壁肌肉僵硬等。

（4）瑞芬太尼。

瑞芬太尼为超短效阿片受体激动剂,通过非特异性胆碱酯酶快速代谢,注射后起效迅速,药效消失快,停止输注后 3～5 分钟恢复自主呼吸。

① 适应证:瑞芬太尼为麻醉辅助用药,用于复合全麻,镇痛强度相当于芬太尼,显著降低血压、心率及抑制呼吸作用。

② 不良反应和注意事项:瑞芬太尼快速静注可引起胸、腹壁肌肉僵硬,制剂含甘氨酸,不能用于椎管内注射。

（5）喷他佐辛。

喷他佐辛为苯吗啡烷类合成药,是非麻醉性镇痛药,肌内注射后 20 分钟起效,持续约 3 小时。

① 适应证:喷他佐辛适用于慢性中、重度疼痛治疗和麻醉前后给药。

② 不良反应和注意事项:喷他佐辛镇痛效能为吗啡的 1/3,成瘾性小,可引起血压升高、心率加快、肺动脉压升高,增加心脏负荷等,禁用于急性心肌梗死患者。

（6）纳布啡。

纳布啡的化学结构与羟吗啡酮相似,其镇痛作用、作用开始时间与持续时间基本类似吗啡或稍弱。

① 适应证:纳布啡用于缓解中至重度的疼痛,也可作为复合麻醉时的辅助用

药,用于手术前后及分娩镇痛等。

②不良反应和注意事项:纳布啡引起的不良反应少,常见的有嗜睡、恶心、呕吐等。给药应静脉输注,若用药过程中出现呼吸抑制现象,可使用阿片受体拮抗剂纳洛酮逆转。

(二)非甾体类抗炎药

非甾体类抗炎药(nonsteroidal anti-inflammatory drugs,NSAIDs)是一种具有解热、镇痛、抗风湿、抗炎和抗血小板聚集作用的药物。NSAIDs的共同作用机制是通过抑制前列腺素合成酶(prostaglandins synthetase,PGs)-环氧化酶(cyclooxygenase,COX)减少或阻断前列腺素(prostaglandin,PG)的合成,具有解热、镇痛、抗炎作用。

1. 分类

根据对COX抑制特性将NSAIDs分为四类:COX-1倾向性抑制剂,如肠溶性阿司匹林;非选择性COX抑制剂,如吲哚美辛等;选择性COX-2抑制剂,如美洛昔康等;COX-2特异性抑制剂,如尼美舒利、塞利西布等。

2. 临床应用

适用于轻、中度疼痛患者,可以作为多模式镇痛的组成部分,用于患者手术前后镇痛。

3. 常见副作用

(1)消化系统:上消化道并发症包括糜烂性胃炎、溃疡及溃疡并发症,如消化道出血、穿孔、梗阻等。

(2)心血管系统:可导致心肌梗死、不稳定心绞痛、心脏血栓、猝死等并发症,增加充血性心力衰竭、高血压、冠心病等风险。

(3)血液系统:引起包括各种血细胞减少和缺乏在内的多种血液系统损害。

(4)神经系统:常见症状有头痛、头晕、耳鸣、耳聋、嗜睡、失眠、感觉异常、麻木等。

(5)过敏反应:表现为皮疹、荨麻疹、瘙痒及光敏,也有中毒性表皮坏死松解及多型红斑、血管神经性水肿或休克等。

4. 临床常用药物

(1)氟比洛芬酯。

氟比洛芬酯(flurbiprofen axetil)是以脂微球为药物载体的静脉注射用NSAIDs。脂微球的直径为 $0.2\ \mu m$,是由大豆油和卵磷脂制成的药物载体,氟比洛芬酯被包裹其中。

① 适应证：氟比洛芬酯可单独或与其他镇痛药混合用于静脉自控镇痛，手术开始前用药比术后用药的镇痛效果更好。

② 不良反应和注意事项：氟比洛芬酯不良反应发生率低，主要表现为胃肠道反应，如恶心、呕吐、腹泻等。静脉用药对胃黏膜的损害小于其他 NSAIDs 口服药物。神经精神症状可见发热、嗜睡、畏寒等。患有严重消化性溃疡，严重血液性疾病，心、肝、肾功能严重异常，严重高血压，有阿司匹林哮喘史的患者禁用。

（2）帕瑞昔布钠。

① 适应证：帕瑞昔布钠用于手术后中、重度疼痛，有较好镇痛效果。

② 不良反应和注意事项：帕瑞昔布钠可起消化不良、外周水肿、血压改变、背痛、失眠、呼吸困难、皮肤瘙痒、少尿等。禁用于急性胃肠道出血、消化性溃疡、炎性肠病、严重肝功能衰竭、严重充血性心力衰竭患者及对其他 NSAIDs 过敏者。慎用于冠脉搭桥手术者、肾衰竭患者。

（三）曲马多

曲马多镇痛作用机制与阿片类药不完全相同，作用于 μ 阿片受体，其亲和力很弱，镇痛强度约为吗啡的 1/10。

1. 适应证

曲马多主要用于急性或慢性疼痛，手术后中、重度疼痛，无呼吸抑制作用，适用于老年人、心肺功能差的患者以及日间手术患者。曲马多对于椎管内麻醉以及全身麻醉苏醒期引起的寒战有明显改善效果。

2. 不良反应和注意事项

曲马多主要不良反应为恶心、呕吐、眩晕、嗜睡、出汗、口干等，在便秘和躯体依赖的发生率上低于阿片类药物。此外，曲马多的镇痛剂量具有防治术后寒战的作用。有药物滥用或依赖性倾向的患者只能短期使用。

八、水、电解质及酸碱平衡

人体内环境的平衡和稳定是机体正常代谢和各器官功能正常进行的基本保证。准确评估与处理水、电解质及酸碱平衡异常，是静脉输液治疗护理工作中的一项重要内容。

（一）概述

1. 体液与分布

水和电解质是体液的主要成分。体液可分为细胞内液和细胞外液两部分。体液的量与年龄、性别及胖瘦有关。肌肉组织含水量较多（75％～80％），脂肪组织含水量较少（10％～30％）。成年女性的体液量占体重的35％～65％，成年男性的体液量为体重的45％～75％。小儿脂肪所占体重的比例较少，故体液量较高，新生儿体液量可达体重的80％，随年龄增长，体内脂肪逐渐增多，14岁后与成人脂肪所占体重的比例相似。

2. 体液的电解质成分

细胞内液中的主要阳离子是K^+和Mg^{2+}，主要阴离子是HPO_4^{2-}和蛋白质。细胞外液中最主要的阴离子是Cl^-、HCO_3^-和蛋白质，主要的阳离子是Na^+。

（1）电解质平衡。

① 钠离子：细胞外液阳离子以Na^+为主，日需要量为6～10 g，主要经尿液排出体外。正常血清Na^+浓度为135～145 mmol/L。多吃多排、少吃少排、不吃不排。

② 钾离子：K^+是细胞内液的主要阳离子，日需要量为3～4 g，80％由肾脏排出。正常血清K^+浓度为3.5～5.5 mmol/L。多吃多排、少吃少排、不吃也排。

（2）渗透压及内环境稳定。

渗透压是水从低渗溶液穿过血管半透膜进入高渗溶液时产生的压力，血浆渗透压为280～310 mOsm/L。人体的细胞外液包括血浆、组织液和淋巴，构成细胞赖以生存的液体环境，称为内环境，是细胞维持正常生理功能的必要条件，正常机体通过调节作用，使各器官、系统协调活动，共同维持内环境的协调稳定状态。

（二）水、钠代谢紊乱

脱水是指人体由于饮水不足或消耗、丢失大量水而无法及时补充，导致细胞外液减少引起新陈代谢障碍的一组临床症候群。脱水常伴有血钠和渗透压的变化，分为低渗性脱水、高渗性脱水和等渗性脱水。

1. 低渗性脱水

（1）特征：细胞外液减少合并低钠血症，Na^+丢失大于失水，血钠小于135 mmol/L，血浆渗透压小于280 mOsm/L。

（2）病因：大量消化液丢失，如腹膜炎、胸膜炎、腹水、肠梗阻等；长期连续应用排钠利尿剂；大量出汗、大面积烧伤等。

（3）症状与体征：

轻度：血清钠在135 mmol/L以下，疲乏、头晕、软弱无力，口渴不明显，尿钠减少。

中度：血清钠在130 mmol/L左右，伴恶心、呕吐、视物不清、血压不稳或下降、脉压变小、浅静脉萎陷、站立性晕倒。

重度：血清钠低于 120 mmol/L，出现神志淡漠、肌痉挛性疼痛、腱反射减弱、呼吸困难和昏迷等症状。

（4）急救与护理措施：首先做好患者的心理护理及原发病护理；遵医嘱静脉输注含盐溶液或高渗盐水以纠正细胞外液低渗状态和补充血容量，输注高渗盐水时应严格控制滴速（每小时不应超过 100～150 mL），根据病情及血钠浓度调整输液治疗方案；重度缺钠出现休克者应补足血容量以改善微循环和组织器官灌注，可应用晶体液、白蛋白及血浆等胶体溶液。

2. 高渗性脱水

（1）特征：细胞外液减少合并高钠血症，失水大于 Na^+ 丢失，血钠大于 145 mmol/L，血浆渗透压大于 310 mOsm/L。

（2）病因：摄入水分不足，如食管癌致吞咽困难、危重病人补水不足；水丧失过多，如高热、大量出汗、甲状腺功能亢进、大面积烧伤、呕吐、腹泻等。

（3）症状与体征：

轻度：缺水量占体重的 2%～4%，主要症状是口渴。

中度：缺水量占体重的 4%～6%，极度口渴、乏力、烦躁不安、心率增快、皮肤温热、直立性低血压。

重度：缺水量大于体重的 6%，面颊潮红、发热、意识改变，甚至昏迷、休克、心功能衰竭、肾衰竭等。

（4）急救与护理措施：做好患者的心理护理及原发病护理；控制钠的摄入，快速纠正细胞外容量，以改善组织灌注，能进食者可以口服，重者静脉输注 5% 葡萄糖溶液，严重者可输注 0.45% 氯化钠溶液；纠正高渗性脱水速度不宜过快，血钠下降＜1 mmol/(L·h)时注意纠正速度，以免快速扩容导致脑水肿；补液过程中注意监测血钠、渗透压和神经系统症状。

3. 等渗性脱水

（1）特征：细胞外液减少合并血钠正常，水钠比例丢失，血钠浓度及血渗透压在正常范围内。

（2）病因：消化液急性丧失，如肠外瘘、大量呕吐、腹泻等；体液丧失，如腹腔内或腹膜后感染、肠梗阻等；大量抽放腹水、胸水，大面积烧伤等。

（3）症状与体征：恶心、厌食、乏力、少尿、口渴。舌干燥，眼窝凹陷，皮肤干燥、松弛等。若短期内体液丧失量较多则会出现脉搏细速、肢端湿冷、血压下降等症状，严重者有休克表现。

（4）急救与护理措施：做好患者的心理护理及原发病护理；对已有脉搏细速和血压下降等血容量不足表现者，需静脉快速输注液体以恢复其血容量；纠正缺水后应注意补钾，预防低钾血症的发生。

4. 水中毒和水肿

（1）特征：水中毒的特征是水潴留使血浆渗透压下降和循环血量增多；水肿的特征是过多液体在组织间隙或体腔内聚集。

（2）病因：水中毒常发生于肾功能不全患者，如大量饮水或静脉输入不含盐或含盐量少的液体；全身性水肿多见于充血性心力衰竭、肾病综合征和肾炎、肝脏疾病等，也见于营养不良和某些内分泌疾病；局限性水肿常见于器官组织局部炎症、静脉或淋巴管阻塞等情况。

（3）症状与体征：急性水中毒常见症状有头痛、嗜睡、躁动、精神分裂、定向能力失常、谵妄，甚至昏迷；慢性水中毒常见症状有软弱无力、恶心、呕吐、嗜睡等，体重明显增加，皮肤苍白而湿润，凹陷性水肿。

（4）急救与护理措施：做好患者的心理护理及原发病护理；肾衰竭、心功能衰竭患者应严格限制水摄入；轻度水中毒者应停止或限制水摄入；重症患者需用利尿剂以促进水排出，静脉快速滴注20%甘露醇、静脉注射呋塞米等利尿剂，可减轻脑细胞水肿，增加水排出。

（三）电解质紊乱

1. 低钾血症

（1）定义：血清钾浓度低于 $3.5\ \text{mmol/L}$。

（2）病因：消化道梗阻、长期禁食、昏迷等导致钾摄入不足；严重呕吐、腹泻、持续胃肠减压等从消化道途径丧失大量钾；长期应用利尿剂或急性肾衰竭多尿期、盐皮质激素过多使肾排出钾过多；长期输液或肠外营养时钾补充不足；大量输注葡萄糖和胰岛素；代谢性、呼吸性碱中毒，钾进入细胞内。

（3）症状与体征：最早表现为肌无力，先出现四肢软弱无力，以后延及躯干和呼吸肌，还有腱反射消失等；有厌食、恶心、呕吐和腹胀、肠蠕动消失等肠麻痹表现；心脏表现为窦性心动过速、传导阻滞。典型心电图改变为早期 ST 段压低，T 波降低、增宽或倒置，随后出现 QT 间期延长和 U 波，严重者 P 波增高、QRS 增宽、室上性或室性心动过速、房颤。

（4）急救与护理措施：做好患者的心理护理及原发病护理；轻度低钾血症者以口服氯化钾为佳；静脉补钾量根据血钾浓度而定，见尿补钾，控制速度、浓度与总量，钾浓度不超过 $40\ \text{mmol/L}$、不宜过快（输注速度控制在 $20\ \text{mmol/h}$ 以下）；休克患者应尽快恢复其血容量,尿量超过 40 mL/h 后再静脉补钾。

2. 高钾血症

(1) 定义:血清钾浓度高于 5.5 mmol/L。

(2) 病因:钾摄入过多、钾排出障碍、细胞内钾的移出(溶血、组织损伤、酸中毒)等。

(3) 症状与体征:肌肉轻度震颤,手足感觉异常,肢体软弱无力,腱反射减退或消失,甚至出现延续性麻痹、窦性心动过缓、传导阻滞,快速性心律失常,严重时可出现室颤或心脏骤停。

(4) 急救与护理措施:立即停用一切含钾和保钾的药物、溶液与食物;10%葡萄糖酸钙溶液 10~20 mL 稀释后缓慢静脉注射;5%碳酸氢钠溶液 250 mL 静脉滴注;10%葡萄糖溶液加入胰岛素后静脉滴注;肾功能正常者可用利尿剂以促进排钾;严重高钾血症病人采用血液透析迅速降低血钾;密切关注患者心律变化。

3. 低钙血症

(1) 定义:血钙浓度低于 2.25 mmol/L。

(2) 病因:维生素 D 缺乏、梗阻性黄疸、慢性腹泻、肝硬化或肾衰竭、甲状旁腺功能减退、慢性肾衰竭时肠道钙吸收减少、急性胰腺炎等。

(3) 症状与体征:手足抽搐,腱反射亢进,严重者可出现喉、气管痉挛,癫痫发作;烦躁不安、抑郁及认知能力减退;传导阻滞等心律失常,严重时可出现室颤、心力衰竭。

(4) 急救与护理措施:10%葡萄糖酸钙溶液 10~20 mL 稀释后缓慢静脉注射(推注时间在 10 分钟左右);维生素 D 缺乏、甲状旁腺功能减退,可以联合应用钙和维生素 D 制剂,钙制剂禁忌肌肉注射;注意血钙检测,维持在 2.0~2.2 mmol/L。

4. 高磷血症

(1) 定义:成人血清无机磷高于 1.62 mmol/L。

(2) 病因:急、慢性肾功能不全;甲状旁腺功能低下,尿磷排出减少;维生素 D 中毒时可促进肠道及肾脏对磷的重吸收;急性酸中毒、骨骼肌破坏、高热、恶性肿瘤等情况下磷细胞外移等。

(3) 急救与护理措施:急性肾衰竭导致的高磷血症可行血液透析治疗;慢性高磷治疗包括限制食物中磷的摄入,口服钙盐、氢氧化铝等。

(四) 酸碱平衡失调

1. 代谢性酸中毒

(1) 定义:酸性物质产生过多、大量积聚及 HCO_3^- 丢失过多,均可引起代谢性酸中毒。

(2) 病因:碱性物质丢失过多(腹泻、肠瘘、胆瘘和胰瘘),酸性物质过多(组织缺氧、脂肪分解过多、酸性药物应用过量),肾功能不全(内生性 H^+ 不能排出体外,或 HCO_3^- 吸收减少)。

(3) 症状与体征:轻度患者一般无明显症状;重症患者可有眩晕、疲乏、嗜睡、感觉迟钝、烦躁。最明显的表现是呼吸深快,呼出气体带有酮味,呼吸肌收缩明显,患者面颊潮红,血压常偏低,心率加快。严重者可出现腱反射减弱、消失、神志不清或昏迷,常可伴有缺水的症状。

(4) 急救与护理措施:病因治疗应放在首位。低血容量性休克导致的代谢性酸中毒,经休克治疗后可自行纠正。对这类患者不宜过早使用碱剂,否则可能造成代谢性碱中毒,一旦患者血浆 HCO_3^- 浓度小于 15 mmol/L,应在输液的同时酌量使用碱剂。常用的碱性药物是碳酸氢钠溶液。治疗的原则是边治疗边观察,逐步纠正酸中毒。输注碳酸氢钠溶液会导致低钾、低钙,护士应密切观察相关临床表现,及时处理。

2. 代谢性碱中毒

(1) 定义:体内 HCO_3^- 增多或 H^+ 丢失可导致代谢性碱中毒。

(2) 病因:碱性物质摄入过多,胃液丧失过多,缺钾,利尿剂的作用。

(3) 症状与体征:一般无明显症状,可有呼吸浅慢、嗜睡、精神错乱或谵妄等症状;可以有低钾血症和缺水的临床表现。严重时可因脑和其他器官的代谢障碍而发生昏迷,可伴有低氯血症和低钾血症。

(4) 急救与护理措施:解除病因是碱中毒治疗关键,积极治疗原发疾病。对丢失胃液所致的代谢性碱中毒,可输注葡萄糖盐水、等渗盐水,必要时可补充盐酸精氨酸。另外,纠正细胞内外钾离子的异常交换,终止通过尿液排 H^+,有利于纠正碱中毒。注意患者尿量必须大于 40 mL/h,才可以开始补 K^+。

(5) 一旦患者血浆 HCO_3^- 浓度达 45~50 mmol/L,pH>7.65,提示严重代谢性碱中毒,为迅速中和细胞外液中的 HCO_3^-,可应用 0.1 mol/L 或 0.2 mol/L 的稀盐酸经中心静脉导管缓慢滴入(25~50 mL/h),其用于治疗重症代谢性碱中毒是有效、安全的。该溶液禁止通过外周静脉输入,一旦溶液渗漏将导致软组织坏死。

第三节　经外周静脉置入中心静脉导管影像学知识

经外周静脉置入中心静脉导管(PICC)是将中心静脉导管由肘部静脉沿血管送入上腔静脉的一种方法,是目前临床应用比较广泛的静脉输液通道。选择理想的静脉是PICC置管成功的关键,对于血管条件好的患者可以采用肉眼观察和触摸的方法全面评估血管后穿刺置管;而对于血管条件不理想,如肥胖、水肿、长期输液和反复化疗的患者而言,常规方法穿刺成功率很低,因而超声引导下PICC置管是最佳的选择。目前,美国使用超声和微插管鞘技术进行上臂PICC置管,这一技术已成为专业护士置入导管的"金标准"。

导管置入后,PICC尖端应位于上腔静脉下1/3段,靠近右心房。PICC尖端位置过浅,静脉压力过大,容易回血,发生血栓、堵管等并发症。PICC尖端过深,刺激和摩擦心内膜,易致心律失常、心脏压塞甚至死亡。故PICC尖端的位置至关重要,需通过相关措施确定导管的尖端位置是否准确,导管异位时及时发现并进行调整,顺利将导管尖端送达上腔静脉内,这也是导管置入的关键环节。目前PICC尖端定位方法主要有胸部X线、CT和MRI以及腔内心电图和血管超声,临床上认为X线检查是PICC导管尖端定位的金标准,故本节仅介绍超声引导下PICC置管技术及尖端X线定位检查。近年来腔内心电图法对定位PICC尖端实时、安全、有效,在临床应用越来越广泛,将在本章第四节介绍。

一、超声引导下PICC置管技术

(一)超声引导下PICC置管的起源

超声引导下PICC置管技术是通过改良的塞丁格穿刺工具置入PICC导管,最早使用该技术是在1997年华盛顿医学中心,由名为Claudette Boudreaus的护士完成的,她也是最早的PICC小组成员。她从协助医生进行颈内静脉穿刺的工作中获得丰富经验,能够在超声引导下对看不见、摸不到的血管进行穿刺,成功对患者肘窝以上的贵要静脉进行了PICC穿刺置管。1999—2001年,约有10名护士在华盛顿医学中心接受了这些技术的专业化培训。诸多的医学研究结果证明,使用微插管鞘技术(亦称塞丁格技术)和超声引导能极大地提高PICC置管成功率。

（二）超声引导下 PICC 置管的优势

超声引导下 PICC 置管技术可以直观地显示血管的解剖结构,实时引导、准确穿刺,因此缩短了穿刺时间、减少对血管内膜的损伤、降低导管相关性并发症发生等。

超声引导下 PICC 置管相比较传统的盲穿置管,穿刺部位发生了改变,由肘下位置移到上臂部位,因此减少了肢体活动对导管的摩擦和牵拉,方便患者置管后导管的携带,改善患者肘部活动的舒适感,提高患者生活质量及满意度;在减轻患者痛苦的同时也为护理人员提供了一种安全有效的穿刺方法和输液途径,避免了医疗资源的浪费。

（三）血管超声的超声仪器条件

1. 用于肢体静脉检查的超声仪器的特征

具有极高的空间分辨率,超声频率在 5~15 MHz;具有灰阶分辨率 256 级彩色图像的灰阶分辨率;具有检测低速静脉血流信号的多普勒功能,有助于判断动静脉血流频谱;具有彩色多普勒或能量多普勒功能,有助于确定小静脉及显示血流。

2. 探头类型及频率

因上肢静脉比较表浅,所以应使用 7.5~10 MHz 线阵探头,当然,更高频率的探头有时效果更好。下肢静脉一般使用 5~7 MHz 线阵探头,但锁骨下静脉、肢体粗大者以及位置较深的静脉需使用 3.5 MHz 的凸阵探头。

3. 预设条件

选用仪器内设的静脉检查条件可迅速进入合适的检查状态,检查过程中可根据不同的静脉及目的随时调节。

4. 用于 PICC 置管的超声导引系统

全数字彩色超声加上特殊的导引系统,在临床上方便护士操作。图 2.3 是用于 PICC 置管的 Site~Rite * 80 超声导引系统,主机与显示器一体化 10.4 英寸 LED 背光高清显示器,全触摸操作,无需键盘操作(深度、焦点位置、TGC、彩色取样框位置、PW 取样门位置可以在图像区域直接进行调节),便于携带。血管专用预设值选择界面可针对不同的血管部位预设超声参数,便于使用者快速找到相应的血管。屏幕可显示导管尺寸示意图,便于选择置入的导管规格;导管占比测量软件,可在屏幕右侧选择相应尺寸的导管,并通过该测量软件实际测量导管占血管的百分比(直径百分比和面积百分比);提供两种显示定位标尺方式(网格/中心线)。

（1）超声仪探头对照靶向血管,根据血管深度、直径,屏幕可显示导管尺寸示意图,便于选择置入的导管规格及导针架。

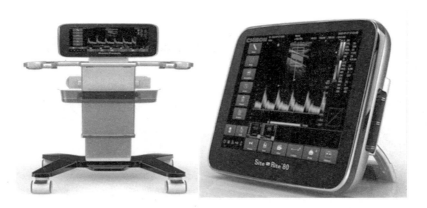

图2.3 PICC置管超声仪

（2）L7SVA 线阵探头（图2.4）可支持以下频率：6.0 MHz、7.5 MHz、9.0 MHz、11.0 MHz。L7SVA 线阵探头可配合巴德导针器（9001C0214、900013B01）使用。L7SVA 线阵探头支持按钮快捷键功能（冻结/解冻、网格线/中心线、深度调节、保存图像/保存电影、关机）。L7SVA 线阵探头快捷键功能支持自定义。L7SVA 线阵扫描方式下可显示浅表1.5 cm 至深达10.5 cm 的影像。L7SVA 线阵扫描方式下，有7个扫描深度（1.5 cm、3.0 cm、4.5 cm、6.0 cm、7.5 cm、9.0 cm、10.5 cm）。

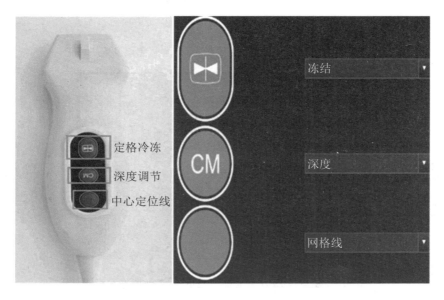

图2.4 超声仪探头操作按钮

Site～Rite＊80 超声波系统探头包含一个全面的按钮板，可以在无菌区域进行控制。

（3）探头上有导针装置。按导针系统的角度进针可直接进入靶向血管，如血管距皮肤深度为 1 cm,则选择 1 cm 的导针架,穿刺针刺入后的交点正好在 1cm 深的血管的中心点;如血管距皮肤深度为 2 cm,则选择 2 cm 的导针架,穿刺针按导针架的角度刺入后的交点正好在 2 cm 深血管的中心点,使用导针系统可以一针见血,穿刺准确率高(图 2.5、图 2.6)。

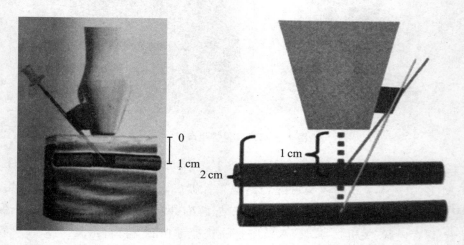

图 2.5　超声仪探头导针装置　　　　图 2.6　导针架的原理

（4）选择正确的部位,可在默认参数下选择调整增益、对比度、焦点位置等参数,调整图像质量(图 2.7)。

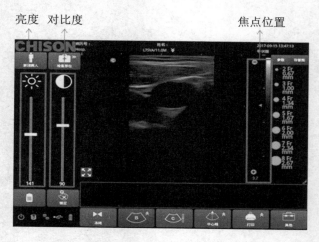

图 2.7　超声仪 LED 背光高清显示器(参数调整示意图)

（四）静脉超声观察的内容

包括静脉变异、内膜、管腔内回声等情况;静脉管腔内是否有自发性血流信号及血流充盈情况;压迫试验、挤压远端肢体试验和乏氏(Valsalva)试验,可观察静脉内有无血栓、静脉瓣功能等。

(五)正常静脉的超声表现

1. 灰阶超声

正常四肢静脉的超声特点如下:

(1)静脉壁菲薄。

(2)内膜平整光滑。

(3)管腔内血流无回声,高分辨率超声仪器可显示流动的红细胞而呈弱回声。

(4)可压缩性,探头加压可使管腔消失。

2. 彩色多普勒

正常四肢静脉显示单一方向的回心血流信号且充盈整个管腔,浅表静脉或小静脉可无自发性血流,但挤压远端肢体时,管腔内可出现血流信号。当使用一定的外在压力后静脉管腔消失,血流信号亦随之消失。

3. 脉冲多普勒

正常四肢静脉具有五个多普勒特征,即自发性、期相性、乏氏动作血液中断、挤压远端肢体时血流信号增强和单向回心血流。

(六)肘前浅静脉的超声判断

1. 位置判断

由于肘前浅静脉距离体表较近,超声探查时静脉容易被压闭,因此直接在上臂找寻各支静脉相对困难,通常首先要摸到肘窝处的动脉搏动,在肘窝上约 2 cm 处找肱动脉与肱静脉。因肱静脉汇合于内侧的贵要静脉,所以将探头向内、向上慢慢地移动,找到内径较大的血管,用探头压迫,静脉血管容易被压扁,如果不见其搏动就是首选的穿刺血管即贵要静脉。其次,也可以在上肢外展位腋窝处探及腋静脉后向下追踪扫查浅静脉的分支。追踪到贵要静脉后,探头横切静脉向下继续扫查,至肘窝处即可发现肘正中静脉外斜走行。头静脉位于肱二头肌外侧,内径变化较大,于肘上约 1 cm 处较易扫查,向下可追踪至与肘正中静脉汇合处。

2. 图像判断

与动脉比较,浅静脉壁薄,缺少动脉管壁的三层结构,在灰阶超声上难以显示。探头加压后极易压扁,当静脉内有血栓时,则其不能被压闭或不完全压闭,而动脉不易变形(图 2.8)。需注意的是动脉探头加压会有跳动,彩色多普勒显示低速、单向的回心血流信号。脉冲多普勒显示血流的期相性变化,上肢静脉表现为吸气时流速增加,呼气时减低,这是由于上肢静脉距心脏较近,并可随心脏呈现搏动性变化。进行乏氏试验时(即深吸气后憋气),静脉内径明显增宽,血流信号减弱、短暂消失,甚至出现短暂反流,从而挤压远端肢体血流信号增强。

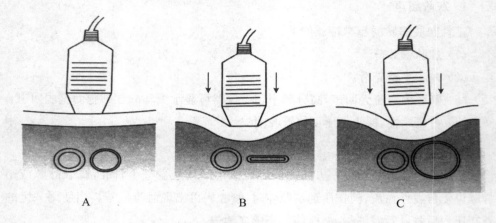

图 2.8　动静脉区别(左侧是动脉,右侧是静脉)

A. 超声探头不加压,动脉及静脉管腔的横断面均为圆形;B. 超声探头加压,动脉的管腔仍为圆形,静脉的管腔塌陷变扁;C. 超声探头加压,当静脉内有血栓时,则其不能被压闭或不完全压闭。

(七) 超声引导 PICC 置管注意事项

(1) 静脉超声检查时,室内要保持足够温度,患者注意保暖,防止因温差变化导致外周血管收缩,静脉变细,超声发现血管困难。

(2) 上肢超声检查时患者通常取仰卧位,上肢呈外展和外旋姿势,掌心向上,外展角度与躯干成 60°～90°,充分暴露上肢。需要注意的是上肢浅静脉系统位置表浅,多位于皮下,一定要注意轻压探头,否则静脉会被压瘪而不能被探及。下肢超声检查时取头高脚低位,有严重呼吸困难的患者可取半卧位,以缓解呼吸困难。

(3) 穿刺时评估血管的范围不可过小,在肘窝上约 2 横指处扫查血管的走行方向、血管深度和分叉位置;测量血管直径;观察血管周围的结构,有无血管变异,尤其是伴行的动脉情况,如有血管畸形、变异或动脉伴行等,则应避开;观察血管内有无血栓,确定血管是否通畅等。

(4) 选择的穿刺点要注意避开分支静脉、静脉瓣,应从汇总后的静脉穿刺,从而避开血管内的不良因素。

二、PICC 尖端 X 线定位基础知识

(一) PICC 尖端 X 线定位影像学解剖基础

(1) 标准的胸部正位片显示心脏大血管阴影,右侧可分为上下两段,上段由血管阴影组成,在幼年和青年人中主要为上腔静脉的边缘,较直,向上一直延伸到锁骨水平,升主动脉隐于其内;老年人则主要由升主动脉构成,下段右心缘较圆隆,由右心房构成。

(2) 血管造影显示上腔静脉由左、右头臂静脉在右侧第一肋软骨和胸骨柄交界水平汇合而形成,宽 1.5～2.0 cm。正位时可见其沿纵隔右缘几乎垂直下行 6～8 cm 进入右心房的上部(图 2.9)。侧位居中,略偏前,在其下行的过程中稍斜向前方(图 2.10)。

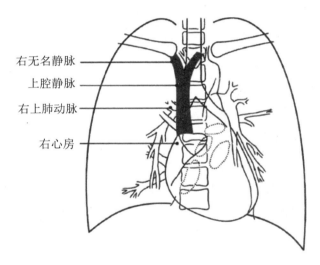

右无名静脉
上腔静脉
右上肺动脉
右心房

图 2.9　上腔静脉正位

(二) PICC 尖端 X 线定位设备要求

(1) 模拟/数字化 X 线照相设备(包括移动式床旁照相设备)。

(2) 模拟/数字多功能 X 线机。

(三) PICC 尖端 X 线定位检查方法

(1) 胸部 X 线检查:优点是可以根据患者病情实现床边摄片;缺点是 X 线检查有一定的辐射。

(2) 透视下动态定位:优点是可以根据导管位置情况现场进行及时有效调整;

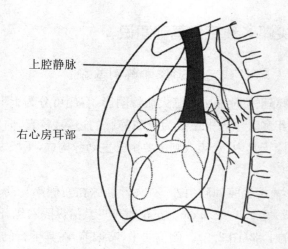

上腔静脉

右心房耳部

图 2.10　上腔静脉侧位

缺点是不能做床旁检查。

（3）经 PICC 血管造影：仅用于血管腔内外堵塞、压迫或血管变异情况复杂导致尖端无法送达上腔静脉时做的造影检查。检查前需做碘过敏试验。

（四）PICC 尖端 X 线定位

PICC 尖端 X 线定位是正常影像判断的参考标准，美国 INS 指南推荐 PICC 尖端应位于上腔静脉内且靠近与右心房交界处。

大多数研究认为，导管尖端最佳位置应位于上腔静脉的中下 1/3 处，或上腔静脉与右心房汇合处上方 2～4 cm。PICC 尖端的最佳位置 X 线显示在第 6～7 胸椎水平。由于胸椎椎体在 X 线下容易辨别，临床上大多以胸椎椎体作为影像学标志，T4 为上腔静脉上段，T5～T7 为上腔静脉中下段处，T8 以下为进入心房。

1. 胸部正位相

（1）后肋位置固定，密度高，前肋的尖端为肋软骨，位置随着呼吸运动而改变，所以 X 线定位常选择后肋，上腔静脉对应在第 5～7 后肋，PICC 导管尖端应平第 6～7 胸椎或后肋，相当于脊柱右侧第 6 胸椎水平上下（图 2.11）。

（2）气管隆突下 1～2 椎体或 4 cm（图 2.12）。

（3）右心房向前突出的耳状小囊称为右心耳，在右心耳最突出的部位画一条横线，横线以上为上腔静脉下段与心脏相连处（图 2.13）。

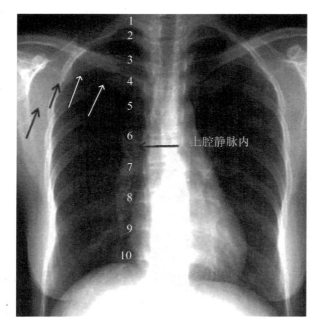

图 2.11　PICC 末端正常位置

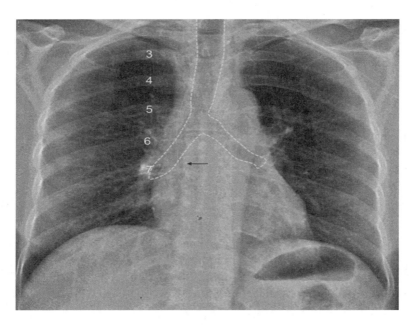

图 2.12　气管隆突下 1～2 椎体

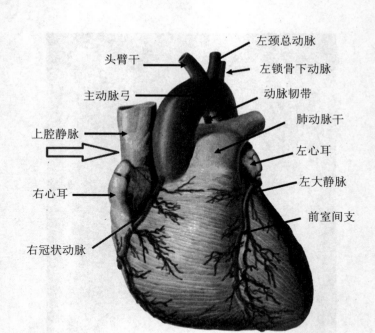

图 2.13　上腔静脉下段与心脏相连处

2. 胸部侧位相

通常为右侧位，若为左上腔时选择左侧位，PICC 导管的尖端应位于纵隔、肺门影前上方，主动脉窗前下水平。

3. 判断 PICC 尖端位置

正常以立位胸部正侧位片和平静呼吸状态下为准。

第四节　腔内心电图定位 PICC 尖端位置相关知识

心脏机械收缩之前，先产生电激动，心房和心室的电激动可经人体组织传导到体表。体表心电图（electrocardiogram，ECG）是利用心电图机从体表记录心脏每一心动周期所产生电活动变化的连续曲线图形。腔内心电图（intracardiac electrocardiogram，IC-EGM）是通过起搏导线获取的心脏电活动的内在反应，分心房腔内心电图（A EGM）和心室腔内心电图（V EGM）。A EGM 和 V EGM 分别记录到与体表心电图形态不同但发生时相一致的心房波和心室波，A EGM 心房事件高大显著,V EGM 心室事件高大显著。腔内心电图分别记录心房、心室腔内电信号,与体表心电图相比,避免了心房、心室电信号的重叠干扰,有助于分析心房、心室的夺获情况。

腔内心电图定位 PICC 尖端位置技术是以中心静脉导管内导丝作为腔内电极,引出规律性的 P 波,根据 P 波变化,提示导管尖端位置的实时定位技术。监测一般采用三导联系统(设置 II 导联),电极片分别贴于患者双侧锁骨中线第 1 肋间(RA、LA)和左锁骨中线剑突水平处(LL),为确保患者心电图获得清晰正向的 P 波,连接 PICC 导管导丝的导联选择为 RA 导联。PICC 导丝的末端连接心电转换器或无菌鳄鱼夹导联线后与心电监护仪/心电图机电极线相连,以引出腔内 II 导联心电图,穿刺后导管连同导丝一起向前推送,同步记录不同导管尖端位置 P 波的变化。

一、体表心电图产生原理

心脏机械收缩之前,先产生电激动,心房和心室的电激动可经人体组织传导到体表。心电图是利用心电图机从体表记录心脏每一心动周期所产生电活动变化的曲线图形。

心肌细胞在静息状态时,膜外排列阳离子带正电荷,膜内排列同等比例的阴离子带负电荷,保持平衡的极化状态,不产生电位变化。当细胞一端的细胞膜受到刺激(阈刺激),其通透性发生改变,使细胞内外正、负离子的分布发生逆转,受刺激部位的细胞膜出现除极化,使该处细胞膜外正电荷消失而其前面尚未除极的细胞膜外仍带正电荷,从而形成一对电偶(dipole)。电源(正电荷)在前,电穴(负电荷)在后,电流自电源流入电穴,并沿着一定的方向迅速扩展,直到整个心肌细胞除极完毕。此时心肌细胞膜内带正电荷,膜外带负电荷,称为除极(depolarization)状态。此后,由于细胞的代谢作用,使细胞膜又逐渐复原到极化状态,这种恢复过程称为复极(repolarization)过程,复极与除极先后程序一致,但复极化的电偶是电穴在前、电源在后,并较缓慢向前推进,直至整个细胞全部复极为止(图 2.14)。

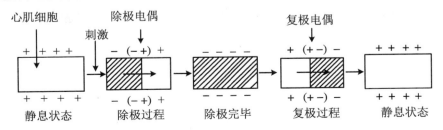

图 2.14　单个心肌细胞的除极和复极过程以及所产生的电偶变化

　　就单个细胞而言,在除极时,检测电极对向电源(即面对除极方向)产生向上的波形,背向电源(即背离除极方向)产生向下的波形,在细胞中部则记录出双向波形。复极过程与除极过程方向相同,但因复极化过程的电偶是电穴在前、电源在后,因此记录的复极波方向与除极波相反(图2.15)。

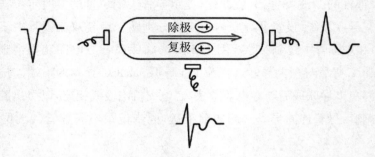

图2.15　单个心肌细胞检测电极方位与除极、复极波形方向的关系

箭头示除极与复极的方向。

　　需要注意的是,在正常人的心电图中,记录到的复极波方向常与除极波主波方向一致,与单个心肌细胞不同。这是因为正常人心室的除极是从心内膜向心外膜,而复极则从心外膜开始,向心内膜方向推进,其确切机制尚未完全清楚。

　　由体表所采集到的心脏电位强度与下列因素有关:① 与心肌细胞数量(心肌厚度)成正比关系。② 与探查电极位置和心肌细胞之间的距离成反比关系。③ 与探查电极的方位和心肌除极的方向所构成的角度有关,夹角愈大,心电位在导联上的投影愈小,电位愈弱(图2.16)。这种既具有强度,又具有方向性的电位幅度称为心电"向量"(vector),通常用箭头表示其方向,而长度表示其电位强度。心脏的电激动过程中产生许多心电向量。由于心脏的解剖结构及其电活动相当错综复杂,所以诸心电向量间的关系亦较复杂,然而一般均按下列原理合成为"心电综合向量"(resultant vector),即同一轴的两个心电向量的方向相同者,其幅度相加;方向相反者则相减。两个心电向量的方向构成一定角度者,则可应用"合力"原理将二者按其角度及幅度构成一个平行四边形,取其对角线为综合向量(图2.17)。可以认为,由体表所采集到的心电变化,乃是全部参与电活动心肌细胞的电位变化按上述原理所综合的结果。

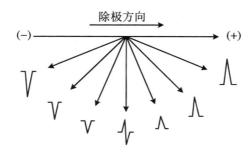

图 2.16　检测电极电位和波形与心肌除极方向的关系

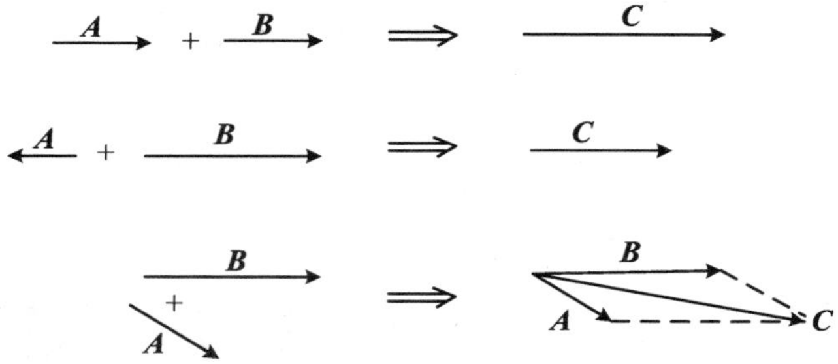

图 2.17　综合向量的形成原理

二、正常体表心电图波形特点及主要波形正常值

正常 12 导联心电图波形，如图 2.18 所示。

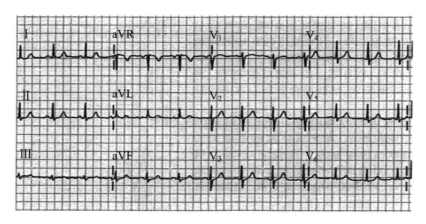

图 2.18　正常心电图

1. P波:代表心房肌除极的电位变化

(1) 形态:P波的形态在大部分导联上一般呈钝圆形,有时可能有轻度切迹(图2.19)。由于心脏激动起源于窦房结,心房除极的综合向量指向左、前、下,所以P波方向在Ⅰ、Ⅱ、aVF、V_4～V_6导联向上,aVR导联向下,其余导联呈双向、倒置或低平。

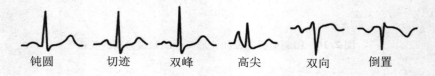

钝圆　　切迹　　双峰　　高尖　　双向　　倒置

图2.19　P波的常见形态示意图

(2) 时间:正常人P波时间一般小于0.12秒。

(3) 振幅:P波振幅在肢体导联一般小于0.25 mV,胸导联一般小于0.2 mV。

(4) 人体正常窦性P波如图2.20所示。

人体正常的P波

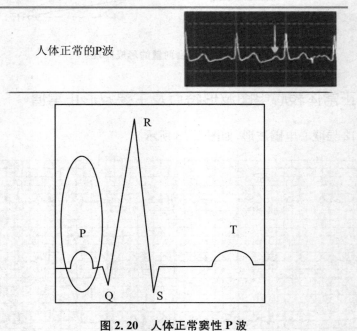

图2.20　人体正常窦性P波

2. QRS波群:代表心室肌除极的电位变化

(1) 时间:正常人QRS波群时间一般不超过0.11秒,多数在0.06～0.10秒。

(2) 形态和振幅:在胸导联,正常人V_1、V_2导联多呈rS型,V_1导联的R波一般不超过 1.0 mV。V_5、V_6 导联 QRS 波群可呈 qR、qRs、Rs 或 R 型,且 R 波一般不超过 2.5 mV。胸导联的 R 波自 V_1 至 V_5 逐渐增高,V_6 的 R 波一般低于 V_5 的 R 波。通常 V_2 的 S 波较深,V_2 至 V_6 导联的 S 波逐渐变浅。V_1 的 R/S 小于 1,V_5 的 R/S 大于 1。在 V_3 或 V_4 导联,R 波和 S 波的振幅大体相等。在肢体导联,I、II 导联的 QRS 波群主波一般向上,III 导联的 QRS 波群主波方向多变。aVR 导联的 QRS 波群主波向下,可呈 QS、rS、rSr' 或 Qr 型。aVL 与 aVF 导联的 QRS 波群可呈 qR、Rs 或 R 型,也可呈 rS 型。正常人 aVR 导联的 R 波一般小于 0.5 mV,I 导联的 R 波小于 1.5 mV,aVL 导联的 R 波小于 1.2 mV,aVF 导联的 R 波小于 2.0 mV。

　　6 个肢体导联的 QRS 波群振幅(正向波与负向波振幅的绝对值相加)一般不应都小于 0.5 mV,6 个胸导联的 QRS 波群振幅(正向波与负向波振幅的绝对值相加)一般不应都小于 0.8 mV,否则称为低电压。

　　(3) R 峰时间(R peak time):过去称为类本位曲折时间或室壁激动时间,指 QRS 起点至 R 波顶端垂直线的间距。如有 R' 波,则应测量至 R' 峰;如 R 峰呈切迹,应测量至切迹第二峰。各种波形的 R 峰时间测量方法如图 2.21 所示。正常 R 峰时间在 V_1、V_2 导联一般不超过 0.03 秒,在 V_5、V_6 导联一般不超过 0.05 秒。R 峰时间延长见于心室肥大、预激综合征及心室内传导阻滞。

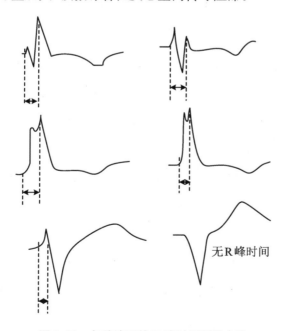

无R峰时间

图 2.21　各种波形的 R 峰时间测量方法

　　(4) Q 波:正常人的 Q 波时限一般不超过 0.03 秒(除 III 和 aVR 导联外)。III

导联 Q 波的宽度可达 0.04 秒。aVR 导联出现较宽的 Q 波或呈 QS 波均属正常。正常情况下,Q 波深度不超过同导联 R 波振幅 1/4。正常人 V_1、V_2 导联不应出现 Q 波,但偶尔可呈 QS 波。

三、小儿体表心电图特点

为了正确评估小儿心电图,需充分认识其特点。小儿的生理发育过程迅速,其心电图变化也较大。总的趋势可概括为自起初的右心室占优势型转变为左心室占优势型的过程,具体特点可归纳如下:

(1) 小儿心率比成人快,至 10 岁以后即可大致保持为成人的心率水平(60～100 次/分)。小儿的 PR 间期较成人为短,7 岁以后趋于恒定(0.10～0.17 秒),小儿的 QTc 间期较成人略长。

(2) 小儿的 P 波时间较成人稍短(儿童<0.09 秒),P 波的电压于新生儿较高,以后则较成人为低。

(3) 婴幼儿常呈右心室占优势的 QRS 图形特征。Ⅰ导联有深 S 波;V_1(V_3R)导联多呈高 R 波而 V_5、V_6 导联常出现深 S 波;R_{V_1} 电压随年龄增长逐渐降低,R_{V_5} 逐渐增高。小儿 Q 波较成人为深(常见于Ⅱ、Ⅲ、aVF 导联);3 个月以内婴儿的 QRS 初始向量向左,因而 V_5、V_6 常缺乏 Q 波。新生儿期的心电图主要呈"悬垂型",心电轴>+90°,以后与成人大致相同。

(4) 小儿 T 波的变异较大,于新生儿期,其肢体导联及右胸导联常出现 T 波低平、倒置(图 2.22)。

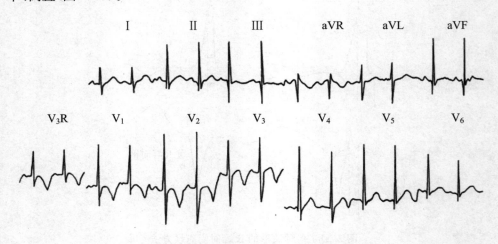

图 2.22　小儿心电图(9 个月婴儿)

四、心电图导联体系

在人体不同部位放置电极,并通过导联线与心电图机电流计的正负极相连,这种记录心电图的电路连接方法称为心电图导联。电极位置和连接方法不同,可组成不同的导联。在长期临床心电图实践中,已形成了一个由 Einthoven 创设而目前广泛采纳的国际通用导联体系(lead system),称为常规 12 导联体系。

1. 肢体导联(limb leads)

包括标准肢体导联Ⅰ、Ⅱ、Ⅲ及加压肢体导联 aVR、aVL、aVF。肢体导联的电极主要放置于右臂(R)、左臂(L)、左腿(F),连接此三点即成为所谓 Einthoven 三角(图 2.23 A、B)。

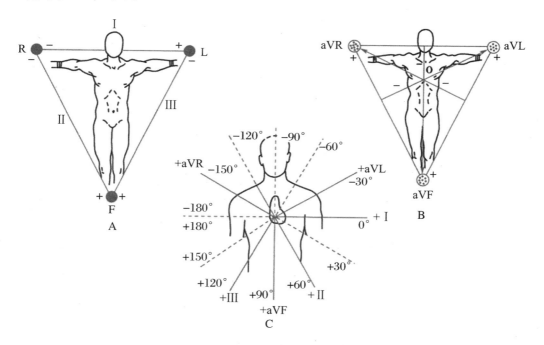

图 2.23　肢体导联的导联轴

A. 标准导联的导联轴;B. 加压肢体导联的导联轴;C. 肢体导联额面六轴系统。

在每一个标准导联正负极间均可画出一假想的直线,称为导联轴。为便于表明 6 个导联轴之间的方向关系,将Ⅰ、Ⅱ、Ⅲ导联的导联轴平行移动,使之与 aVR、aVL、aVF 的导联轴一并通过坐标图的轴中心点,便构成额面六轴系统(hexaxial system)(图 2.23 C)。此坐标系采用±180°的角度标志。以左侧为 0°,顺钟向的角度为正,逆钟向的角度为负。每个导联轴从中心点被分为正负两半,每个相邻导联间的夹角为30°。这对测定心脏额面心电轴颇有帮助。

肢体各导联的电极位置和正负极连接方式如图2.24和图2.25所示。

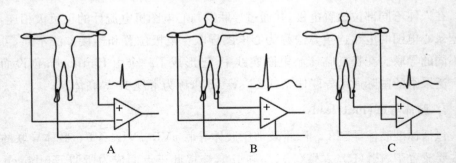

图2.24　标准导联的电极位置及正负极连接方式

A. Ⅰ导联：左臂（正极）右臂（负极）；B. Ⅱ导联：左腿（正极）右臂（负极）；C. Ⅲ导联：左腿（正极）左臂（负极）。

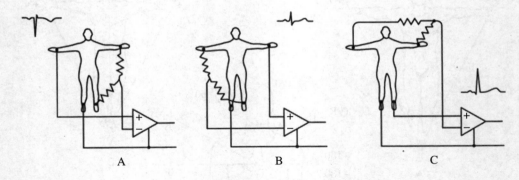

图2.25　加压肢体导联的电极位置及电极连接方式

A. aVR导联；B. aVL导联；C. aVF导联。

2. 胸导联（chest leads）

包括$V_1 \sim V_6$导联。检测的正电极应安放于胸壁规定的部位，另将肢体导联的3个电极分别通过5 kΩ电阻与负极连接构成中心电端（central terminal）（图2.26）。胸导联检测电极具体安放的位置如下（图2.27）：V_1位于胸骨右缘第4肋间，V_2位于胸骨左缘第4肋间，V_3位于V_2与V_4两点连线的中点，V_4位于左锁骨中线与第5肋间相交处，V_5位于左腋前线与V_4同一水平处，V_6位于左腋中线与V_4同一水平处。

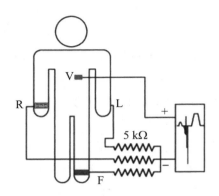

图 2.26 胸导联电极的连接方式

V 表示胸导联检测电极并与正极连接,3 个肢体导联电极分别通过 5 kΩ 电阻与负极连接构成中心电端。

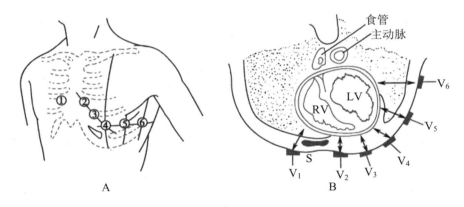

图 2.27 胸导联检测电极的位置(A)及此位置与心室壁部位的关系(B)

五、腔内心电图定位 PICC 尖端位置技术的优缺点

心电定位法开始于 20 世纪 80 年代晚期的德国。1993 年美国的 McGee 进行了比较全面的研究,他们总结认为心房内心电图可以达到美国食品和药物管理局(Food and Drug Administration,FDA)的要求,通过大量的临床研究证明这种监测方法的准确率超过 90%。2002 年 Jones DWN 等人介绍了目前临床上使用的监测导管尖端位置的几种方法,每种方法都有各自的优缺点,通过 ECG 变化判断中心静脉导管尖端位置简单、快速、准确率高,减少了穿刺过程中因导管异位而引发的风险,置管护士可以独立完成,在置管无菌状态下实现实时监测和调整,确保导管尖端位于上腔静脉,提高置管成功率。故而,心房内心电图 PICC 尖端定位技术

逐渐成为放射学监测 PICC 尖端位置以外的另一种监测手段。

腔内心电图定位技术的另一个优点是工作人员和患者不再受放射线辐射的危害和 DSA 带来的造影剂损害,尤其适用于不便进行 X 线检查的重症患者、手术患者、孕妇及婴幼儿中心静脉置管的定位。腔内心电图定位技术与 X 线和超声监测相比易教易学,并且费用最少,设备简单,普通的心电监护仪即可满足需求,因此是判断 PICC 尖端位置比较理想的定位方法。

腔内心电图定位技术也存在一些技术缺点,因其是通过观察 P 波变化来判断导管尖端位置,不适用于心律失常等心脏疾病的患者。其次,由于 PICC 的导丝直径较细或者其他原因等导致电极与导丝之间的失传导,会出现少部分患者无法获得心电信号的情况。

六、腔内心电图定位 PICC 尖端位置原理及方法

P 波为心房除极波,其形态与振幅取决于电极与心房综合向量轴之间的距离和相对位置。当探测电极到达右心房的起搏点时,即可在心房内心电图上引出一个高振幅的直立 P 波,一旦导管离开右心房起搏点,该信号就消失。因此,P 波的电位高度和变化可清楚地显示 PICC 导管尖端的位置。

(一) PICC 支撑导丝的导电性

支撑导丝前端位于距导管头端 2~3 mm 管腔内,由于导丝、血液、盐水的导电性,使用心电图方法结合金属导丝和导管腔内注入无菌 0.9% 氯化钠溶液作为探测电极而导出 ECG 或 EKG 波形。

(二) 腔内心电图定位物品准备

主要物品有心电监护仪、心电图导联线、电极片、带有鳄鱼夹的无菌导联线(有条件的医院用心电转换器)等。

1. 心电图导联线

心电图导联线如图 2.28 所示。

2. 鳄鱼夹导联线

鳄鱼夹导联线如图 2.29 所示。

(三) 定位操作方法及 P 波获得方式

1. 记录操作前患者体表心电图

心电监护仪采用标准肢体三导联系统(设置 Ⅱ 导联),电极片分别贴于患者双

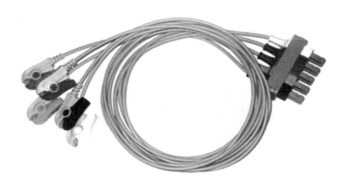

图 2.28　心电图导联线

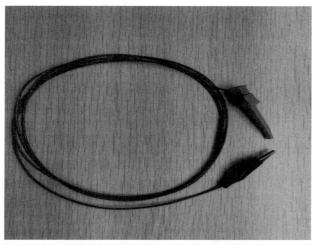

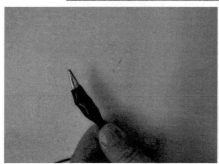

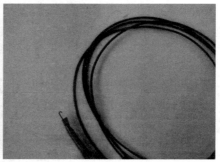

A　　　　　　　　　　　　　　　　B

图 2.29　鳄鱼夹导联线

A. 无菌鳄鱼夹；B. 无菌挂钩。

侧锁骨中线第 1 肋间(RA、LA)和左锁骨中线剑突水平处(LL)部位,连接心电导联,观察患者心电监护是否显示为窦性心律,律齐,P 波、QRS 波正常显示,并记录体表心电图(图 2.30)。

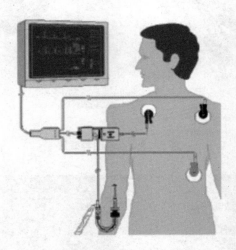

图 2.30　三导联的连接方式

2. 无菌操作下行 PICC 置管术

具体操作步骤详见第三章第四节"PICC 拔管操作规程及评分标准"中的内容。

3. P 波获得方法

(1) 盐水水柱法:对于导管内无导丝或导丝完全撤出者使用此方法。断开心电监护仪原先与患者体表相连的右上肢电极(RA)导联,将 RA 导联连接无菌鳄鱼夹(图 2.31)。将抽好 0.9%氯化钠注射液的 20 mL 注射器针头前 1/3 插入 PICC 末端的肝素帽,外露的 2/3 针梗部分与已连接 RA 导联线的无菌挂钩端相连(图 2.32),并缓慢推注 0.9%氯化钠注射液,通过 0.9%氯化钠注射液的导电性建立盐水电极,将导管尖端位置的腔内心电图传导并显示于心电监护仪显示屏,实现体表心电与腔内心电连接的转换,得出 ECG 的 P 波变化(图 2.33)。

(2) 导丝传导法:对于导管内有

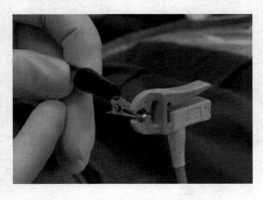

图 2.31　RA 导联连接无菌鳄鱼夹

导丝或导丝部分撤出者使用此方法。断开心电监护仪原先与患者体表相连的右上肢电极(RA)导联,将 RA 导联连接无菌鳄鱼夹一端,无菌挂钩与 PICC 导管导丝相连(图 2.34),通过 0.9%氯化钠注射液的导电性建立盐水电极,将导管尖端位置的腔内心电图传导并显示于心电监护仪显示屏,实现体表心电与腔内心电连接的转换,得出 ECG 的 P 波变化。

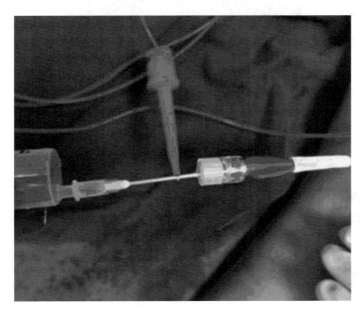

图 2.32 无菌挂钩与注射器针头外漏 2/3 处相连

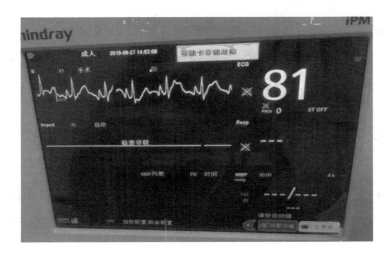

图 2.33 腔内心电图波形

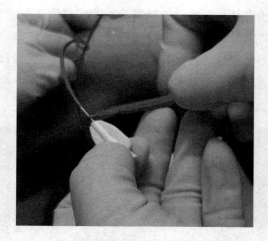

图 2.34　无菌挂钩与 PICC 导管导丝相连

4. 实时定位

通过观察腔内心电图 P 波形态的变化实时调整导管尖端位置,导管尖端最佳位置,应位于上腔静脉中下 1/3 段,靠近右心房交界处(图 2.35),到达此处时固定导管。

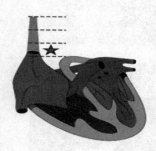

上腔静脉中下1/3段,靠近右心房交界处
(需垂直悬于上腔静脉中)

头端位于此处的好处:
· 血流量大,能确保药物迅速稀释而不造成血管损伤
· 并发症少,保障患者安全

图 2.35　PICC 导管尖端最佳位置

七、腔内心电图定位 PICC 尖端位置与 P 波形态变化

导管尖端所处腔静脉的位置与 P 波形态密切相关,两者之间的关系可用来指导置管操作和导管尖端定位。通过连接导电转换器将静脉腔内心电图转换为体表心电图,在心电监护仪或心电图机屏幕上直接观察心脏 P 波特征性的改变,具体表现如下:

(1) PICC 尖端位于上腔静脉(SVC)上段时,腔内心电图与体表心电图无明显差异,P 波逐渐升高(图 2.36 ①)。

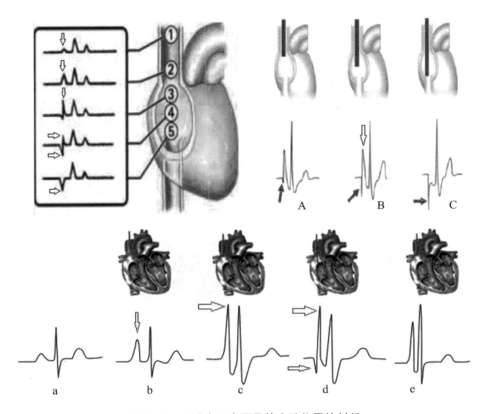

图 2.36　心腔内心电图导管尖端位置的判断

a. 正常心电图；b. 导管尖端进入 SVC 时，P 波振幅逐渐高尖；c. 导管尖端位于 CAJ 时，P 波最大振幅；d. 导管尖端位于右心房上部时，P 波负正双向；e. 导管尖端位于 SVC 下 1/3 段时，P 波振幅略低于最大振幅。

（2）PICC 尖端进入上腔静脉下段时，出现特征性的高尖 P 波（图 2.36 ②和 b，图 2.37）。

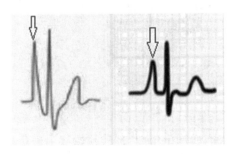

图 2.37　特征性的高尖 P 波

（3）PICC尖端到达上腔静脉与右心房交界处即接近窦房结位置时（CAJ），P波峰值达最高，与QRS主波平齐（图2.36 ③和c，图2.38）；若继续送管则P波持续高尖（图2.39）。因患者的体表心电图各异，所以临床出现的腔内心电图表现亦不同，多数患者的P波峰值为R波的50%、80%或P波与R波平齐甚至超过R波，但少数患者P波变化较小或无变化，一般此类患者需拍胸片定位导管位置。

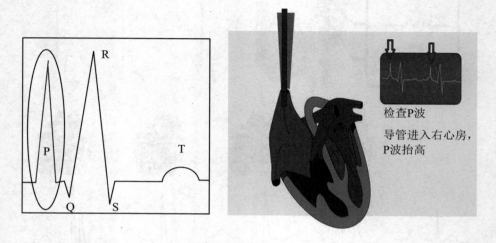

图2.38 P波峰值达最高

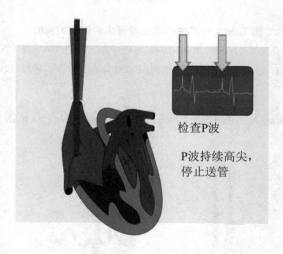

图2.39 P波持续高尖

（4）PICC尖端进入右心房上部时，P波起始部出现负向波，P波峰值逐渐下降（图2.36 A）；PICC尖端至右心房中部时，P波出现负正双向波（图2.36 ④和B）；PICC尖端至右心房下部时可出现负向P波（图2.36 ⑤和C）。

（5）当导管尖端从右心房后退 0.5～1 cm，到达上腔静脉中下 1/3 位置时，P 波恢复正常，此时固定导管（图 2.40）。

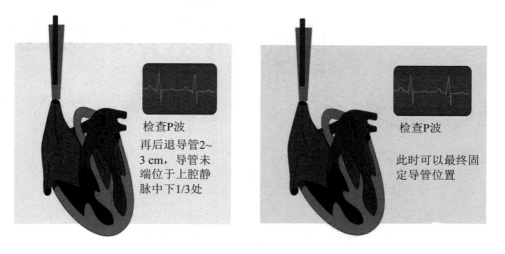

检查P波
再后退导管2～3 cm，导管末端位于上腔静脉中下1/3处

检查P波
此时可以最终固定导管位置

图 2.40　导管末端位于上腔静脉中下 1/3 处 P 波恢复正常

（6）PICC 尖端异位颈内静脉或对侧锁骨下静脉时，P 波波幅变小或与体表波幅一致。

八、腔内心电图定位注意事项

（一）腔内心电定位不适用情况

（1）房颤。

（2）看不到 P 波或 P 波异常患者。

（3）心脏传导阻滞。

（4）患者依赖于心脏起搏器。

（5）植入式除颤仪。

（二）注意事项

（1）监护仪离墙 5 cm 放置，以达到良好的散热效果。

（2）其他电子产品如手机、照相机等应与监护仪保持一定距离，避免干扰。

（3）将滤波模式调节到"监护"或"手术"模式。

（4）设置标准 Ⅱ 导联模式。

第三章 静脉治疗操作实践标准

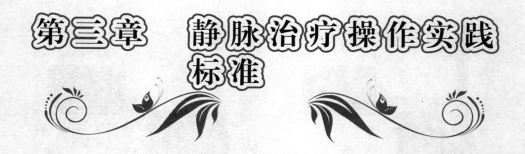

第一节　静脉治疗评估

随着人们健康意识、安全意识的不断加强，静脉治疗护理日益呈现专业化、精细化及多学科管理并重的局面，随之而来的风险也日益增加。2016年，美国INS公布的《输液治疗实践标准》突出了"血管保护"和"安全输注"的必要性，传统的"被动"静脉治疗已跟不上现今的医疗护理水平，"主动"静脉治疗随之孕育而生。主动静脉治疗是根据药物性质、可选择的血管通路器材、病情因素等，在患者入院或接诊后24～48小时内主动完成相应的医疗、护理评估，选择并留置合适的血管通路装置，并对患者进行教育和管理，使治疗不会因为血管通路问题而中断，达到一针完成整个治疗的目的。

一、操作人员资质评估

为减少风险，静脉治疗应是经过培训的专业人员（医护人员或者静脉输液护理队伍），尤其是中线导管、PICC、CVC、PORT等，应由具备相关穿刺资质的人员操作。

二、患者评估

（一）一般情况

在操作前应充分评估患者的年龄、病情、过敏史、心肺功能等，对于特殊输注途径,如中线导管、PICC、CVC、PORT 等,还应核对置管医嘱,查看化验报告单,如血常规、凝血功能、免疫十项、心电图,告知置管风险,确认已签署置管知情同意书、植入性医疗器械知情同意书等。

（二）病史

（1）手术史:了解穿刺侧手臂是否受过外伤及手术、是否进行过乳腺癌手术等。

（2）感染史:评估是否存在潜在感染风险,如发热、感染灶、HIV 等。

（3）既往用药及血管使用史:评估患者是否曾经使用过黏稠液体、腐蚀性、高渗性、刺激性药物化疗药、PN 等,以及使用药物的过程中是否出现外渗及静脉炎等血管受损情况。

（4）血栓相关因素:以下相关因素均会导致血栓的风险增加,可能导致穿刺及置管困难。

① 既往有深静脉血栓形成病史。

② 血液高凝状态,如癌症、糖尿病、肠激惹综合征、先天性心脏疾病或终末期肾衰竭。

③ 手术和外伤患者、危重患者。

④ 已知存在凝血异常基因。

⑤ 怀孕或者口服避孕药。

⑥ 低龄儿童和老年人。

⑦ 有多次置入中心血管通路装置的病史,特别是置入困难或者损伤性置入以及存在其他血管内置入装置(比如起搏器)。

（5）特殊置管:置入中线导管、PICC、CVC、PORT 等应注意以下因素。

① 患有上腔静脉压迫综合征的患者不宜进行上肢置管。

② 放疗部位不宜进行置管。

③ 有血栓史、血管手术史的静脉不应进行置管。

④ 接受乳房根治术或腋下淋巴结清扫的术侧肢体、锁骨下淋巴结肿大或有肿块侧、安装起搏器侧不宜进行同侧置管。

⑤ 心律失常者不可应用腔内心电图定位技术。

（三）诊断

（1）避免在做过腋窝淋巴结切除、淋巴水肿或动静脉瘘/人工血管一侧的上肢静脉进行穿刺,如乳腺癌患侧。

（2）肾功能不全:对可能需要血液透析的患者应保护静脉,避免使用从上肢穿刺的中线导管和 PICC,否则会导致中心静脉狭窄或栓塞,以及相应的静脉损耗,无法进行以后的瘘管建立。

(3)淋巴瘤:B 超判断上肢及颈部血管走行及血流情况,视触诊及 CT 等识别肿大淋巴结是否影响局部解剖结构改变。

(4)白血病:血三系降低、免疫力差,易引起感染、出血等并发症。

(5)大手术:应充分考虑治疗用药的复杂性、术中中心静脉压测定,如胰腺手术。

(6)消化道疾病:营养不良、血管管径细、充盈度差,如炎性肠病。

(四)依从性

护理人员应根据患者神志(清醒/昏迷/意识模糊/谵妄等)、肢体活动度、是否强迫体位、交流能力、认知水平及文化影响等与其进行沟通,评估其依从性,对患者和照顾者进行健康宣教,出现异常及时与医护人员联系。

(五)穿刺部位及血管

1. 合理选择穿刺部位

在选择外周静脉穿刺部位时,查看患者的皮肤状况,避开皮肤破损处、关节部位以及有疤痕、炎症、硬结等处的静脉,按照先远后近、左右交替的原则,选择粗直有弹性、无静脉弯曲及分叉的血管,避开静脉瓣及肌腱、神经走行的部位。除非特殊医嘱及病情需要,应避免在下肢静脉进行穿刺。

2. 特殊置管

(1)CVC 置管时,由于右侧锁骨下静脉、颈内静脉与上腔静脉间行径短且直,故首选右侧。

(2)中线导管、PICC 置管宜选择肘部或上臂静脉作为穿刺部位,避开肘窝、感染及有损伤的部位。首选右侧上肢,因为右侧置管较左侧血管路径短,对血流影响相对小。

(六)晕针

详见第五章第五节"晕针"中的内容。

三、治疗方案评估

(一)输液目的

评估静脉输液用药的目的,如危重患者的抢救、输入抗生素、化疗用药、肠外营养、大量补液等,选择合适的输液工具。

(二)静脉治疗疗程和治疗时间的长短

随着医疗技术的不断发展,输液工具越来越多样化,比如头皮钢针、静脉留置针、中长静脉导管、CVC、PICC、PORT 等,均以减轻患者痛苦为主而服务于临床。输液工具的选择应满足输液治疗需要、穿刺次数少、留置时间长、对病人损伤小、风险小,在满足治疗方案的前提下,选择管径最细、管腔数量最少、长度最短的导管。

(三)药物对静脉治疗速度的要求

通常静脉给药的速度对药物作用有相当大的影响,在正常情况下,静脉给药的速度是 $40\sim60$ d/min,儿童为 $20\sim40$ d/min,老人不应超过 40 d/min。但对于有些高渗性、高浓度的药物要求尽快静脉给药,才能尽快起到药物动力学和药效动力学代谢的效果,静脉给药的速度通常为 $60\sim100$ d/min。所以,应根据药物对速度的要求选择适宜的输液工具及附加装置。

(四)药物的性质

除了评估药理作用、理化性质、适应证、不良反应等,还应包括药物的渗透压、pH、腐蚀性等。血清 pH 为 $7.35\sim7.45$,血浆渗透压为 $280\sim320$ mOsm/L,当输注渗透压超过 600 mOsm/L 及 pH 小于 5 或者大于 9 的药液等,应选择中心静脉置管。

四、输液工具评估

详见第三章第二节"合理选择静脉输液工具及其附加装置"中的内容。

第二节　合理选择静脉输液工具及其附加装置

静脉输液治疗是临床上药物治疗的最常用手段之一,是临床护理不可缺少的重要环节。随着医学的发展,静脉输液工具不断更新。正确选择静脉输液工具,能降低输液相关并发症发生率,提高患者治疗的依从性;减少静脉穿刺的次数及减轻患者在治疗过程中所承受的痛苦,这对减少医疗纠纷及降低护理人员劳动强度有非常重要的意义。临床护士作为静脉输液治疗的直接实施者,在实际护理工作中应合理选择输液工具,为患者建立安全、有效的输液通道。

一、选择原则

（1）根据患者病情、治疗方案、血管条件以及现有输液工具资源，选择创伤性小、安全、适宜的静脉输液工具。

（2）在满足治疗方案的前提下，选择管腔最少、管径最细、长度最短的导管，减少导管对血管内壁的刺激及并发症的发生。

（3）输注刺激性药物、发泡剂、胃肠外营养、渗透压超过 600 mOsm/L 及 pH 小于 5 或大于 9 的药液等，应选择中心静脉导管。

（4）在紧急情况下或次优环境下置入的导管，应标识清楚，并在 24～48 小时内拔除，重新置管。

（5）高压注射泵注射造影剂宜采用耐高压类导管。

（6）外周静脉留置针留置时间不应超过 96 小时，中等长度导管推荐留置时间为 1～4 周，PICC 留置时间不宜超过 1 年，植入式输液港留置时间可达 5 年及以上。

（7）无论选择何种输液工具，都必须严格遵守其生产厂家的产品使用说明。

二、种类及适用范围

（一）外周静脉输液工具

（1）一次性静脉输液钢针适用于单剂量或小于 4 小时的非腐蚀性、非刺激性等渗药液。

（2）外周静脉导管包括短外周静脉导管、长外周静脉导管、中线导管。

① 短外周静脉导管（留置针）：适用于短期输液量较多、输入全血或血液制品及反复推注无刺激性的药物。

② 长外周静脉导管（8～10 cm）：适用范围同短外周静脉导管。

③ 中线导管（20～30 cm）：适用于预期治疗时间在 1～4 周的患者或者外周静脉穿刺困难的患者，可用于输注刺激性小、等渗或接近等渗的药物。

（二）中心静脉输液工具

（1）经外周静脉置入中心静脉导管（PICC）：适用于长期输液治疗，输注化疗药物、PN 等黏稠液体及腐蚀性、高渗性、刺激性药物患者以及早产儿或外周静脉穿刺困难者。

（2）中心静脉导管（CVC）：临床主要用于各类危重患者治疗与抢救、血流动力学监测等。

（3）输液港（PORT）：可用于所有类型的输液治疗给药。

三、附加装置的使用

静脉输液附加装置主要包括输液器、输液接头、流速控制装置、血液和液体加温设备等。应尽可能减少输液附加装置的使用。

（一）输液器

输液器主要包括普通输液器、精密过滤输液器、避光输液器、调速输液器、压力/重力输液器、非 PVC 输液器及输血器。应根据输入药物的性质正确选择不同功能的输液器。

（1）静脉输入化疗药、中药制剂及脂肪乳剂建议使用精密过滤输液器，以保证输液安全。

（2）输入药品说明书规定的需避光输注的药物时，应当使用避光输液器。

（3）非 PVC 输液器不含增塑剂、热稳定剂，对药物无吸附作用，适宜输入亲脂性药物、循环系统药物及抗肿瘤药物等。

（4）输入有配伍禁忌的不同药物时，每种药物输注结束需冲洗或更换输液器。

（5）输入血液和血液成分需使用规定的输血器。

（二）输液接头

与静脉导管配套使用的无针连接装置，包括无针输液接头、肝素帽、三通等，建立密闭无菌状态的输液通道，减少微粒污染和针刺伤的风险。无针输液接头按内部机制可分为分隔膜接头和机械阀接头；按其功能可分为正压接头、恒压接头和负压接头。另外还有新型抗菌涂层接头，如带有纳米银涂层的无针接头。

（1）应以螺口设计保证血管通路装置与输液接头紧密连接。

（2）外周静脉导管末端宜使用无针接头。

（3）宜选择结构简单、外观透明的无针接头连接导管。

（4）CRBSI 高危患者可使用新型抗菌涂层接头。

（5）应根据输液接头功能类型决定冲管、夹闭以及断开注射器的顺序如下：

① 负压接头：冲管、夹闭、断开。

② 正压接头：冲管、断开、夹闭。

③ 平衡压接头或抗反流接头：无需遵循特定顺序。

（6）需要快速输液时，不宜使用无针接头，因其可以降低输注速度（包括晶体液及红细胞悬液等）。

（7）为降低感染风险，应减少使用三通接头。可用带无针输液接头的多通路连接管，代替三通接头。

注意事项：

（1）每一次使用无针接头前，选择合适的消毒剂（如75％乙醇、浓度＞0.5％的葡萄糖酸氯己定乙醇溶液），用力反复多方位擦拭消毒。

（2）外周静脉留置针附加的肝素帽或无针接头宜随静脉留置针一同更换，中心静脉导管应至少每7天更换无针接头，出现以下情况，需及时更换无针接头：

① 任何原因下的无针接头被移除或完整性受损。

② 从导管里抽取血液培养样本。

③ 无针接头中有血液或者残留物。

④ 无针接头被污染。

（3）三通接头应与输液装置一起更换。

（三）流速控制装置

流速控制装置可匀速、精确地控制输注速度和量，并能对输液过程中出现的异常情况进行报警。流速控制装置包括容量控制输液泵、针筒微量注射泵、患者自控镇痛泵、麻醉泵、便携式输注泵、滴速控制输液泵以及高压注射泵等。使用流速控制装置有助于提高单位时间内给药剂量的准确性，提高用药安全。使用时需注意以下几个方面：

（1）根据治疗类型、速度控制要求、患者行动能力、自我管理能力等选择合适的流速控制装置。

（2）输入发泡剂及刺激性药物时，应选择低压流速控制设备。

（3）使用流速控制装置输液时，应妥善固定并标识清楚，确保安全。

（4）电子输液装置出现报警时应及时处理故障。定期对电子流速控制装置进行检查、清洁、检测和维护，以确保其性能的准确性。

（四）血液和液体加温设备

血液和液体加温设备的使用可以避免在环境温度较低及围手术期输液时，人体输入室温下的液体或血液发生寒战、胃肠不适等不良反应，缓解穿刺局部的疼痛，有效预防静脉炎的发生。血液和液体加温设备必须使用专门的设备，配备报警系统，包括可听到的警报和可视温度计。

1. 适应证

根据患者的病史、病情和治疗方案选择使用血液和液体加温设备，当成人输血速度＞50 mL/(kg·h)、小儿输血速度＞15 mL/(kg·h)、婴儿输液、血浆置换分离期间以及在临床上有明显冷凝反应的患者输液时,建议使用。

2. 注意事项

(1) 使用前详细了解和阅读使用说明书,不得设置超过说明书规定的温度,加热药液前需查阅药品说明书,不可加热的药液不可使用。

(2) 使用专用血液加温设备时,注意观察血液的颜色和温度,避免溶血。

(3) 血液和液体加温设备定期清洁和维护。

第三节　输液操作规程及评分标准

一、静脉输液操作规程及评分标准

项目	操作规程	分值	评分标准
操作准备 10 分	护士准备:衣帽整洁,修剪指甲	2	① 衣帽不整洁扣1分; ② 指甲长扣1分
	物品准备:治疗车、治疗盘、0.5%碘伏、无菌棉签、弯盘、液体及药物(按医嘱准备)、手表、注射器、止血带(2根)、输液贴、小垫枕、治疗巾、砂轮、输液器(或留置针、无针输液接头、透明敷贴、预充式导管、医用乙醇棉片)、PDA、药物标签码 其他:输液架,必要时备小夹板、输液泵,特殊药物需备警示标识,必要时备开瓶器及瓶套	8	① 缺一项扣0.5分,扣完为止; ② 针头、型号不符合治疗需求扣2分

项目	操作规程	分值	评分标准
评估 10 分	1. 患者评估： ① 年龄、病情、意识状态、营养状况、治疗方案、过敏史、用药史；	2	一项未评估扣 0.5 分，扣完为止
	② 穿刺部位皮肤、血管情况，肢体活动度，心肺功能，自理能力；	4	一项未评估扣 1 分，扣完为止
	③ 心理状态及合作程度，是否排尿、排便	2	① 未评估心理状态、合作程度扣 1 分； ② 未评估排尿、排便情况扣 1 分
	2. 环境评估：整洁、安静、安全舒适、光线明亮	2	一项未评估扣 0.5 分
操作 程序 70 分	1. 洗手，戴口罩	2	① 未洗手扣 1 分； ② 未戴口罩扣 1 分
	2. 配制药液： ① 核对药物标签码与 PDA 显示医嘱一致，准备药物；	3	① 未核对医嘱扣 1 分； ② 未准备物品扣 2 分
	② 检查药物的质量、有效期；	2	① 未检查物品扣 1 分； ② 未检查药品扣 2 分
	③ 按医嘱加入药物，将药物标签码倒贴于输液瓶上，PDA 扫描配液核对完成；	3	① 未严格无菌操作扣 1 分； ② 未将医嘱标签码贴倒贴在输液瓶上扣 1 分； ③ 加药后未扫码扣 1 分
	④ 插入输液器；	1	未规范插入输液器扣 1 分
	⑤整理用物，洗手	1	① 未整理扣 0.5 分； ② 未洗手扣 0.5 分
	3.核对患者： ① 携用物至患者床旁；	1	未携用物至床边扣 1 分
	② 确认患者身份：反问-回应-核对-确认，并使用 PDA 扫描腕带、标签码及核对所输药物的药名、浓度、剂量、给药时间和给药方法；	4	① 未使用 PDA 核对患者扣 2 分； ② 未使用 PDA 核对标签码及药物扣 2 分
	③ 协助取舒适体位	1	未协助取舒适体位扣 1 分

续表

项目	操作规程	分值	评分标准
操作程序 70分	4. 排气：挂输液瓶（袋）于输液架上，连接一次性头皮钢针（一体式则不需要）或留置针接输液接头，排尽管道内的空气，关闭调节器，正确放置输液管	5	① 未一次性排气成功扣2分； ② 浪费药液扣1分； ③ 连接一次性头皮钢针或留置针及输液接头不正确扣1分； ④ 输液管放置不当扣1分
	5. 选择血管及消毒： ① 选择血管方法正确，兼顾患者意愿；	2	① 静脉选择不当扣1分； ② 未询问患者意愿扣1分
	② 将小垫枕放于穿刺肢体下，上铺治疗巾；	1	① 未垫小垫枕扣0.5分； ② 未铺治疗巾扣0.5分
	③ 距穿刺点上6～8 cm（留置针穿刺为10 cm）处扎止血带，选择穿刺血管，松开止血带，用消毒液以穿刺点为中心环形消毒皮肤2遍（2遍消毒方向相反），直径大于5 cm（留置针大于8 cm），自然待干；	2	① 扎止血带位置、力度不正确扣1分； ② 消毒不规范扣1分
	④ 准备输液敷贴	1	未准备输液敷贴扣1分
	6. 静脉穿刺： ① 留置针穿刺（成人）。		
	a. 再次查对；	1	未再次核对扣1分
	b. 再次扎止血带，排气；	1	未再次排气扣1分
	c. 取下针套，检查穿刺针，旋转松动外套管；	1	未检查穿刺针，未旋转松动外套管扣1分
	d. 嘱患者握拳，左手绷紧皮肤，右手持针柄，针头斜面朝上与皮肤成15°～30°角进针，见回血后降低角度再平行进针少许；	4	① 未嘱患者握拳扣1分； ② 未绷紧皮肤扣1分； ③ 进针角度不正确扣1分； ④ 见回血后未降低角度再平行进针少许扣1分
	e. 固定针芯，送外套管入静脉，撤针芯，一手固定针翼，一手迅速抽出针芯，置于锐器盒中；	2	① 未固定针芯，未送外套管入静脉扣1分； ② 撤针芯方法错误扣1分
	f. 松止血带，嘱患者松拳，打开调节器；	3	① 未松开止血带扣1分； ② 未嘱患者松拳扣1分； ③ 未打开调节器扣1分

项目	操作规程	分值	评分标准
操作程序 70 分	g. 观察滴速及穿刺点局部情况,询问患者有无不适	3	① 未观察滴速扣1分; ② 未观察穿刺点局部情况扣1分; ③ 未询问患者主诉扣1分; ④ 穿刺失败扣5分,扣完为止
	② 留置针穿刺(小儿)。		
	a. 再次查对;	1	未再次核对扣1分
	b. 再次排气;	1	未再次排气扣1分
	c. 取下针套,检查穿刺针,旋转松动外套管,如选择 Y 形留置针,与抽吸好 0.9%氯化钠注射液的注射器(或预冲式导管冲洗器)连接并排气;安慰鼓励患儿;	2	① 未检查穿刺针/旋转松动外套管扣1分; ② 未安慰鼓励患儿扣1分;
	d. 绷紧皮肤以 15°～30°角进针,见回血后降低角度再平行进针少许;	3	① 未绷紧皮肤扣1分; ② 进针角度不正确扣1分; ③ 见回血后未降低角度再平行进针少许扣1分
	e. 固定针芯,送外套管入静脉,撤针芯,一手固定针翼,一手迅速抽出针芯,置于锐器盒中;	2	① 未固定针芯,未送外套管入静脉扣1分; ② 撤针芯方法错误扣1分
	f. 松止血带,打开调节器;	2	① 未松开止血带扣1分; ② 未打开调节器扣1分
	g. 观察滴速、穿刺点局部情况及全身反应	4	① 未观察滴速扣1分; ② 未观察穿刺点局部情况扣1分; ③ 未询问患者主诉扣1分; ④ 穿刺失败扣5分,扣完为止
	③ 一次性钢针穿刺。		
	a. 再次查对;	1	未再次核对扣1分
	b. 再次排气;	1	未再次排气扣1分
	c. 嘱患者握拳,左手绷紧皮肤,右手持针柄,针头斜面朝上与皮肤成 15°～30°角进针;	3	① 未嘱患者握拳扣1分; ② 未绷紧皮肤扣1分; ③ 进针角度不正确扣1分
	d. 见回血后降低角度再平行进针少许;	1	见回血后未降低角度再平行进针少许扣1分

续表

项目	操作规程	分值	评分标准
操作程序 70分	e. 松开止血带,嘱患者松拳,打开调节器;	3	① 未松开止血带扣1分; ② 未嘱患者松拳扣1分; ③ 未打开调节器扣1分
	f. 观察滴速及穿刺点局部情况,询问患者有无不适	6	① 未观察滴速扣1分; ② 未观察穿刺点局部情况扣1分; ③ 未询问患者主诉扣1分; ④ 穿刺失败扣5分,扣完为止
	7. 固定: ① 一次性钢针:以输液敷贴固定针柄,固定针眼部位,最后将针头附近的输液管环绕后固定,必要时用夹板固定关节。	2	① 固定不牢扣1分 ② 固定不美观扣1分(针体勿外露,针眼需盖布敷料胶布)
	② 留置针。 a. 透明敷贴无张力密闭固定留置针;	0.5	透明敷贴固定手法不对扣0.5分
	b. 根据病情、年龄、药物性质调节滴速,妥善固定接头部位,U形固定延长管;	0.5	未妥善固定扣0.5分
	c. 标识胶带上注明穿刺日期、时间、穿刺者姓名,贴于留置针贴膜的末端部位;	0.5	未标注日期、时间、穿刺者姓名等扣0.5分
	d. 根据需要可使用辅助固定(注意暴露穿刺点半径大于2 cm范围,胶带或自粘绷带避免对毛细血管造成压力)	0.5	未按照需要使用辅助固定扣0.5分
	8. 调节滴速:根据病情、年龄、药物性质调节滴速	2	未调节滴速扣2分
	9. 操作后核对:再次核对患者姓名、出生年月日及所输药物信息	2	① 未核对患者身份扣1分; ② 未核对药物扣1分
	10. 操作后处理: ① 撤去治疗巾,取出止血带和小垫枕;	1	① 未撤去治疗巾和小垫枕扣0.5分; ② 未取出止血带扣0.5分

项目	操作规程	分值	评分标准
操作程序70分	② 协助患者取舒适体位,整理床单位;	2	① 未整理床单位扣1分; ② 未协助患者取舒适体位扣1分
	③ 交代注意事项;	2	未交代注意事项扣2分
	④ 用物分类处理,洗手,记录	3	① 未进行用物分类处理扣1分; ② 未洗手扣1分; ③ 未记录扣1分
	11. 输液中巡视: ① 输液过程中定时巡视患者,做到"四看",观察有无输液反应;	2	未定时巡视输液情况扣2分
	② 特殊患者及特殊用药者做好巡视记录	2	特殊患者及特殊用药者未做好巡视记录扣2分
	12. 输液完毕后处理: ① 一次性钢针。 a. PDA扫描患者腕带,药物标签码核对,确认全部液体输入完毕;	1	未使用PDA核对扣1分
	b. 关闭调节器,以无菌棉签或输液敷贴轻按穿刺点上方,快速拔出穿刺针,按压局部3~5分钟至不出血	3	① 拔针前未关闭输液器扣1分; ② 拔针后按压部位出现皮下血肿、淤青扣2分
	② 留置针。 a. PDA扫描患者腕带,药物标签码核对,确认全部液体输入完毕;	1	未使用PDA核对扣1分
	b. 分离输液器及接头,常规消毒接头,用注射器抽取3~5 mL 0.9%氯化钠注射液脉冲式正压封管	3	① 拔针前未关闭输液器扣1分; ② 未消毒接头扣1分; ③ 脉冲式正压封管手法错误扣1分
	13. 整理床单位,协助患者取舒适体位	2	① 未整理床单位扣1分; ② 未协助患者取舒适体位扣1分
	14. 整理用物,洗手,记录	2	① 未整理用物扣1分; ② 未洗手、记录扣1分

续表

项目	操作规程	分值	评分标准
提问 10 分	目的： ① 补充水分及电解质,预防和纠正水、电解质及酸碱平衡紊乱; ② 增加循环血量,改善微循环,维持血压及微循环灌注量; ③ 供给营养物质,促进组织修复,增加体重,维持正氮平衡; ④ 输入药物,治疗疾病	4	① 不会回答扣 4 分; ② 回答不全面扣 2 分; ③ 回答较全面扣 1 分
	注意事项： ① 对需要长期静脉输液的患者,要注意保护和有计划地合理使用静脉,一般从远端小静脉开始; ② 及时更换输液瓶,输液完毕后及时拔针,防止空气进入血管形成气栓; ③ 根据患者年龄、病情、药物性质调节滴速; ④ 注意观察病情和药物反应,一旦发生输液反应及时处理; ⑤ 根据病情需要安排输液顺序,注意配伍禁忌; ⑥ 输入刺激性或特殊药物时,应先确认针头已刺入静脉内、液体滴入通畅、患者无不适后,再输入药物; ⑦ 连续输液 24 小时应更换输液器一次; ⑧ 严格执行无菌操作和查对制度,杜绝差错事故发生	6	① 不会回答扣 6 分; ② 回答不全面扣 3 分; ③ 回答较全面扣 1 分
总分		100	
整体评价	1. 操作规范、熟练,体现人文关怀		不扣分
	2. 操作规范、欠熟练,人文关怀欠缺		扣 2～5 分
	3. 操作不规范、不熟练,未体现人文关怀		扣 5～10 分
得分			

二、超声引导联合 MST 经外周静脉置入中线导管操作规程及评分标准

项目	操作规程	分值	评分标准
	1. 护士准备:衣帽整洁,修剪指甲,洗手,戴口罩、圆帽	3	一项未做到扣 1 分,扣完为止
	2. 患者评估:评估患者病情、血常规及出凝血时间;局部静脉与皮肤情况;手术史;心肺功能;自理能力及合作程度;是否排尿或排便;是否有医嘱及签署置管知情同意书	8	① 未评估扣 5 分;② 评估每缺一项扣 1 分;③ 未签署置管知情同意书扣 2 分
操作准备 25 分	3. 物品准备: ① 中线导管穿刺套件; ② PICC 穿刺敷料包:无菌手术衣 1 件、无菌大单 1 件、止血带 1 根、换药碗 2 个、卵圆钳 1 把、弯盘 1 个、大棉签 7 根、纱布 6 块、小纱布 2 块、无菌治疗巾 3 块、孔巾 1 块、剪刀 1 把、B 超机 1 台、耦合剂 1 瓶、纸巾 1 包; ③ 其他物品:皮肤消毒液(2%葡萄糖酸氯己定乙醇溶液、或 2%碘酊＋75%乙醇、或 0.5%碘伏＋75%乙醇)、正压输液接头 1 个、20 mL 注射器 2 副、无菌手套 2 副、免冲洗手消毒剂、清洁治疗巾 1 块、0.9%氯化钠注射液 250 mL、输液器 1 副、穿刺记录单、一次性口罩、一次性帽子、无菌胶布、皮尺、止血带、记号笔; ④ 视需要准备:2%利多卡因、1 mL 注射器、10 U/mL的肝素盐水、弹力或自粘绷带; ⑤ 生活垃圾桶、医用垃圾桶、锐器盒	12	少一项扣 0.5 分
	4. 环境准备:清洁无尘,光线良好,注意保护患者隐私,温度适宜,冬天注意保暖	2	一项不符合要求扣 1 分

续表

项目	操作规程	分值	评分标准
操作程序 60 分	1. 核对患者信息,至少使用两种身份识别方法	2	未核对扣2分
	2. 解释操作目的、方法,告知患者穿刺过程中配合的注意事项,将清洁治疗巾垫于穿刺手臂下,患者戴口罩、帽子	2	一项未做到扣1分
	3. 用超声仪器选择合适的置管静脉:在超声探头上涂抹耦合剂,将超声探头垂直于上臂血管放置,血管成像清晰,选好血管后用记号笔在皮肤上做好标记	3	① 静脉选择不当扣2分; ② 未标记扣1分
	4. 测量定位: ① 患者去枕平卧,穿刺侧上肢外展与躯干成90°; ② 分别于肘窝上10 cm处测量双侧上臂围并记录	2	一项不符合要求扣1分
	5. 皮肤消毒: ① 洗手,打开PICC穿刺包,戴无菌手套; ② 以预穿刺点为中心消毒皮肤,直径≥20 cm,用2%葡萄糖酸氯己定乙醇溶液消毒3遍(或用2%碘酊＋75%乙醇分别消毒3遍,或用75%乙醇＋0.5%碘伏分别消毒3遍),每次消毒方向需与上次相反,待干	3	消毒不符合要求扣3分
	6. 建立无菌区: ① 取无菌治疗巾铺于穿刺肢体下,放置无菌止血带; ② 摘去手套,免冲洗手消毒剂消毒手,穿无菌手术衣,更换无粉无菌手套(若为有粉手套,以0.9%氯化钠注射液冲洗手套上的滑石粉,指尖向上自然待干); ③ 用无菌大单覆盖患者,铺治疗巾及孔巾,保证无菌屏障最大化; ④ 将中线导管穿刺套件及所需无菌用物置于无菌区域	6	① 未实行最大无菌化屏障扣3分; ② 其余一项未做到扣1分,扣完为止
	7. 在助手协助下取20 mL注射器抽吸0.9%氯化钠注射液,以1 mL注射器抽吸0.5 mL利多卡因	2	物品污染、利多卡因抽吸不正确各扣0.5分

续表

项目	操作规程	分值	评分标准
操作程序 60分	8. 检查并预冲导管：检查导管的完整性并用0.9％氯化钠注射液预冲及浸润导管、MST套件、输液接头	2	一项未做到扣1分
	9. 助手在超声探头上涂抹耦合剂，并协助罩上保护套（将探头和导线套入保护套内，保护套四周不要触碰探头上的耦合剂），无菌皮筋固定保护套，预穿刺点皮肤上涂抹一层无菌耦合剂	2	一项未做到扣1分
	10. 穿刺： ① 选择与血管深度符合的导针架紧密安装到探头上； ② 扎止血带； ③ 将穿刺针放入导针架，针尖斜面朝向探头，确保穿刺针针尖在导针架内，将探头垂直于预穿刺血管上，使屏幕的圆点标记在预穿刺血管中心； ④ 边看超声仪屏幕，边缓慢穿刺，观察针鞘中的回血； ⑤ 见回血后握住穿刺针，使针与导针架分离； ⑥ 降低穿刺针角度，将导丝沿穿刺针送入血管10～15 cm，松止血带； ⑦ 将穿刺针缓慢回撤，只留下导丝在血管中； ⑧ 在穿刺点旁局麻，从穿刺点沿导丝向上扩皮（勿切割导丝）； ⑨ 将扩张器及导入鞘沿导丝缓慢送入血管，并在下方垫无菌纱布； ⑩ 按压穿刺点及导入鞘前方，将导丝及扩张器一同撤出	10	一项未做到或不正确扣1分
	11. 置入导管：固定好导入鞘，将导管沿导入鞘缓慢、匀速送入，导管到达预定长度后，抽回血，脉冲式推注20 mL 0.9％氯化钠注射液	3	一项不符合要求扣1分
	12. 拔出导入鞘：送管至预定长度后，撤出并远离穿刺点撕裂导入鞘	2	一项不符合要求扣1分
	13. 助手用超声仪检查颈内静脉，初步判断导管是否移位	2	未做到扣2分

续表

项目	操作规程	分值	评分标准
操作程序 60分	14. 撤出支撑导丝:将导管与导丝的金属柄分离,一手固定导管,一手平行缓慢撤出导丝	2	一项未做到扣1分
	15. 抽回血和冲封管:抽回血确认穿刺成功,然后用20 mL 0.9%氯化钠注射液脉冲式冲管,导管末端连接正压输液接头	3	一项未做到扣1分
	16. 固定导管: ① 用生理盐水纱布清洁穿刺点周围皮肤,移去孔巾; ② 在穿刺点上放置小方块纱布或止血敷料,将体外导管呈弧形放置,用胶带1固定圆盘; ③ 10 cm×12 cm无菌透明敷贴无张力粘贴,穿刺点居中位置; ④ 指示胶带固定透明敷贴下缘,注明穿刺日期、时间及操作者; ⑤ 胶带2蝶形交叉固定连接管,胶带3横向固定在胶带2之上,必要时弹力绷带包扎	5	一项不规范扣1分
	17. 协助患者取舒适卧位,整理床单位,交代注意事项	2	一项未做到扣1分
	18. 整理用物,垃圾分类处理,脱手套,脱手术衣,洗手	4	一项未做到扣1分
	19. 执行单上签名及填写执行时间,导管条形码粘贴于知情同意书上,书写护理记录及置管维护记录	3	一项不符合要求扣1分
评价 15分	1. 操作熟练、动作轻稳、程序流畅、穿刺准确,导管尖端位置正确	5	一项不符合要求扣1分
	2. 有效沟通,体现爱伤观念	5	一项不符合要求扣2分
	3. 严格遵守无菌操作原则	5	不符合要求扣3~5分

三、前端开口修剪式 PICC 置管操作规程及评分标准

项目	操作规程	分值	评分标准
	1. 护士准备：衣帽整洁，修剪指甲，洗手，戴口罩、圆帽	2	① 衣帽不整洁扣 0.5 分； ② 指甲长扣 0.5 分； ③ 未洗手，未戴口罩、圆帽扣 1 分
操作准备 10 分	2. 物品准备： ① PICC 穿刺套件：PICC 导管、连接器、导管固定器、皮肤保护剂、肝素帽或正压接头； ② PICC 穿刺包：无菌手术衣 1 件、无菌大单 1 件、止血带、换药碗 2 个、卵圆钳 1 把、弯盘 1 个、大棉签 8 根、大无菌纱布 6 块、小无菌纱布 2 块、无菌治疗巾 4 块、孔巾 1 块、剪刀 1 把； ③ 其他物品：治疗车、皮肤消毒液（2% 葡萄糖酸氯己定乙醇溶液、或 2% 碘酊＋75% 乙醇、或 0.5% 碘伏＋75% 乙醇）、棉签、20 mL 注射器 2 副、无菌手套 2 副、10 cm×12 cm 无菌透明敷贴 1 张、清洁治疗巾 1 块、0.9% 氯化钠注射液 250 mL、穿刺记录单、一次性口罩、一次性帽子、抗过敏无菌胶布、皮尺、止血带、PDA； ④视需要准备：2% 利多卡因、1 mL 注射器、10 U/mL 的肝素盐水、弹力绷带或自粘绷带	8	缺一项扣 1 分，扣完为止

项目	操作规程	分值	评分标准
评估 10 分	1. 患者评估： ① 病情、治疗方案、血常规、凝血功能、免疫十项、心电图；	2	① 未评估病情、治疗方案扣1分； ② 未评估血液检查结果及心电图扣1分
	② 局部静脉与皮肤情况；	2	① 未评估局部静脉扣1分； ② 未评估皮肤情况扣1分
	③ 心肺功能、自理能力及合作程度；	1	一项未评估扣1分，扣完为止
	④ 是否排尿或排便；	1	未评估是否排尿或排便扣1分
	⑤ 是否签署置管知情同意书、有创操作核查表是否打印	2	① 未评估是否签署置管知情同意书扣1分； ② 有创操作核查表未打印扣1分
	2. 环境评估：清洁无尘，光线充足，温度适宜，利于保护患者隐私	2	① 环境不清洁扣0.5分； ② 光线不充足扣0.5分； ③ 温度不适宜扣0.5分； ④ 未保护患者隐私扣0.5分
操作程序 70 分	1. 根据PDA显示医嘱，准备用物，检查物品的名称、质量、有效期等，携用物至患者床旁，确认患者身份：反问-回应-核对-确认，并使用PDA扫描患者腕带。	2	① 未核对医嘱扣0.5分； ② 未检查物品扣0.5分； ③ 未确认身份扣1分
	2. 解释操作目的、方法，告知患者穿刺过程中配合的注意事项，将清洁治疗巾垫于穿刺手臂下，患者戴口罩、帽子	2	① 未解释操作目的、方法扣0.5分； ② 未告知患者穿刺过程中配合的注意事项扣0.5分； ③ 未将清洁治疗巾垫于患者穿刺手臂下扣0.5分； ④ 患者未戴口罩、帽子扣0.5分
	3. 选择合适的静脉（首选贵要静脉，次选肘正中静脉或头静脉），在穿刺部位上10cm处扎止血带	3	① 静脉选择不当扣2分； ② 扎止血带位置不当扣1分
	4. 确定最佳穿刺静脉，松开止血带	2	① 未确定最佳穿刺静脉扣1分； ② 未松开止血带扣1分

项目	操作规程	分值	评分标准
操作程序 70 分	5. 测量定位： ① 患者平卧位，穿刺侧上肢外展与躯干成 90°；	1	① 未摆合适体位扣 0.5 分； ② 未将穿刺侧上肢外展与躯干成 90° 扣 0.5 分
	② 测量置管长度：从预穿刺点沿静脉走向至右胸锁关节，向下至第 3 肋间的长度，即为预置达上腔静脉的长度；	2	测量置管长度方法不正确扣 2 分
	③ 测量臂围：分别于肘窝上 10 cm 处测量双侧上臂围；	1	测量臂围方法不正确扣 1 分
	④ 记录测量的数值	1	未记录测量的数值扣 1 分
	6. 皮肤消毒： ① 洗手，打开 PICC 穿刺包，戴无菌手套；	2	① 未洗手打开 PICC 穿刺包扣 1 分； ② 未戴无菌手套扣 1 分
	② 以预穿刺点为中心消毒全臂皮肤，用 2% 葡萄糖酸氯己定乙醇溶液消毒 3 遍（或用 75% 乙醇＋2% 碘酊分别消毒 3 遍，或用 75% 乙醇＋0.5% 碘伏分别消毒 3 遍），每次消毒方向需与上次相反，待干，将一块治疗巾铺于穿刺肢体下，放置无菌止血带	6	① 选取消毒液不正确扣 1 分； ② 消毒范围不正确扣 2 分； ③ 消毒顺序不正确扣 2 分； ④ 未待干扣 1 分
	7. 建立无菌区： ① 摘去手套，免冲洗手消毒剂消毒手，穿无菌手术衣，更换无粉无菌手套（若为有粉手套，以 0.9% 氯化钠注射液冲洗手套上的滑石粉，指尖向上自然待干）； ② 用无菌大单覆盖患者，铺治疗巾及孔巾，保证无菌屏障最大化； ③ 将 PICC 穿刺套件及所需无菌用物置于无菌区域	5	① 未摘去手套、用免冲洗手消毒剂消毒手扣 0.5 分； ② 未穿无菌手术衣扣 0.5 分； ③ 未更换无粉手套或未冲洗手套（有粉手套）扣 1 分； ④ 未实行无菌屏障最大化扣 2 分； ⑤ 未将 PICC 穿刺套件及所需无菌用物置于无菌区域扣 1 分
	8. 在助手协助下，用 20 mL 注射器抽吸 0.9% 氯化钠注射液，根据需要用 1 mL 注射器抽吸 2% 利多卡因 0.5 mL，20 mL 注射器抽取肝素盐水，备用	2	① 抽吸方法不正确扣 1 分； ② 造成污染扣 1 分

续表

项目	操作规程	分值	评分标准
操作程序 70 分	9. 预冲、切割导管： ① 用 0.9% 氯化钠注射液预冲导管，润滑导丝； ② 撤出导丝至预切割刻度后 1 cm 处； ③ 剥开导管的保护套至预切割刻度，用切割器剪切导管（剪切导管时不可剪切到导丝，切割器应与导管垂直）	4	① 未预冲导管扣 0.5 分； ② 未润滑导丝扣 0.5 分； ③ 撤出导丝未至预切割刻度 1 cm 处扣 1 分； ④ 用切割器剪切导管不正确扣 2 分
	10. 根据需要，以利多卡因局部麻醉穿刺点	1	根据需要，未以利多卡因局部麻醉扣 1 分
	11. 扎止血带，嘱患者握拳，使静脉充盈	1	① 未扎止血带扣 0.5 分； ② 未嘱患者握拳，静脉不充盈扣 0.5 分
	12. 取出导管穿刺针，松动针芯，一手固定皮肤，另一手以 15°~30° 角进行静脉穿刺，见回血，降低穿刺针角度，推进 1~2 mm，固定针芯，推进插管鞘，松止血带，左手拇指固定插管鞘，食指或中指按压插管鞘末端静脉，右手按针尖保护按钮，确认穿刺针芯回缩至保护套内	6	① 取出导管穿刺针未松动针芯扣 1 分； ② 穿刺手法不正确扣 1 分； ③ 见回血未降低穿刺针角度后推进 1~2 mm 扣 0.5 分； ④ 未松止血带，固定针芯扣 0.5 分； ⑤ 推进插管鞘固定不正确扣 2 分； ⑥ 未确认穿刺针芯回缩至保护套内扣 1 分
	13. 松开左手中指，固定插管鞘，边匀速送导管边撕开导管保护套，置入导管至腋静脉（约 15 cm）时，嘱患者转头至下颌靠近穿刺侧肩膀，导管顺利通过后，头颈恢复原位	4	① 未松开左手中指，固定插管鞘扣 0.5 分； ② 未匀速送导管边撕开导管保护套扣 1 分； ③ 置入导管未达腋静脉扣 1 分； ④ 未嘱患者下颌靠近穿刺侧肩膀扣 1 分； ⑤ 导管顺利通过后头颈未恢复原位扣 0.5 分

项目	操作规程	分值	评分标准
	14. 将剩余导管置入静脉至 0 刻度时,按压插管鞘上端静脉,退出插管鞘,使其远离穿刺部位	2	① 未将剩余导管置入静脉至 0 刻度扣 1 分; ② 未按压插管鞘上端静脉扣 0.5 分; ③ 退出插管鞘未使其远离穿刺部位扣 0.5 分
	15. 撕开插管鞘并从导管上撤下	2	未做到扣 2 分
	16. 抽回血,再次确认穿刺成功	2	未抽回血,未再次确认穿刺成功扣 2 分
	17. 一手固定导管圆盘,另一手平直回撤导丝	2	① 未固定导管圆盘扣 1 分; ② 另一手未平直回撤导丝扣 1 分
	18. 导管末端接输液接头,20 mL 0.9%氯化钠注射液脉冲式冲洗导管并正压封管(必要时肝素盐水正压封管)	2	① 导管末端未接输液接头扣 1 分; ② 未正压封管扣 1 分
操作程序 70 分	19. 固定导管: ① 移去孔巾,用生理盐水纱布清洁穿刺点周围皮肤,将体外导管呈 U 形放置,用胶带 1 固定圆盘; ② 在穿刺点上放置 2 cm×2 cm 小方块纱布或藻酸盐敷料; ③ 用 10 cm×12 cm 无菌透明敷贴无张力粘贴; ④ 胶带 2 蝶形交叉固定连接管,胶带 3 横向固定在胶带 2 之上; ⑤ 用已注明穿刺日期、时间及操作者的指示胶带固定透明敷贴下缘,必要时弹力绷带包扎	5	一项不规范扣 1 分,扣完为止
	20. 协助患者取舒适卧位,整理床单位,向患者交代带管注意事项。整理用物,垃圾分类处理,脱手套,脱手术衣,洗手	4	① 未协助病人取舒适卧位扣 0.5 分; ② 未整理床单位扣 0.5 分; ③ 未交代注意事项扣 2 分; ④ 未整理用物扣 0.5 分; ⑤ 未洗手扣 0.5 分

项目	操作规程	分值	评分标准
操作程序 70分	21. 协助患者行 X 线检查,确认导管在预置位置后即可按需要进行输液	2	未行检查扣 2 分
	22. 在执行单上签名及填写执行时间,将导管条形码粘贴于知情同意书上,书写护理记录及置管维护记录	4	① 未签名和填写执行时间扣 1 分; ② 未贴条形码扣 1 分; ③ 未书写护理记录扣 1 分; ④ 未书写置管维护记录扣 1 分
提问 10分	1. 目的: ① 提供中长期静脉输液通道; ② 减少反复静脉穿刺带来的痛苦; ③ 保护病人外周血管	4	① 不会回答扣 4 分; ② 回答不全面扣 2 分; ③ 回答较全面扣 1 分
	2. 注意事项: ① 严格遵循无菌技术操作规程; ② 测量长度要准确,因导管进入右心房可引起心律失常; ③ 如遇送管困难,表明静脉有阻塞或导管位置有误,不可强行送管; ④ 应轻柔抽去导丝,以免破坏导管及导丝的完整; ⑤ 禁用小于 10 mL 的注射器冲封管,以免损坏导管; ⑥ 禁止在导管上贴胶布,以免损坏导管强度和完整性; ⑦ 导管露出体外部分应全部固定于透明敷料下	6	① 不会回答扣 6 分; ② 回答不全面扣 3 分; ③ 回答较全面扣 1 分
总分		100	
整体评价	1. 操作规范、熟练,体现人文关怀		不扣分
	2. 操作规范、欠熟练,人文关怀欠缺		扣 2～5 分
	3. 操作不规范、不熟练,未体现人文关怀		扣 5～10 分
得分			

四、三向瓣膜式 PICC 置管操作规程及评分标准

项目	操作规程	分值	评分标准
	1. 护士准备：衣帽整洁，修剪指甲，洗手，戴口罩、圆帽	2	① 衣帽不整洁扣 0.5 分； ② 指甲长扣 0.5 分 ③ 未洗手扣 0.5 分； ④ 未戴口罩、圆帽扣 0.5 分
操作准备 10 分	2. 物品准备： ① PICC 穿刺套件：PICC 导管、连接器、导管固定器、皮肤保护剂、肝素帽或正压接头； ② PICC 穿刺包：无菌手术衣 1 件、无菌大单 1 件、止血带、换药碗 2 个、卵圆钳 1 把、弯盘 1 个、大棉签 8 根、大无菌纱布 6 块、小无菌纱布 2 块、无菌治疗巾 4 块、孔巾 1 块、剪刀 1 把； ③ 其他物品：治疗车、皮肤消毒液（2% 葡萄糖酸氯己定乙醇溶液，或 2% 碘酊 ＋75% 乙醇，或 0.5% 碘伏 ＋75% 乙醇）、棉签、20 mL 注射器 2 副、无菌手套 2 副、10 cm×12 cm 无菌透明敷贴 1 张、清洁治疗巾 1 块、0.9% 氯化钠注射液 250 mL、穿刺记录单、一次性口罩、一次性帽子、抗过敏无菌胶布、皮尺、止血带、PDA； ④ 视需要准备：2% 利多卡因、1 mL 注射器、10 U/mL 的肝素盐水、弹力绷带或自粘绷带	8	缺一项扣 0.5 分，扣完为止

续表

项目	操作规程	分值	评分标准
评估10分	1. 患者评估： ① 病情、治疗方案、自理能力、合作程度及是否排尿或排便；	3	① 未评估患者病情扣1分； ② 未评估合作程度扣1分； ③ 未评估排尿、排便扣1分
	② 血常规、凝血功能、心肺功能、免疫十项、心电图；	3	① 未评估血常规扣1分； ② 未评估出凝血时间扣1分； ③ 未评估心肺功能扣1分
	③ 局部皮肤与静脉情况，是否签署置管知情同意书，有创操作核查表是否打印；	2	① 未评估皮肤与静脉情况扣1分； ② 未评估是否签署置管知情同意书、有创操作核查表未打印扣1分
	2. 环境评估：清洁无尘，光线良好，注意保护患者隐私，温度适宜，冬天注意保暖	2	① 温度不适宜扣0.5分； ② 环境不清洁，人员过多扣1分； ③ 未保护患者隐私扣0.5分
操作程序70分	1. 根据 PDA 显示医嘱，准备用物，检查物品的名称、质量、有效期等，携用物至患者床旁，确认患者身份：反问-回应-核对-确认，并使用 PDA 扫描患者腕带	2	① 未核对医嘱扣0.5分； ② 未检查物品扣0.5分； ③ 未确认身份扣1分
	2. 解释操作目的、方法，告知患者穿刺过程中配合的注意事项，将清洁治疗巾垫于患者穿刺手臂下，患者戴口罩、帽子	2	① 未解释操作目的、方法扣0.5分； ② 未告知患者穿刺过程中配合的注意事项扣0.5分； ③ 未将清洁治疗巾垫于患者穿刺手臂下扣0.5分； ④ 患者未戴口罩、帽子扣0.5分
	3. 选择合适的静脉（首选贵要静脉，次选肘正中静脉或头静脉），在穿刺部位上10 cm处扎止血带	3	① 静脉选择不当扣2分； ② 扎止血带位置不正确扣1分
	4. 确定最佳穿刺静脉，松开止血带	2	① 未确定最佳穿刺静脉扣1分； ② 未松开止血带扣1分

项目	操作规程	分值	评分标准
操作程序 70分	5. 测量定位： ① 患者平卧位，穿刺侧上肢外展与躯干成90°；	2	① 体位不合适扣1分； ② 未将穿刺侧上肢外展与躯干成90°扣1分
	② 测量置管长度：从预穿刺点沿静脉走向至右胸锁关节，向下至第3肋间的长度，即为预置达上腔静脉的长度；	1.5	测量置管长度方法不正确扣1.5分
	③ 测量臂围：分别于肘窝上10 cm处测量双侧上臂围；	1.5	测量臂围方法不正确扣1.5分
	④ 记录测量的数值	1	未记录测量的数值扣1分
	6. 皮肤消毒： ① 洗手，打开PICC穿刺包外层包布，戴无菌手套，打开内层包布；	2	① 未洗手扣1分； ② 打开PICC穿刺包方法不正确扣1分
	② 以预穿刺点为中心消毒全臂皮肤，用2%葡萄糖酸氯己定乙醇溶液消毒3遍（或用75%乙醇＋2%碘酊分别消毒3遍，或用75%乙醇＋0.5%碘伏分别消毒3遍），顺序为顺-逆-顺，待干，将一块无菌治疗巾铺于穿刺肢体下，放置无菌止血带	2	① 皮肤消毒范围不正确扣1分； ② 皮肤消毒顺序不正确扣1分
	7. 建立无菌区： ① 摘去手套，免冲洗手消毒剂消毒手，穿无菌手术衣，更换无粉无菌手套（若为有粉手套，以0.9%氯化钠注射液冲洗手套上的滑石粉，指尖向上自然待干）；	3	① 未消毒手扣1分； ② 未穿无菌手术衣扣1分； ③ 未戴手套扣1分
	② 用无菌大单覆盖患者，铺治疗巾及孔巾，保证无菌屏障最大化；	4	① 未铺治疗巾于穿刺肢体下扣1分； ② 未放止血带扣1分； ③ 未铺无菌大单覆盖患者扣1分； ④ 未铺治疗巾及孔巾扣1分
	③ 将PICC穿刺套件及所需无菌用物置于无菌区域	1	放置PICC穿刺套件及所需无菌用物位置不正确扣1分

项目	操作规程	分值	评分标准
操作程序 70分	8. 在助手协助下用 20 mL 注射器抽吸 0.9%氯化钠注射液，根据需要用 1 mL 注射器抽吸 2%利多卡因 0.5 mL，20 mL 注射器抽取肝素盐水，备用	2	① 抽吸方法不正确扣 1 分； ② 造成污染扣 1 分
	9. 预冲、检查导管：用 0.9%氯化钠注射液先预冲导管，检查导管的完整性，再湿润导管表面，激活导管瓣膜，预冲连接器、输液接头、穿刺针	4	① 未预冲、检查导管扣 1 分； ② 未预冲连接器扣 1 分； ③ 未预冲输液接头扣 1 分； ④ 未预冲穿刺针扣 1 分
	10. 根据需要，以利多卡因局部麻醉穿刺点	1	局部麻醉方法不正确扣 1 分
	11. 扎止血带，嘱患者握拳，使静脉充盈	1	① 未扎止血带扣 0.5 分； ② 未嘱患者握拳扣 0.5 分
	12. 取出导管穿刺针，松动针芯，一手固定皮肤，另一手以 15°～30°角进行静脉穿刺，见回血，降低穿刺针角度，推进 1～2 mm，固定针芯，推进插管鞘，松止血带，左手拇指固定插管鞘，食指或中指按压插管鞘末端静脉，撤出针芯	6	① 未松动针芯扣 1 分； ② 穿刺角度不正确扣 1 分； ③ 未推进插管鞘扣 1 分； ④ 未松止血带扣 1 分； ⑤ 固定、按压插管鞘手法不正确扣 1 分； ⑥ 未撤出针芯扣 1 分
	13. 松开左手中指，固定插管鞘，右手将 PICC 导管自插管鞘内缓慢、匀速地推进至腋静脉（约 15 cm）时，嘱患者下颌靠近穿刺侧肩膀，导管顺利通过后，头颈恢复原位	4	① 未缓慢、匀速送管扣 2 分； ② 未嘱患者下颌靠近穿刺侧肩膀扣 1 分； ③ 未嘱患者头颈恢复原位扣 1 分
	14. 将剩余导管置入静脉至预测刻度时，按压插管鞘上端静脉，退出插管鞘，使其远离穿刺部位	3	① 导管置入静脉未至预测刻度扣 1 分； ② 未按压插管鞘上端静脉扣 1 分； ③ 未退出插管鞘扣 1 分
	15. 体外保留 6 cm 导管，以无菌剪刀垂直修剪导管，安装导管连接器，用 20 mL 注射器抽吸回血，见回血后立即用 0.9%氯化钠注射液脉冲式冲管，正压封管，安装输液接头	7	① 导管体外保留未达 5～7 cm 扣 1 分； ② 未垂直修剪导管扣 1 分； ③ 未安装导管连接器扣 1 分； ④ 未抽吸回血扣 1 分； ⑤ 未用 0.9%氯化钠注射液脉冲式冲管扣 2 分； ⑥ 未安装输液接头扣 1 分

项目	操作规程	分值	评分标准
操作程序 70分	16. 固定导管： ① 移去孔巾，用生理盐水纱布清洁穿刺点周围皮肤； ② 将体外导管呈 U 形放置； ③ 在穿刺点上放置 2 cm×2 cm 小方块纱布或藻酸盐敷料； ④ 用 10 cm×12 cm 无菌透明敷贴无张力粘贴，用胶带 1 横贴在外露导管的连接器上及无菌透明贴下缘，胶带 2 蝶形交叉固定连接器，胶带 3 横向固定在胶带 2 之上； ⑤ 注明穿刺日期、时间及操作者的指示胶带贴在透明敷贴下缘，必要时弹力绷带包扎	5	① 未移去孔巾，未用生理盐水纱布清洁穿刺点周围皮肤扣1分； ② 未将体外导管呈弧形放置扣1分； ③ 未放置小方块纱布或藻酸盐敷料扣1分； ④ 粘贴无菌透明敷贴及胶带方法不正确扣1分； ⑤ 未将注明穿刺日期、时间及操作者的指示胶带贴在透明敷贴下缘扣1分
	17. 协助患者取舒适卧位，整理床单位，向患者交代带管注意事项。整理用物，垃圾分类处理，脱手套，脱手术衣，洗手	4	① 未协助患者取舒适卧位扣0.5分； ② 未整理床单位扣0.5分； ③ 未向患者交代注意事项扣1分； ④ 未整理用物扣0.5分； ⑤ 未脱手套扣0.5分； ⑥ 未脱手术衣扣0.5分； ⑦ 未洗手扣0.5分
	18. 协助患者行 X 线检查，确定导管尖端位置	2	未行检查 X 线检查，确定导管尖端位置扣2分
	19. 在执行单上签名及填写执行时间，将导管条形码粘贴于知情同意书上，书写置管护理记录及置管维护记录	4	① 未在执行单上签名及填写执行时间扣1分； ② 未将导管条形码粘贴于知情同意书上扣1分； ③ 未书写置管护理记录或书写不正确扣2分

项目	操作规程	分值	评分标准
	1. 目的： ① 为中长期静脉输液治疗者保留静脉通路。避免反复穿刺，减轻患者痛苦； ② 减少药物对外周静脉的刺激，可经外周静脉置入中心静脉导管（PICC）输注刺激性药物，如高能营养液、高浓度电解质、钙剂、抗肿瘤药物、pH 小于 5 或者大于 9 的药液以及渗透压超过 600 mOsm/L的药液等	4	① 不会回答扣4分； ② 回答不全面扣2分； ③ 回答较全面扣1分
提问 10 分	2. 注意事项： ① 护士需要取得 PICC 置管操作的资格后，方可进行独立穿刺操作； ② 穿刺首选贵要静脉，次选肘正中静脉，最后选头静脉和肱静脉。对于新生儿和儿童，还可选择下肢大隐静脉； ③ 穿刺部位的选择应避开皮肤有感染或损伤、触诊疼痛区域、受损的血管（如淤紫、外渗、静脉炎、硬化或条索状）、局部有放疗史、血栓形成史、外伤史、血管外科手术史； ④ 穿刺部位的选择应避开接受乳腺手术清扫腋窝淋巴结，或淋巴水肿，或脑血管意外后的患侧肢体； ⑤ 对于患有慢性肾病 4、5 期的患者，避免使用适合血液透析血管通路放置的前臂和上臂血管； ⑥ 严格无菌技术操作，做到无菌屏障最大化； ⑦ 送管时动作轻柔，以免损伤血管内膜	6	① 不会回答扣6分； ② 回答不全面扣3分； ③ 回答较全面扣1分
总分		100	

续表

项目	操作规程	分值	评分标准
整体评价	1. 操作规范、熟练,体现人文关怀		不扣分
	2. 操作规范、欠熟练,人文关怀欠缺		扣 2～5 分
	3. 操作不规范、不熟练,未体现人文关怀		扣 5～10 分
得分			

五、MST 方法前端开口修剪式 PICC 置管操作规程及评分标准

项目	操作规程	分值	评分标准
操作准备 10 分	1. 护士准备:衣帽整洁,修剪指甲,洗手,戴口罩、圆帽	2	① 衣帽不整洁扣 0.5 分; ② 指甲长扣 0.5 分; ③ 未洗手,未戴口罩、圆帽扣 1 分
	2. 物品准备: ① PICC 穿刺套件:PICC 导管、赛丁格套件 1 套、连接器、导管固定器、皮肤保护剂、肝素帽或正压接头; ② PICC 穿刺包:无菌手术衣 1 件、无菌大单 1 件、止血带、换药碗 2 个、卵圆钳 1 把、弯盘 1 个、大棉签 8 根、大无菌纱布 6 块、小无菌纱布 2 块、无菌治疗巾 4 块、孔巾 1 块、剪刀 1 把; ③ 其他物品:治疗车、皮肤消毒液(2%葡萄糖酸氯己定乙醇溶液、或 2%碘酊＋75%乙醇、或 0.5%碘伏＋75%乙醇)、棉签、20mL 注射器 2 副、无菌手套 2 副、10 cm×12 cm 无菌透明敷贴 1 张、清洁治疗巾 1 块、0.9%氯化钠注射液 250 mL、穿刺记录单、一次性口罩、一次性帽子、抗过敏无菌胶布、皮尺、止血带、2%利多卡因、1 mL 注射器、弹力或自粘绷带、PDA; ④ 视需要准备:10 U/mL 的肝素盐水	8	缺一项扣 0.5 分,扣完为止

续表

项目	操作规程	分值	评分标准
评估 10 分	1. 患者评估： ① 病情、治疗方案、血常规凝血功能、免疫十项、心电图；	2	未评估患者病情、血常规及出凝血时间扣 2 分
	② 局部静脉与皮肤情况	2	未评估局部静脉与皮肤情况扣 2 分
	③ 心肺功能、自理能力及合作程度；	1	未评估心肺功能、自理能力、合作程度扣 1 分
	④ 是否排尿或排便；	1	未评估是否排尿或排便扣 1 分
	⑤ 是否签署置管知情同意书、有无建立有创操作核查表	2	未评估是否签署置管知情同意书和建立有创操作核查表扣 2 分
	2. 环境评估：清洁无尘，光线良好，注意保护患者隐私，温度适宜，冬天注意保暖	2	① 温度不适宜扣 0.5 分； ② 环境不清洁，人员过多扣 1 分； ③ 未注意保护患者隐私扣 0.5 分
操作程序 70 分	1. 根据 PDA 显示医嘱，准备用物，检查物品的名称、质量、有效期等，携用物至患者床旁，确认患者身份：反问-回应-核对-确认，并使用 PDA 扫描患者腕带	2	① 未核对医嘱扣 0.5 分； ② 未检查物品扣 0.5 分； ③ 未确认身份扣 1 分
	2. 解释操作目的、方法，告知患者穿刺过程中配合的注意事项，将清洁治疗巾垫于穿刺手臂下，患者戴口罩、帽子	2	① 未解释操作目的、方法扣 0.5 分； ② 未告知患者穿刺过程中配合的注意事项扣 0.5 分； ③ 未将清洁治疗巾垫于患者穿刺手臂下扣 0.5 分； ④ 患者未戴口罩、帽子扣 0.5 分
	3. 选择合适的静脉（首选贵要静脉，次选肘正中静脉或头静脉），在穿刺部位上 10 cm 处扎止血带	3	① 静脉选择不当扣 2 分； ② 扎止血带位置不当扣 1 分
	4. 确定最佳穿刺静脉，松开止血带	2	① 未确定最佳穿刺静脉扣 1 分； ② 未松开止血带扣 1 分

项目	操作规程	分值	评分标准
操作程序 70 分	5. 测量定位： ① 患者去枕平卧，穿刺侧上肢外展与躯干成 90°；	2	① 未摆合适体位扣 1 分； ② 未将穿刺侧上肢外展与躯干成 90° 扣 1 分
	② 测量置管长度：从预穿刺点沿静脉走向至右胸锁关节，向下至第 3 肋间的长度，即为预置达上腔静脉的长度；	1.5	测量置管长度方法不正确扣 1.5 分
	③ 测量臂围：分别于肘窝上 10 cm 处测量双侧上臂围；	1.5	测量臂围方法不正确扣 1.5 分
	④ 记录测量的数值	1	未记录测量的数值扣 1 分
	6. 皮肤消毒： ① 洗手，打开 PICC 穿刺包，戴无菌手套；	3	① 未洗手打开 PICC 穿刺包扣 1 分； ② 未戴无菌手套扣 2 分
	② 以预穿刺点为中心消毒全臂皮肤，用 2% 葡萄糖酸氯己定乙醇溶液消毒 3 遍（或用 75% 乙醇 + 2% 碘酊分别消毒 3 遍，或用 75% 乙醇 + 0.5% 碘伏分别消毒 3 遍），每次消毒方向需与上次相反，待干，将一块治疗巾铺于穿刺肢体下，放置无菌止血带	6	① 选取消毒液不正确扣 1 分； ② 消毒范围不正确扣 2 分； ③ 消毒顺序不正确扣 2 分； ④ 未待干扣 1 分
	7. 建立无菌区： ① 摘去手套，免冲洗手消毒剂消毒手，穿无菌手术衣，更换无粉无菌手套（若为有粉手套，以 0.9% 氯化钠注射液冲洗手套上的滑石粉，指尖向上自然待干）；	1	未冲洗手套（有粉手套）扣 1 分
	② 用无菌大单覆盖患者，铺治疗巾及孔巾，保证无菌屏障最大化；	2	未实行最大无菌化屏障扣 3 分
	③ 将 PICC 穿刺套件及所需无菌用物置于无菌区域	1	未将 PICC 穿刺套件及所需无菌用物置于无菌区域扣 1 分
	8. 取 20 mL 注射器抽吸 0.9% 氯化钠注射液，以 1 mL 注射器抽吸 0.5 mL 利多卡因	1	抽吸方法不正确扣 1 分

项目	操作规程	分值	评分标准
操作程序 70分	9. 预冲、检查导管: ① 用0.9%氯化钠注射液先预冲导管,检查导管的完整性,湿润导管表面; ② 预冲连接器、输液接头、穿刺针	2	① 未预冲导管扣0.5分; ② 未检查导管的完整性扣0.5分; ③ 未预冲连接器、输液接头、穿刺针各扣0.5分,扣完为止
	10. 打开MST套件,润滑插管鞘、导丝	2	未润滑插管鞘、导丝各扣1分
	11. 扎止血带,嘱患者握拳	1	① 未扎止血带扣0.5分; ② 未嘱患者握拳扣0.5分
	12. 取出导管穿刺针,松动针芯,一手固定皮肤,另一手以15°～30°角进行静脉穿刺,见回血,降低穿刺角度,推进1～2 mm,固定针芯,推进插管鞘,松止血带,左手拇指固定插管鞘,食指或中指按压插管鞘末端静脉,撤出针芯,按下保护按钮	6	① 未松动针芯扣1分; ② 进针角度不合适扣1分; ③ 固定手法不正确扣1分; ④ 未松止血带扣1分; ⑤ 按压静脉不正确扣1分; ⑥ 未按下保护按钮扣1分; ⑦ 穿刺失败扣6分
	13. ① 固定好微插管鞘,将导丝自微插管鞘内缓慢、匀速地推进15～20 cm,退出微插管鞘; ② 以利多卡因局部麻醉穿刺点,扩皮刀纵向在导丝上扩皮(勿切割导丝); ③ 将插管鞘沿导丝送入体内,固定后将导丝及插管鞘内的扩皮器一同撤出	3	一项不符合要求扣1分,扣完为止
	14. 置入导管: ① 隔膜将导管匀速送入静脉; ② 松开左手中指,固定插管鞘; ③ 边送导管边撕开导管保护套; ④ 置入导管至肩部位置时,嘱病人下颌靠近术侧肩膀,导管顺利通过后,头颈恢复原位	4	一项未做到扣1分
	15. 退出插管鞘: ① 置入导管10～15 cm之后,按压插管鞘上端静脉,退出插管鞘; ② 劈开插管鞘并从导管上剥下移除; ③ 均匀缓慢地将剩余导管置入静脉至预测刻度	3	一项未做到扣1分

项目	操作规程	分值	评分标准
操作程序70分	16. 抽回血,再次确认穿刺成功。左手固定导管圆盘,右手撤导丝,移出导丝时要轻柔缓慢,将导丝放入锐器盒内	3	① 未抽回血扣1分; ② 撤导丝手法不正确扣1分; ③ 导丝未放入锐器盒内扣1分
	17. 用0.9%氯化钠注射液脉冲式冲管,正压封管,安装输液接头	2	① 未脉冲式冲管扣1分; ② 未正压封管扣1分
	18. 固定导管: ① 用生理盐水纱布清洁穿刺点周围皮肤,移去孔巾,将体外导管呈U形放置,用胶带1固定圆盘; ② 在穿刺点上放置小方块纱布或藻酸盐敷料; ③ 用10 cm×12 cm无菌透明敷贴无张力粘贴; ④ 胶带2蝶形交叉固定连接管,胶带3横向固定在胶带2之上; ⑤ 用已注明穿刺日期、时间及操作者的指示胶带固定透明敷贴下缘,必要时弹力绷带包扎	5	一项不符合要求扣1分
	19. 协助患者取舒适卧位,整理床单位,向患者交代带管注意事项。整理用物,垃圾分类处理,脱手套,脱手术衣,洗手	4	① 未协助患者取舒适卧位扣0.5分; ② 未整理床单位扣0.5分; ③ 未交代注意事项扣2分; ④ 未整理用物扣0.5分; ⑤ 未洗手扣0.5分
	20. 协助患者行X线检查,确定导管尖端位置	2	未行检查不得分
	21. 在执行单上签名及填写执行时间,将导管条形码粘贴于知情同意书上,书写护理记录及置管维护记录	4	① 未签名和填写执行时间扣1分; ② 未贴条形码扣1分; ③ 未书写护理记录及置管维护记录各扣1分
提问10分	1. 目的: ① 为外周血管条件一般的患者建立PICC通路; ② 输注各种药物、血制品、静脉营养液,尤其是刺激性强的药物; ③ 抽取血标本; ④ 降低药物外渗并发症的发生率	4	① 不会回答扣4分; ② 回答不全面扣2分; ③ 回答较全面扣1分

续表

项目	操作规程	分值	评分标准
提问 10 分	2. 注意事项： ① 严格无菌操作技术，严格消毒局部皮肤，保证无菌屏障最大化； ② 操作时动作轻柔，避免送管过快，减少相关并发症发生，避免损伤神经； ③ 必须确认导管在血管内方可用药，输注刺激性强药物宜确认导管尖端位于上腔静脉； ④ 不得使用 10 mL 以下注射器注药或冲管，冲管时使用脉冲式手法，正压封管； ⑤ 加强健康宣教，加强交接班，妥善固定导管，以免静脉炎、血栓、出血、导管脱出等并发症发生	6	① 不会回答扣 6 分； ② 回答不全面扣 3 分； ③ 回答较全面扣 1 分
总分		100	
整体评价	1. 操作规范、熟练，体现人文关怀		不扣分
	2. 操作规范、欠熟练，人文关怀欠缺		扣 2～5 分
	3. 操作不规范、不熟练，未体现人文关怀		扣 5～10 分
得分			

六、MST 方法三向瓣膜式 PICC 置管操作规程及评分标准

项目	操作规程	分值	评分标准
操作准备 10 分	1. 护士准备：衣帽整洁，修剪指甲，洗手，戴口罩、圆帽	2	① 衣帽不整洁扣 0.5 分； ② 指甲长扣 0.5 分； ③ 未洗手，未戴口罩、圆帽扣 1 分

项目	操作规程	分值	评分标准
操作准备 10 分	2. 用物准备： ① PICC 穿刺套件：PICC 导管、赛丁格套件 1 套、连接器、导管固定器、皮肤保护剂、肝素帽或正压接头； ② PICC 穿刺包：无菌手术衣 1 件、无菌大单 1 件、止血带、换药碗 2 个、卵圆钳 1 把、弯盘 1 个、大棉签 8 根、大无菌纱布 6 块、小无菌纱布 2 块、无菌治疗巾 4 块、孔巾 1 块、剪刀 1 把； ③ 其他物品：治疗车、皮肤消毒液(2%葡萄糖酸氯己定乙醇溶液、或 2%碘酊＋75%乙醇、或 0.5%碘伏＋75%乙醇)、棉签、20mL 注射器 2 副、无菌手套 2 副、10 cm×12 cm 无菌透明敷贴 1 张、清洁治疗巾 1 块、0.9%氯化钠注射液 250 mL、穿刺记录单、一次性口罩、一次性帽子、抗过敏无菌胶布、皮尺、止血带、2%利多卡因、1 mL 注射器、弹力或自粘绷带、PDA； ④ 视需要准备：10 U/mL 的肝素盐水	8	缺一项扣 0.5 分，扣完为止
评估 10 分	1. 患者评估： ① 病情、治疗方案、血常规及凝血功能、免疫十项、心电图；	2	未评估患者病情、血常规及出凝血时间扣 2 分
	② 局部静脉与皮肤情况；	2	未评估局部静脉与皮肤情况扣 2 分
	③ 心肺功能、自理能力及合作程度；	1	未评估心肺功能、自理能力、合作程度扣 1 分
	④ 是否排尿或排便；	1	未评估是否排便或排尿扣 1 分
	⑤ 是否签署置管知情同意书、有无建立有创操作核查表	2	未评估是否签署置管知情同意书和建立有创操作核查表扣 2 分
	2. 环境评估：清洁无尘，光线良好，注意保护患者隐私，温度适宜，冬天注意保暖	2	① 环境不清洁,光线差扣 1 分 ② 未注意保护患者隐私扣 0.5 分 ③ 温度不适宜扣 0.5 分

项目	操作规程	分值	评分标准
操作程序 70分	1. 根据 PDA 显示医嘱,准备用物,检查物品的名称、质量、有效期等,携用物至患者床旁,确认患者身份:反问-回应-核对-确认,并使用 PDA 扫描患者腕带	2	① 未核对医嘱扣0.5分; ② 未检查物品扣0.5分; ③ 未确认身份扣1分
	2. 解释操作目的、方法,告知患者穿刺过程中配合的注意事项,将清洁治疗巾垫于穿刺手臂下,患者戴口罩、帽子	2	① 未解释操作目的、方法扣0.5分; ② 未告知患者穿刺过程中配合的注意事项扣0.5分; ③ 未将清洁治疗巾垫于患者穿刺手臂下扣0.5分; ④ 患者未戴口罩、帽子扣0.5分
	3. 选择合适的静脉(首选贵要静脉,次选肘正中静脉或头静脉),在穿刺部位上10 cm 处扎止血带	3	① 静脉选择不当扣2分; ② 扎止血带位置不当扣1分
	4. 确定最佳穿刺静脉,松开止血带	2	① 未确定最佳穿刺静脉扣1分; ② 未松开止血带扣1分
	5. 测量定位: ① 患者去枕平卧,穿刺侧上肢外展与躯干成90°;	2	① 未摆合适体位扣1分; ② 未将穿刺侧上肢外展与躯干成90°扣1分
	② 测量置管长度:从预穿刺点沿静脉走向至右胸锁关节,向下至第3肋间的长度,即为预置达上腔静脉的长度;	1.5	测量置管长度方法不正确扣1.5分
	③ 测量臂围:分别于肘窝上10 cm 处测量双侧上臂围;	1.5	测量臂围方法不正确扣1.5分
	④ 记录测量的数值	1	未记录测量的数值扣1分
	6. 皮肤消毒: ① 洗手,打开 PICC 穿刺包,戴无菌手套;	2	① 未洗手打开 PICC 穿刺包扣1分; ② 未戴无菌手套扣1分
	② 以预穿刺点为中心消毒全臂皮肤,用2%葡萄糖酸氯己定乙醇溶液消毒3遍(或用75%乙醇+2%碘酊分别消毒3遍,或用75%乙醇+0.5%碘伏分别消毒3遍),每次消毒方向需与上次相反,待干,将一块治疗巾铺于穿刺肢体下,放置无菌止血带	6	① 选取消毒液不正确扣1分; ② 消毒范围不正确扣2分; ③ 消毒顺序不正确扣2分; ④ 未待干扣1分

项目	操作规程	分值	评分标准
操作程序 70 分	7. 建立无菌区： ① 摘去手套，免冲洗手消毒剂消毒手，穿无菌手术衣，更换无粉无菌手套（若为有粉手套，以 0.9％氯化钠注射液冲洗手套上的滑石粉，指尖向上自然待干）；	1	未冲洗手套（有粉手套）扣 1 分
	② 用无菌大单覆盖患者，铺治疗巾及孔巾，保证无菌屏障最大化；	2	未实行最大无菌化屏障扣 3 分
	③ 将 PICC 穿刺套件及所需无菌用物置于无菌区域	1	未将 PICC 穿刺套件及所需无菌用物置于无菌区域扣 1 分
	8. 取 20 mL 注射器抽吸 0.9％氯化钠注射液，以 1 mL 注射器抽吸 0.5 mL 利多卡因	2	① 抽吸方法不正确扣 1 分； ② 造成污染扣 1 分
	9. 预冲、检查导管： ① 用 0.9％氯化钠注射液先预冲导管，检查导管的完整性，激活导管瓣膜，湿润导管表面； ② 预冲连接器、输液接头、穿刺针	2	① 未预冲导管扣 0.5 分； ② 未检查导管的完整性扣 0.5 分； ③ 未湿润导管表面扣 0.5 分； ④ 未预冲连接器、输液接头、穿刺针各扣 0.5 分
	10. 打开 MST 套件，润滑插管鞘、导丝	2	未润滑插管鞘、导丝各扣 1 分
	11. 扎止血带，嘱患者握拳	1	① 未扎止血带扣 0.5 分； ② 未嘱患者握拳扣 0.5 分
	12. 取出导管穿刺针，松动针芯，一手固定皮肤，另一手以 15°～30°角进行静脉穿刺，见回血，降低穿刺角度，推进 1～2 mm，固定针芯，推进插管鞘，松止血带，左手拇指固定插管鞘，食指或中指按压插管鞘末端静脉，撤出针芯	6	① 未松动针芯扣 1 分； ② 进针角度不合适扣 1 分； ③ 固定手法不正确扣 1 分； ④ 未松止血带扣 1 分； ⑤ 按压静脉不正确扣 1 分； ⑥ 未撤出针芯扣 1 分； ⑦ 穿刺失败扣 6 分

续表

项目	操作规程	分值	评分标准
操作程序 70分	13. ① 固定好微插管鞘,将导丝自微插管鞘内缓慢、匀速地推进15～20 cm,退出微插管鞘; ② 以利多卡因局部麻醉穿刺点,扩皮刀纵向在导丝上扩皮(勿切割导丝); ③ 将带扩皮的插管鞘沿导丝送入体内,固定后将导丝及插管鞘内的扩皮器一同撤出	3	一项不符合要求扣1分
	14. 置入导管: ① 将导管匀速送入静脉; ② 松开左手中指,固定插管鞘; ③ 边送导管边撕开导管保护套; ④ 置入导管至肩部位置时,嘱患者下颌靠近术侧肩膀,导管顺利通过后,头颈恢复原位	4	一项未做到扣1分
	15. 退出插管鞘:均匀缓慢地将剩余导管置入静脉至预测刻度,撤出插管鞘	3	① 速度过快扣1分; ② 撤导丝手法不正确扣1分; ③ 导丝未放入锐器盒内扣1分
	16. 体外保留6 cm导管便于连接,以无菌剪刀垂直修剪导管,安装导管连接器,用20 mL注射器抽吸回血,见回血后立即用0.9%氯化钠注射液脉冲式冲管,正压封管,安装输液接头	5	① 修剪导管长度不合适扣1分; ② 未安装导管连接器扣1分; ③ 未抽回血扣1分; ④ 未正压封管扣1分; ⑤ 未安装输液接头扣1分
	17. 固定导管: ① 移去孔巾,用生理盐水纱布清洁穿刺点周围皮肤,将体外导管呈U形放置,用胶带1固定圆盘;	1	体外导管未弧形放置扣1分
	② 在穿刺点上放置2 cm×2 cm小方块纱布或藻酸盐敷料;	1	穿刺点未放置纱布或藻酸盐敷料扣1分
	③ 用10 cm×12 cm无菌透明敷贴无张力粘贴;	1	透明敷贴未无张力粘贴扣1分

项目	操作规程	分值	评分标准
操作程序 70 分	④ 胶带2蝶形交叉固定连接管,胶带3横向固定在胶带2之上,用已注明穿刺日期、时间及操作者的指示胶带固定透明敷贴下缘,必要时弹力绷带包扎	2	① 未注明穿刺的日期、时间及操作者扣1分; ② 未蝶形交叉固定连接管扣1分
	18. 协助患者取舒适卧位,整理床单位,向患者交代带管注意事项。整理用物,垃圾分类处理,脱手套,脱手术衣,洗手	4	① 未协助患者取舒适卧位扣0.5分; ② 未整理床单位扣0.5分; ③ 未交代注意事项扣2分; ④ 未整理用物扣0.5分; ⑤ 未洗手扣0.5分
	19. 协助患者行X线检查,确定导管尖端位置	2	未行检查不得分
	20. 在执行单上签名及填写执行时间,将导管条形码粘贴于知情同意书上,书写护理记录及置管维护记录	4	① 未签名和填写执行时间扣1分; ② 未贴条形码扣1分; ③ 未书写护理记录及置管维护记录各扣1分
提问 10 分	1. 目的: ① 建立静脉通路,便于抢救,适用于长期输液的患者; ② 减少穿刺给患者带来的痛苦,尤其儿童及乳腺癌术后的患者; ③ 减轻药物对血管的刺激,如化疗药物及TPN	4	① 不会回答扣4分; ② 回答不全面扣2分; ③ 回答较全面扣1分
	2. 注意事项: ① 严格执行无菌操作及查对制度; ② 首选贵要静脉,其次正中静脉,最后头静脉; ③ 肘窝上10 cm处用软尺测量手臂的周径; ④ 置管后常规行影像学定位检查,确定导管尖端在上腔静脉内,方可使用导管;	6	① 不会回答扣6分; ② 回答不全面扣3分; ③ 回答较全面扣1分
总分		100	

项目	操作规程	分值	评分标准
提问 10 分	⑤ 接触 PICC 套件前戴无粉无菌手套,并用 0.9%氯化钠注射液冲洗手套; ⑥ 脉冲式冲管和正压封管; ⑦ 穿刺点可用海藻盐敷料止血,出血多或凝血功能差时,可以用弹力绷带加压包扎; ⑧ 详细记录置管时间,穿刺的血管及置入的体内、体外长度,导管尖端的位置,出血情况等		
整体评价	1. 操作规范、熟练,体现人文关怀		不扣分
	2. 操作规范、欠熟练,人文关怀		扣 2～5 分
	3. 操作不规范、不熟练,未体现人文关怀		扣 5～10 分
得分			

七、超声引导联合 MST-三向瓣膜式 PICC 置管操作规程及评分标准

项目	操作规程	分值	评分标准
操作准备 10 分	1. 护士准备:衣帽整洁,修剪指甲,洗手,戴口罩、圆帽	2	① 衣帽不整洁扣 0.5 分; ② 指甲长扣 0.5 分; ③ 未洗手,未戴口罩、圆帽扣 1 分
	2. 物品准备: ① PICC 穿刺套件:PICC 导管、赛丁格套件 1 套、导针器套件、导管固定器、皮肤保护剂、肝素帽或正压接头; ② PICC 穿刺包:无菌手术衣 1 件、无菌大单 1 件、止血带、换药碗 2 个、卵圆钳 1 把、弯盘 1 个、大棉签 8 根、大无菌纱布 6 块、小无菌纱布 2 块、无菌治疗巾 4 块、孔巾 1 块、剪刀 1 把;		缺一项扣 0.5 分,扣完为止

项目	操作规程	分值	评分标准
操作准备 10分	③ 仪器设备:B超机1台、耦合剂1瓶、纸巾1包; ④ 其他物品:治疗车、皮肤消毒液(2%葡萄糖酸氯己定乙醇溶液、或2%碘酊+75%乙醇、或0.5%碘伏+75%乙醇)、棉签、20 mL注射器2副、无菌手套2副、10 cm×12 cm无菌透明敷贴1张、清洁治疗巾1块、0.9%氯化钠注射液250 mL、穿刺记录单、一次性口罩、一次性帽子、抗过敏无菌胶布、皮尺、止血带、记号笔、PDA; ⑤ 视需要准备:2%利多卡因、1 mL注射器、10 U/mL的肝素盐水、弹力或自粘绷带	8	缺一项扣0.5分,扣完为止
评估 10分	1. 患者评估: ① 病情、血常规及出凝血时间免疫十项、心电图;	2	未评估患者病情、血常规及出凝血时间、免疫十项、心电图扣2分
	② 局部静脉与皮肤情况;	2	未评估局部静脉与皮肤情况扣2分
	③ 心肺功能、自理能力及合作程度;	1	未评估心肺功能、自理能力、合作程度扣1分
	④ 是否排尿或排便;	1	未评估是否排尿或排便扣1分
	⑤ 是否签署置管知情同意书、是否建立有创操作核查表	2	未评估是否签署置管知情同意书和建立有创操作核查表扣2分
	2. 环境评估:清洁无尘,光线良好,注意保护患者隐私,温度适宜,冬天注意保暖	2	① 温度不适宜扣0.5分; ② 环境不清洁,人员过多扣1分; ③ 未注意保护患者隐私扣0.5分
操作程序 70分	1. 根据PDA显示医嘱,核对用物,检查物品的名称、质量、有效期等,查看医嘱及知情同意书。携用物至患者床旁,确认患者身份:反问-回应-核对-确认,并使用PDA扫描患者腕带	2	① 未核对医嘱扣0.5分; ② 未检查物品扣0.5分; ③ 未确认身份扣1分

续表

项目	操作规程	分值	评分标准
操作程序 70分	2. 解释操作目的、方法,告知患者穿刺过程中配合的注意事项,将清洁治疗巾垫于穿刺手臂下,患者戴口罩、帽子	2	① 未解释操作目的、方法扣0.5分; ② 未告知患者穿刺过程中配合的注意事项扣0.5分; ③ 未将清洁治疗巾垫于患者穿刺手臂下扣0.5分; ④ 患者未戴口罩、帽子扣0.5分
	3. 用超声仪器选择合适的置管静脉:在超声探头上涂抹耦合剂,将超声探头垂直于上臂血管放置,血管成像清晰,选好血管后用记号笔在皮肤上做好标记	3	① 未在超声探头上涂抹耦合剂扣1分; ② 超声探头未垂直于上臂扣1分; ③ 选好血管后未用记号笔在皮肤上做好标记扣1分
	4. 测量定位: ① 患者去枕平卧,穿刺侧上肢外展与躯干成90°; ② 从预穿刺点沿静脉走向至右胸锁关节,向下至第3肋间的长度,即为预置达上腔静脉的长度; ③ 分别于肘窝上10 cm处测量双侧上臂围; ④ 记录测量的数值	2	① 未摆合适体位,未将穿刺侧上肢外展与躯干成90°扣0.5分; ② 测量置管长度方法不正确扣0.5分; ③ 测量臂围方法不正确扣0.5分; ④ 未记录测量的数值扣0.5分
	5. 皮肤消毒: ① 洗手,手消毒,打开PICC穿刺包,戴无菌手套;	2	① 未洗手打开PICC穿刺包扣1分; ② 未戴无菌手套扣1分
	② 以预穿刺点为中心消毒全臂皮肤,用2%葡萄糖酸氯己定乙醇溶液消毒3遍(或用75%乙醇+2%碘酊分别消毒3遍,或用75%乙醇+0.5%碘伏分别消毒3遍),每次消毒方向需与上次相反,待干	6	① 选取消毒液不正确扣1分; ② 消毒范围不正确扣2分; ③ 消毒顺序不正确扣2分; ④ 未待干扣1分

项目	操作规程	分值	评分标准
操作程序 70分	6. 建立无菌区： ① 取无菌治疗巾铺于穿刺肢体下，放置无菌止血带；	1	漏放止血带扣1分
	② 摘去手套，免冲洗手消毒剂消毒手，穿无菌手术衣，更换无粉无菌手套(若为有粉手套，以0.9%氯化钠注射液冲洗手套上的滑石粉，指尖向上自然待干)；	1	未冲洗手套(有粉手套)扣1分
	③ 用无菌大单覆盖患者，铺治疗巾及孔巾，保证无菌屏障最大化；	3	未实行无菌屏障最大化扣3分
	④ 在助手协助下将PICC穿刺套件及所需无菌用物置于无菌区域	1	无菌用物放入不齐扣1分
	7. 取20 mL注射器抽吸0.9%氯化钠注射液，以1 mL注射器抽吸1 mL利多卡因	2	① 抽吸方法不正确扣1分； ② 造成污染扣1分
	8. 预冲、检查导管：检查导管的完整性并用0.9%氯化钠注射液先预冲及浸润导管，预冲连接器、输液接头、穿刺针	2	① 未预冲导管扣0.5分； ② 未检查导管的完整性扣0.5分； ③ 未预冲连接器、输液接头、穿刺针各扣0.5分，扣完为止
	9. 助手在超声探头上涂抹耦合剂，并协助罩上保护套(探头和导线套入保护套内，保护套四周不要触碰探头上的耦合剂)，用无菌皮筋固定保护套，在预穿刺点皮肤上涂抹一层无菌耦合剂	2	① 未做到无菌操作扣1分； ② 漏做一项扣0.5分，扣完为止
	10. 穿刺： ① 选择与血管深度符合的无菌导针架紧密安装到探头上； ② 扎止血带； ③ 将穿刺针放入导针架，针尖斜面朝向探头，确保穿刺针针尖在导针架内，将探头垂直于预穿刺血管上，使屏幕的圆点标记在预穿刺血管中心；	10	一项未做到或不正确扣1分

项目	操作规程	分值	评分标准
操作程序 70分	④ 边看超声仪屏幕,边缓慢穿刺,观察针鞘中的回血; ⑤ 见回血后固定住超声探头及穿刺针头,将软头导丝插入穿刺导针; ⑥ 使针与导针架分离,降低穿刺针角度,将导丝沿穿刺针送入血管 10～15 cm,松止血带; ⑦ 将穿刺针缓慢回撤,只留下导丝在血管中; ⑧ 在穿刺点旁局麻,从穿刺点沿导丝向外上扩皮; ⑨ 将扩张器及导入鞘沿导丝缓慢送入血管,并在下方垫无菌纱布; ⑩ 按压穿刺点及导入鞘前方,将导丝及扩张器一同撤出		
	11. 置入导管: ① 固定好导入鞘,将导管沿导入鞘缓慢、匀速送入; ② 嘱患者向穿刺侧转头,下颌靠近术侧肩膀; ③ 导管到达预定长度后,头颈恢复原位	3	一项不符合要求扣1分
	12. 拔出导入鞘:送管至预定长度后,撤出并远离穿刺点撕裂导入鞘	2	① 未送管至预定长度扣1分; ② 未远离穿刺点撕裂导入鞘扣1分
	13. 助手用超声仪检查颈内静脉,初步判断导管是否异位	2	未做到扣2分
	14. 撤出支撑导丝: ① 导管与导丝的金属柄分离; ② 一手固定导管,一手平行缓慢撤出导丝	2	一项未做到扣1分
	15. 修剪导管长度: ① 保留体外 6 cm 导管以便安装连接器; ② 以无菌剪刀垂直剪断导管	2	一项不规范扣1分

项目	操作规程	分值	评分标准
操作程序 70分	16. 安装连接器:先将导管穿过减压套筒,与延长管上的金属柄连接,将翼形部分的倒钩和减压套筒上的沟槽对齐,锁定两部分	2	安装方法不正确扣2分
	17. 抽回血和冲封管: ① 抽回血确定穿刺点成功; ② 然后用0.9%氯化钠注射液20 mL脉冲式冲管; ③ 导管末端连接无针输液接头并正压封管	3	一项未做到扣1分
	18. 安装导管固定器: ① 撕去孔巾; ② 清洁穿刺点周围皮肤; ③ 皮肤保护剂擦拭预固定部位; ④ 调整导管位置安装导管固定器	2	一项未做到扣0.5分
	19. 粘贴透明敷料 ① 在穿刺点上放置2 cm×2 cm小方块纱布或藻酸盐敷料; ② 无张力粘贴10 cm×12 cm无菌透明敷贴; ③ 胶带1横贴在外露导管的连接器上及无菌透明敷贴下缘,胶带2蝶形交叉固定连接管,胶带3横向固定在胶带2之上。用已注明穿刺日期、时间及操作者的指示胶带固定无菌透明敷贴下缘。必要时弹力绷带包扎。导管固定器完全覆盖在透明敷料内	3	一项不规范扣1分
	20. 协助患者取舒适卧位,整理床单位,向患者交代注意事项,整理用物,垃圾分类处理,脱手套,脱手术衣,洗手	4	① 未协助病人取舒适卧位扣0.5分; ② 未整理床单位扣0.5分; ③ 未交代注意事项扣2分; ④ 未整理用物扣0.5分; ⑤ 未洗手扣0.5分

项目	操作规程	分值	评分标准
操作程序 70 分	21. 行 X 线检查,确定导管尖端位置	2	未行检查不得分
	22. 在执行单上签名及填写执行时间,将导管条形码粘贴于知情同意书上,书写护理记录及置管维护记录	4	① 未签名和填写执行时间扣 1 分; ② 未贴条形码扣 1 分; ③ 未书写护理记录及置管维护记录各扣 1 分
提问 10 分	1. 目的: ① 提供中长期静脉输液通道; ② 减少反复静脉穿刺带来的痛苦,以保护病人外周静脉	4	① 不会回答扣 4 分; ② 回答不全面扣 2 分; ③ 回答较全面扣 1 分
	2. 注意事项: ① 严格遵循无菌操作技术及手卫生操作规程; ② 超声下评估血管时,注意严格区分动静脉,避免误穿动脉; ③ 测量长度要准确,避免导管进入右心房引起心律失常; ④ 穿刺成功送入导丝时,动作轻柔,确保导丝无卷曲,导丝不得反方向送入; ⑤ 沿导丝方向扩皮,避免损伤导丝和血管; ⑥ 如送管困难,不可强行送管; ⑦ 应轻柔抽去导丝,以免导管及导丝的完整; ⑧ 禁用小于 10 mL 的注射器,以免损坏导管; ⑨ 禁止在导管上贴胶带; ⑩ 透明敷料应全部覆盖体外导管及导管固定器; ⑪ PICC 置管应使用无菌手套,如使用有粉无菌手套必须在接触导管前用 0.9%氯化钠注射液冲洗无菌手套并待干	6	① 不会回答扣 6 分; ② 回答不全面扣 3 分; ③ 回答较全面扣 1 分
总分		100	

续表

项目	操作规程	分值	评分标准
整体评价	1. 操作规范、熟练，体现人文关怀		不扣分
	2. 操作规范、欠熟练，人文关怀欠缺		扣2～5分
	3. 操作不规范、不熟练，未体现人文关怀		扣5～10分
得分			

八、超声引导联合 MST-三向瓣膜式 PICC 置管(钝性扩皮法)与腔内心电图定位操作规程与评分标准

项目	操作规程	分值	评分标准
操作准备 10分	1. 护士准备：衣帽整洁，剪指甲，洗手，戴口罩、圆帽	2	① 衣帽不整洁扣0.5分； ② 指甲长扣0.5分； ③ 未洗手，未戴口罩、圆帽扣1分
	2. 物品准备： ① PICC穿刺套件：PICC导管、赛丁格套件1套、导针器套件、导管固定器、皮肤保护剂、肝素帽或正压接头； ② PICC穿刺包：无菌手术衣1件、无菌大单1件、止血带、2个换药碗、1把卵圆钳、弯盘1个、大棉签8根、大无菌纱布6块、小无菌纱布2块、无菌治疗巾4块、孔巾1块、剪刀1把 ③ 仪器设备：B超机1台、耦合剂1瓶、纸巾1包； ④ 其他物品：治疗车、皮肤消毒液(2%葡萄糖酸氯己定乙醇溶液、或2%碘酊＋75%乙醇、或0.5%碘伏＋75%乙醇)、棉签、20 mL注射器2副、无菌手套2副、10 cm×12 cm无菌透明敷贴1张、清洁治疗巾1块、0.9%氯化钠注射液250 mL、血管超声仪、导针器套件、无菌鱼尾夹导线、心电监护仪1台、PDA、穿刺记录单、一次性口罩、一次性帽子、抗过敏无菌胶布、皮尺、止血带、记号笔； ⑤ 视需要准备：2%利多卡因，1 mL注射器，10 U/mL的肝素盐水，弹力或自粘绷带	8	缺一项扣0.5分，扣完为止

项目	操作规程	分值	评分标准
评估 10 分	1. 患者评估： ① 病情、治疗方案、自理能力、合作程度及是否排尿或排便；	3	① 未评估患者病情扣 1 分； ② 未评估合作程度扣 1 分； ③ 未评估排尿或排便扣 1 分
	② 血常规、凝血功能、心肺功能、免疫十项、心电图；	3	① 未评估血常规扣 1 分； ② 未评估出凝血时间 1 分； ③ 未评估心肺功能扣 1 分
	③ 局部皮肤与静脉情况，是否签署置管知情同意书，是否建立有创操作核查表	2	① 未评估皮肤与静脉情况扣 1 分； ② 未评估是否签署置管知情同意书和建立有创操作核查表扣 1 分
	2. 环境评估：清洁无尘，光线良好，注意保护患者隐私，温度适宜，冬天注意保暖	2	① 温度不适宜扣 0.5 分； ② 环境不清洁，人员过多扣 1 分； ③ 未保护患者隐私扣 0.5 分
操作程序 70 分	1. 根据 PDA 显示医嘱，准备用物，核对用物的名称、质量、有效期等，查看医嘱及知情同意书。携用物至患者床旁，确认患者身份：反问-回应-核对-确认，并使用 PDA 扫描患者腕带	2	① 未核对医嘱扣 0.5 分； ② 未检查物品扣 0.5 分； ③ 未确认身份扣 1 分
	2. 解释操作目的、方法，告知患者穿刺过程中配合的注意事项，将清洁治疗巾垫于穿刺手臂下，患者戴口罩、帽子，连接心电监护三导联设备（观察心电波形）	4	① 未解释操作目的、方法及未告知患者穿刺过程中配合的注意事项扣 1 分； ② 未将清洁治疗巾垫于患者穿刺手臂下扣 1 分； ③ 患者未戴口罩、帽子扣 1 分； ④ 未连接心电监护设备扣 1 分
	3. 使用血管超声仪评估、选择合适的静脉和导针器型号（首选贵要静脉，次选肘正中静脉或头静脉），在穿刺部位上 10 cm 处扎止血带，确定最佳穿刺静脉，松开止血带	5	① 静脉选择不当扣 1 分； ② 导针器型号选择不当扣 1 分； ③ 扎止血带位置不正确扣 1 分； ④ 未确定最佳穿刺静脉扣 1 分； ⑤ 未松开止血带扣 1 分

项目	操作规程	分值	评分标准
操作程序 70分	4. 测量定位： ① 患者去枕平卧，穿刺侧上肢外展与躯干成 90°； ② 测量置管长度：从预穿刺点沿静脉走向至右胸锁关节，向下至第 3 肋间的长度，即为预置达上腔静脉的长度； ③ 测量臂围：分别于肘窝上 10 cm 处测量双侧上臂围； ④ 记录测量的数值	4	① 未摆合适体位，未将穿刺侧上肢外展与躯干成 90°扣 1 分； ② 测量置管长度方法不正确扣 1 分； ③ 测量臂围方法不正确扣 1 分； ④ 未记录测量的数值扣 1 分
	5. 皮肤消毒： ① 洗手，打开 PICC 穿刺包外层包布，戴无菌手套，打开内层包布；	2	① 未洗手扣 1 分； ② 打开 PICC 穿刺包方法不正确扣 1 分
	② 以预穿刺点为中心消毒全臂皮肤，用 2%葡萄糖酸氯己定乙醇溶液消毒 3 遍（或用 75%乙醇＋2%碘酊分别消毒 3 遍，或用 75%乙醇＋0.5%碘伏分别消毒 3 遍），顺序为顺-逆-顺，待干，将一块治疗巾铺于穿刺肢体下，放置无菌止血带	6	① 选取消毒液不正确扣 1 分； ② 消毒范围不正确扣 1 分； ③ 消毒顺序不正确扣 1 分； ④ 未待干扣 1 分； ⑤ 未铺治疗巾于穿刺肢体下扣 1 分； ⑥ 未放止血带扣 1 分
	6. 建立无菌区： ① 摘去手套，免冲洗手消毒剂消毒手，穿无菌手术衣，更换无粉无菌手套（若为有粉手套，以 0.9%氯化钠注射液冲洗手套上的滑石粉，指尖向上自然待干）；	3	① 未消毒手扣 1 分； ② 穿无菌手术衣扣 1 分； ③ 未戴手套扣 1 分
	② 用无菌大单覆盖患者，铺治疗巾及孔巾，保证无菌屏障最大化；	2	① 未铺无菌大单覆盖患者扣 1 分； ② 未铺治疗巾及孔巾扣 1 分
	③ 将 PICC 穿刺套件及所需无菌用物置于无菌区域；	1	放置 PICC 穿刺套件及所需无菌用物位置不正确扣 1 分
	④ 按无菌原则套上无菌血管超声仪探头罩，用无菌橡皮圈妥善固定；	1	未按无菌原则套超声探头扣 1 分
	⑤ 将腔内心电定位使用的鱼尾夹一端接在 PICC 导管尾端的金属导丝上，另一端由助手连接在心电监护的 RA 导联上	1	心电导线连接不正确扣 1 分

项目	操作规程	分值	评分标准
	7. 取 20 mL 注射器抽吸 0.9%氯化钠注射液,根据需要用 1 mL 注射器抽吸 2%利多卡因 0.5 mL、20 mL 注射器抽取肝素盐水,备用	2	① 抽吸方法不正确扣 1 分; ② 造成污染扣 1 分
	8. 预冲、检查导管:用 0.9%氯化钠注射液先预冲导管,检查导管的完整性,再湿润导管表面,激活导管瓣膜,预冲连接器、输液接头、穿刺针	2	① 未预冲导管扣 0.5 分; ② 未检查导管的完整性扣 0.5 分; ③ 未预冲连接器、输液接头、穿刺针各扣 0.5 分,扣完为止
	9. 根据需要,以 2%利多卡因局部麻醉穿刺点	1	局部麻醉方法不正确扣 1 分
操作程序 70 分	10. 穿刺: ① 选择与血管深度符合的导针架紧密安装到探头上; ② 扎止血带,嘱患者握拳,使静脉充盈,穿刺点涂抹少量无菌耦合剂,用超声探头再次定位血管; ③ 将穿刺针放入导针架,针尖斜面朝向探头,确保穿刺针针尖在导针架内,将探头垂直于预穿刺血管上,使屏幕的圆点标记在预穿刺血管中心; ④ 边看超声仪屏幕,边缓慢穿刺,观察针鞘中的回血; ⑤ 见回血后握住穿刺针,使针与导针架分离; ⑥ 降低穿刺针角度,将导丝沿穿刺针送入血管 10~15 cm,松止血带; ⑦ 将穿刺针缓慢回撤,只留下导丝在血管中; ⑧ 在穿刺点旁局麻,使用插管鞘的内鞘扩张穿刺点; ⑨ 将扩张器及导入鞘沿导丝缓慢送入血管,并在下方垫无菌纱布; ⑩ 按压穿刺点及导入鞘前方,将导丝及扩张器一同撤出	10	一项未做到或不正确扣 1 分

项目	操作规程	分值	评分标准
操作程序 70分	11. 置入导管： ① 固定好导入鞘,将导管沿导入鞘缓慢、匀速地推进至腋静脉(约15 cm)； ② 嘱患者下颌靠近穿刺侧肩膀,导管顺利通过后,头颈恢复原位； ③ 缓慢置入PICC导管的同时观察心电图P波的变化,当出现P波增高代表PICC导管头端至右心房窦房结,P波电位达到Q波一半时表示PICC导管至右心房-停顿-缓慢撤管2～3 cm,同步观察心电图P波恢复正常时,停撤导管,退出插管鞘,撤PICC金属导丝	3	一项不符合要求扣1分
	12. 体外保留6 cm导管,以无菌剪刀垂直修剪导管,安装导管连接器,用20 mL注射器抽吸回血,见回血后立即用0.9%氯化钠注射液脉冲式冲管,正压封管,安装输液接头	6	① 导管体外保留未达5～7 cm扣1分； ② 未垂直修剪导管扣1分； ③ 未安装导管连接器扣1分； ④ 未抽吸回血扣1分； ⑤ 未用0.9%氯化钠注射液脉冲式冲管扣1分； ⑥ 未安装输液接头扣1分
	13. 固定导管： ① 移去孔巾,用生理盐水纱布清洁穿刺点周围皮肤； ② 将体外导管呈U形放置； ③ 在穿刺点上放置2 cm×2 cm小方块纱布或藻酸盐敷料； ④ 用10 cm×12 cm无菌透明敷贴无张力粘贴,用胶带1横贴在外露导管的连接器上及无菌透明敷贴下缘,胶带2蝶形交叉固定连接器,胶带3横向固定在胶带2之上； ⑤ 注明穿刺日期、时间及操作者的指示胶带贴透明敷贴下缘,必要时弹力绷带包扎	5	① 未移去孔巾,未用生理盐水纱布清洁穿刺点周围皮肤扣1分； ② 未将体外导管呈U形放置扣1分； ③ 未放置小方块纱布或藻酸盐敷料扣1分； ④ 粘贴无菌透明敷贴及胶带方法不正确扣1分； ⑤ 未将注明穿刺日期、时间及操作者的指示胶带贴透明敷贴下缘扣1分

续表

项目	操作规程	分值	评分标准
操作程序 70 分	14. 协助患者取舒适卧位,整理床单位,向患者交代注意事项。整理用物,垃圾分类处理,脱手套,脱手术衣,洗手	4	① 未协助病人取舒适卧位扣 0.5 分; ② 未整理床单位扣 0.5 分; ③ 未交代注意事项扣 2 分; ④ 未整理用物扣 0.5 分; ⑤ 未洗手扣 0.5 分
	15. 必要时行 X 线检查,对比腔内心电定位下的导管尖端位置	2	未确定导管尖端位置扣 2 分
	16. 在执行单上签名及填写执行时间,将导管条形码粘贴于知情同意书上,书写护理记录及置管维护记录	4	① 未签名和填写执行时间扣 1 分; ② 未贴条形码扣 1 分; ③ 未书写护理记录及置管维护记录各扣 1 分
提问 10 分	1. 目的: ① 提供中长期静脉输液通道; ② 减少反复静脉穿刺带来的痛苦,以保护病人外周静脉	4	① 不会回答扣 4 分; ② 回答不全面扣 2 分; ③ 回答较全面扣 1 分
	2. 注意事项: ① 严格遵循无菌操作技术及手卫生操作规程; ② 超声下评估血管时,注意严格区分动静脉,避免误穿动脉; ③ 测量长度要准确,避免导管进入右心房引起心律失常; ④ 穿刺成功送入导丝时,动作轻柔,确保导丝无卷曲,导丝不得反方向送入; ⑤ 对于患有慢性肾病 4、5 期的患者,避免使用适合血液透析血管通路放置的前臂和上臂血管; ⑥ 如送管困难,不可强行送管; ⑦ 应轻柔抽去导丝,以免导管及导丝的完整; ⑧ 禁用小于 10 mL 的注射器,以免损坏导管; ⑨ 禁止在导管上贴胶带;	6	① 不会回答扣 6 分; ② 回答不全面扣 3 分; ③ 回答较全面扣 1 分

续表

项目	操作规程	分值	评分标准
提问 10 分	⑩ 透明敷料应全部覆盖体外导管及导管固定器； ⑪ PICC 置管应使用无菌手套，如使用有粉无菌手套必须在接触导管前用 0.9%氯化钠注射液冲洗无菌手套并待干		
总分		100	
整体评价	1. 操作规范、熟练，体现人文关怀		不扣分
	2. 操作规范、欠熟练，人文关怀欠缺		扣 2～5 分
	3. 操作不规范、不熟练，未体现人文关怀		扣 5～10 分
得分			

九、新生儿 PICC 置管操作规程及评分标准

项目	操作规程	分值	评分标准
操作准备 10 分	1. 护士准备：衣帽整洁，剪指甲，洗手，戴口罩、圆帽	2	① 衣帽不整洁扣 0.5 分； ② 指甲长扣 0.5 分； ③ 未洗手，未戴口罩、圆帽扣 1 分
	2. 用物准备： ① PICC 导管套件(1.9Fr)1 套； ② PICC 穿刺包：无菌手术衣 1 件、无菌大单 1 块、无菌治疗巾 4 块、无菌孔巾 1 块、无菌剪刀 1 把、无菌治疗碗 2 个、无菌弯盘 1 个、无菌止血带 1 根、无菌纱布敷料若干、无菌棉签若干； ③ 其他：消毒剂(0.5%碘伏 1 瓶、75%乙醇 1 瓶)、无菌无粉手套 4 副、无菌透明敷贴(6 cm×7 cm)1 张、无菌输液胶贴 1 张、无菌输液接头 1 只、无菌 10 mL 注射器 1 支、无菌 20 mL 注射器 1 支、0.9%氯化钠注射液 250 mL、清洁治疗巾 1 块、免冲洗手消毒剂 1 瓶、卷尺 1 把、胶带 1 卷、弹力绷带 1 卷、皮肤保护剂 1 片(建议使用)、记录单 1 份、笔 1 支、治疗车、锐器盒、心电监护仪、抢救车、抢救仪器、PDA	8	缺一项扣 0.5 分，扣完为止

项目	操作规程	分值	评分标准
评估 10分	1. 患儿评估: ① 病情、意识状态、生命体征、局部皮肤及血管情况;	4	每缺一项扣1分
	② 血常规、凝血功能、心肺功能、免疫十项;	2	每缺一项扣0.5分
	③ 向家属解释置管目的和必要性及可能出现的并发症,签署置管知情同意书	2	① 未向家属解释置管目的和必要性及可能出现的并发症扣1分; ② 未评估是否签署置管知情同意书扣1分
	2. 环境评估:清洁无尘,光线充足,安静安全,减少人员走动	2	未评估扣环境2分
操作程序 70分	1. 根据PDA显示医嘱,准备用物,核对用物的名称、质量、有效期等,查看医嘱及知情同意书。携用物至患儿床旁,使用PDA扫描患儿腕带,确认患儿身份	2	① 未核对医嘱扣0.5分; ② 未检查物品扣0.5分; ③ 未确认身份扣1分
	2. 选择合适的静脉(首选贵要静脉,次选肘正中静脉或头静脉),在穿刺部位上方扎止血带,确定最佳穿刺静脉,松开止血带	3	① 静脉选择不当扣1分; ② 未确定最佳穿刺静脉扣1分; ③ 未松开止血带扣1分
	3. 测量、定位: ① 上腔静脉置管测量方法:患儿平卧位,穿刺手臂摆成90°,从预穿刺点沿静脉走向测量,测量穿刺点至上腔静脉距离(自穿刺点至右胸锁关节再向下折返至第3肋间的长度),测量双侧臂围(臂围:肘部横纹上3 cm处,绕上臂一周); ② 下腔静脉置管测量方法:患儿平卧位,下肢与躯干同一直线上,测量穿刺点至腹股沟中点再经脐至剑突连线的长度,测量双侧腿围(穿刺点到膝关节连线中点处腿围); ③ 记录测量值	7	① 测量方法不准确扣5分; ② 未记录测量值扣2分

项目	操作规程	分值	评分标准
操作程序 70 分	4. 皮肤消毒： ① 洗手，打开 PICC 穿刺包外层包布，戴无菌手套，打开内层包布； ② 以预穿刺点为中心按照无菌原则进行穿刺部位消毒（以穿刺点为中心，上至肩胛、腋窝，下至手掌、指尖，做整个肢体消毒），乙醇 1 遍（皮脂多时可消毒 2～3 遍）、碘伏 3 遍，顺序为顺-逆-顺，待干，将一块治疗巾铺于穿刺肢体下，助手戴无菌手套后固定消毒肢体	7	① 未洗手扣 1 分； ② 打开 PICC 穿刺包方法不正确扣 1 分； ③ 选取消毒液不正确扣 1 分； ④ 消毒范围不正确扣 1 分； ⑤ 消毒顺序不正确扣 1 分； ⑥ 未待干扣 1 分； ⑦ 未铺治疗巾于穿刺肢体下扣 1 分
	5. 建立无菌区： ① 摘去手套，免冲洗手消毒剂消毒手，穿无菌手术衣，更换无粉无菌手套（若为有粉手套，以 0.9% 氯化钠注射液冲洗手套上的滑石粉，指尖向上自然待干）； ② 铺无菌治疗巾覆盖患儿，铺孔巾（将患儿手臂从孔巾洞中伸出放在巾上），建立最大化无菌屏障	5	① 未消毒手扣 1 分； ② 未穿无菌手术衣扣 1 分； ③ 未更换手套扣 1 分； ④ 未铺无菌治疗巾覆盖患儿扣 1 分； ⑤ 未铺孔巾扣 1 分
	6. 预冲、检查、修剪导管： ① 将 PICC 穿刺套件及所需无菌用物置于无菌区域； ② 注射器抽吸 0.9% 氯化钠注射液预冲无针输液接头、穿刺针及 PICC 导管，检查导管功能，以确保导管无损伤及无缺陷； ③ 与助手核对测量刻度后用切割器修剪导管	6	① 未预冲输液接头、穿刺针扣 1 分； ② 未预充导管扣 1 分； ③ 未检查导管的完整性扣 2 分； ④ 未修剪导管扣 2 分
	7. 实施穿刺： ① 在穿刺静脉上方扎止血带，使静脉充盈； ② 取下穿刺针外保护套，检查穿刺鞘完好，绷紧皮肤，穿刺针与皮肤成 10°～20° 夹角进针，见回血后停止进针以防刺破静脉后壁，放低穿刺针角度推入外鞘少许，确保穿刺针的外鞘也进入血管，松止血带，左手中指可按压穿刺鞘前端静脉减少出血，撤出穿刺针	10	① 未扎止血带扣 2 分； ② 一次穿刺不成功扣 8 分

项目	操作规程	分值	评分标准
操作程序 70分	8. 置入导管： ① 穿刺者左手固定患儿穿刺肢体及穿刺鞘，右手用镊子将PICC导管自穿刺鞘内匀速、轻柔地推进，置入导管至肩部时，助手协助患儿头偏向穿刺侧，下颌抵锁骨上缘(下肢静脉穿刺置管导管置入股静脉时，助手将患儿对侧肢体屈曲，膝盖紧贴腹部)，将导管缓慢送入至预定长度； ② 抽回血后脉冲式冲管，指压套管前端静脉固定导管，退出并撕裂穿刺鞘，轻柔地将剩余导管送至预定长度； ③ 导管末端连接输液接头，用0.9%氯化钠注射液注射器抽吸回血，脉冲式冲洗导管确定导管是否通畅，正压封管	10	① 送管不规范扣4分； ② 未抽回血扣1分； ③ 未脉冲式冲管扣1分； ④ 未退出并撕裂穿刺鞘，将剩余导管送至预定长度扣2分； ⑤ 未连接输液接头扣1分； ⑥ 未脉冲式冲洗导管确定导管是否通畅并正压封管扣1分
	9. 固定导管： ① 用无菌纱布按压穿刺点止血，生理盐水纱布清除导管及穿刺点周围皮肤血迹，待干(可以避开穿刺点涂抹皮肤保护剂)； ② 将体外导管放置呈流畅的弯曲，用胶带1固定圆盘，在穿刺点上方放置小纱布或止血敷料吸收渗血，无菌透明敷贴无张力固定导管，用胶带2从圆盘下交叉固定，胶带3再固定圆盘，透明敷贴外标记置管者、置管日期及时间； ③ 敷贴外可使用弹力绷带适当加压固定穿刺点，防止穿刺点渗血； ④ 移去孔巾和治疗巾	10	① 未用无菌纱布按压穿刺点止血，生理盐水纱布清除导管及穿刺点周围皮肤血迹扣2分； ② 导管固定方法不准确扣2分； ③ 未标记置管者、置管日期及时间扣2分； ④ 敷贴外未使用弹力加压固定穿刺点，防止穿刺点渗血扣2分； ⑤ 未移去孔巾和治疗巾扣2分
	10. 操作后处理： ① 整理用物及床单位，妥善安置患儿； ② 分类处理医疗垃圾； ③ 洗手； ④ X线摄片确定导管尖端位置； ⑤ 记录：导管的型号、规格、批号、穿刺静脉的名称、双上臂围或腿围、穿刺过程是否顺利、置入导管的长度及外露长度、X线摄片显示的导管位置	10	① 未整理用物及床单位，未妥善安置患儿扣2分； ② 未分类处理医疗垃圾扣2分； ③ 未洗手扣2分； ④ 未进行X线摄片确定导管尖端位置扣2分； ⑤ 未记录扣2分

项目	操作规程	分值	评分标准
提问 10 分	1. 目的： ① 建立静脉通路，便于抢救； ② 为中长期静脉输液患儿保留静脉通路，保护患儿血管； ③ 避免反复穿刺，减轻患儿痛苦； ④ 输注各种药物、血制品、静脉营养液，尤其是刺激性强的药物； ⑤ 抽取血标本； ⑥ 降低药物外渗并发症的发生率	4	① 不会回答扣 4 分； ② 回答不全面扣 2 分； ③ 回答较全面扣 1 分
	2. 注意事项： ① 具有 PICC 置管操作资质的人员，方可进行独立置管操作； ② 严格遵循无菌技术及手卫生操作规程，做到最大化无菌屏障； ③ 置管首选贵要静脉，次选肘正中静脉，后选头静脉、下肢大隐静脉、聚浅静脉等； ④ 测量长度要准确，避免导管进入右心房引起心律失常； ⑤ 接触 PICC 套件前戴无粉无菌手套，并用无菌氯化钠注射液冲洗手套； ⑥ 送管时动作轻柔，如送管困难，不可强行送管，以免损伤血管内膜； ⑦ 禁用小于 10 mL 的注射器冲封管，以免损伤导管，脉冲式冲管和正压封管； ⑧ 置管后常规行影像学定位检查，确定导管尖端在上腔静脉内，方可使用导管； ⑨ 置管后详细记录置管时间、穿刺的血管、导管置入体内长度、导管体外长度、导管尖端位置、穿刺点出血情况等	6	① 不会回答扣 6 分； ② 回答不全面扣 3 分； ③ 回答较全面扣 1 分
总分		100	
整体评价	1. 操作规范、熟练，体现人文关怀		不扣分
	2. 操作规范、欠熟练，人文关怀欠缺		扣 2～5 分
	3. 操作不规范、不熟练，未体现人文关怀		扣 5～10 分
得分			

十、PICC维护操作规程及评分标准

项目	操作规程	分值	评分标准
操作准备 10分	1. 护士准备:衣帽整洁,剪指甲,洗手,戴口罩、圆帽	2	① 衣帽不整洁扣0.5分; ② 指甲长扣0.5分; ③ 未洗手扣0.5分; ④ 未戴口罩、圆帽扣0.5分
	2. 物品准备:治疗车、PICC换药包1个(从上至下摆放:垫巾1个、手套1副、乙醇棉片1片、纱布2块、手套1副、乙醇棒1包、碘伏棒1包、敷贴胶布2片、10 cm×12 cm透明敷贴1张)、10 mL 0.9%氯化钠注射液2支及10 mL注射器2支或预冲式导管冲洗器2支、稀释肝素液(10 U/mL)1瓶、0.5%碘伏、75%乙醇、无菌棉签1包、输液接头1个、导管固定器1个、记号笔、PDA	8	缺一项扣0.5分,扣完为止
评估 10分	1. 患者评估: ① 病情、意识状态、合作程度;	3	① 未评估病情扣1分; ② 未评估识意状态扣1分; ③ 未评估合作程度扣1分
	② 导管体外长度、导管留置及维护日期、穿刺点局部情况、贴膜情况、查阅上次维护记录	5	① 未评估导管体外长度扣1分; ② 未评估导管留置时间扣1分; ③ 未评估维护日期扣1分; ④ 未评估穿刺点局部情况扣1分; ⑤ 未评估贴膜情况扣1分
	2. 环境评估:清洁无尘,光线良好,注意保护患者隐私,温度适宜,冬天注意保暖	2	① 温度不适宜扣0.5分; ② 环境不清洁,人员过多扣1分; ③ 未保护患者隐私扣0.5分

项目	操作规程	分值	评分标准
操作程序70分	1. 核对解释： ① 根据 PDA 显示医嘱，准备用物，核对用物的名称、质量、有效期等； ② 携用物至患者床旁，确认患者身份：反问-回应-核对-确认，并使用 PDA 扫描患者腕带； ③ 解释操作目的及配合要求	2	① 未核对用物扣 0.5 分； ② 未确认身份扣 0.5 分； ③ 未解释扣 1 分
	2. 检查局部： ① 协助患者取舒适体位，暴露穿刺部位； ② 检查穿刺点有无触痛及分泌物	4	① 未协助患者取舒适体位扣 1 分； ② 未暴露穿刺部位扣 1 分； ③ 未检查穿刺点扣 2 分
	3. 测量臂围： ① 打开换药包，在穿刺肢体下铺垫巾； ② 用卷尺测量肘窝上 10 cm 处臂围并记录	4	① 穿刺肢体下未铺垫巾扣 2 分； ② 测量臂围方法不正确扣 1 分； ③ 未记录扣 1 分
	4. 更换输液接头： ① 揭开固定输液接头的胶布，手消毒、去除胶痕，用 75%乙醇棉签清洁输液接头下皮肤；	3	① 撕胶布手法不正确扣 1 分； ② 未去除胶痕扣 1 分； ③ 未清洁输液接头下皮肤扣 1 分
	② 消毒手，打开预冲注射器，释放压力，或抽取 0.9%氯化钠注射液预冲输液接头；	3	① 未消毒手扣 1 分； ② 未预冲输液接头扣 2 分
	③ 手消毒，戴清洁手套，75%乙醇棉片"口"字状撕开备用，卸下旧接头，75%乙醇棉片包裹消毒导管接口，擦拭横截面，机械性用力擦拭接口周边 15 秒	6	① 消毒导管接头方法不正确扣 2 分； ② 未更换接头扣 4 分
	5. 评估、冲洗导管： ① 回抽回血，判断导管的通畅性；	2	未抽回血扣 2 分
	② 用预冲注射器（或抽好 10 mL 0.9%氯化钠注射液的注射器）脉冲方式冲洗导管；	2	未脉冲方式冲洗导管扣 2 分

续表

项目	操作规程	分值	评分标准
操作程序 70分	③ 实行正压封管;	2	未实行正压封管扣2分
	④ 脱手套	2	未脱手套扣2分
	6. 撕除透明敷料、拆除导管固定器:		
	① 0°角自下而上平拉去除原有透明敷料	1	撕去透明敷料手法不正确扣1分
	② 用75%乙醇棉签充分浸润、溶解固定导管固定器装置下方的粘合剂;	2	未用75%乙醇棉签充分浸润、溶解固定导管固定器装置下方的粘合剂扣2分
	③ 卸除旧的导管固定器,先移除导管,取下导管固定器,不污染穿刺点,不牵拉导管,脱去清洁手套,手消毒将新导管固定器放置在换药包内,戴无菌手套	7	① 未消毒手扣2分; ② 未将导管固定器投入换药包扣2分; ③ 未戴无菌手套扣2分; ④ 拆除旧导管固定器手法不正确扣1分
	7. 消毒皮肤及导管:		
	① 左手持纱布覆盖在输液接头处轻轻向上提起导管,右手持75%乙醇棉棒一根,避开穿刺点直径1 cm处消毒,范围:以穿刺点为中心直径＞20 cm,再取第二、第三根75%乙醇棉棒同样的方法消毒皮肤,方向:顺-逆-顺;	5	① 未提起导管扣1分; ② 用75%乙醇消毒面积不正确扣2分; ③ 用75%乙醇消毒手法不正确扣2分
	② 乙醇完全待干后,取0.5%碘伏棉棒一根,放平导管,以穿刺点为中心消毒皮肤及导管,取第二、第三根0.5%碘伏棉棒同样的方法消毒皮肤及导管,范围:以穿刺点为中心直径＞20 cm,方向:顺-逆-顺,待干	5	① 用0.5%碘伏消毒导管面积不正确扣2分; ② 用0.5%碘伏消毒导管手法不正确扣2分; ③ 未待干扣1分
	8. 导管固定器固定导管:		
	① 导管出皮肤处逆血管方向摆放呈U形;	1	导管出皮肤处逆血管方向摆放不正确扣1分
	② 在摆放导管固定器处涂抹皮肤保护剂,待干15秒;	1	未涂保护剂扣1分

项目	操作规程	分值	评分标准
操作程序 70分	③ 按导管固定器上箭头所示方向(指向穿刺点)摆放导管固定器;	2	导管固定器摆放位置不正确扣2分
	④ 将导管安装导管固定器的立柱上,锁定纽扣,依次撕除导管固定器的背胶纸,将导管固定器贴在皮肤上	2	导管固定器固定不牢固扣2分
	9. 粘贴透明敷料:		
	① 无张力粘贴 10 cm×12 cm 透明敷料自穿刺点开始塑形(应完全覆盖导管固定器);	2	未按照无张力粘贴透明敷料扣2分
	② 胶带蝶形交叉固定透明敷料下缘,再以胶带横向固定蝶形交叉,胶带横向固定延长管,高举平台固定输液接头;	2	胶带固定方法不正确扣2分
	③ 在记录胶带上标注置管日期、操作者姓名及日期、PICC 名称,并贴于透明敷料下(或上)缘;	4	① 胶带上未标注操作者姓名扣1分; ② 胶带上未标注操作日期扣1分; ③ 胶带上未标注置管日期扣1分; ④ 记录胶带未贴于透明敷料下(或上)缘扣1分
	10. 操作后处理:		
	① 按医疗废物分类处理用物,脱手套;	2	① 未整理用物扣1分; ② 未脱手套扣1分
	② 整理床单位,向患者交代带管注意事项;	2	① 未整理床单位扣1分; ② 未向患者交代带管注意事项扣1分
	③ 洗手、记录	2	① 未洗手扣1分; ② 未记录扣1分
提问 10分	1. 目的: ① 预防 PICC 导管感染、堵管; ② 保障导管使用时间	4	① 不会回答扣4分; ② 回答不全面扣2分; ③ 回答较全面扣1分

项目	操作规程	分值	评分标准
提问 10 分	2. 注意事项： ① 严格无菌操作技术,严格消毒局部皮肤,保证最大无菌化屏障； ② 操作时动作轻柔,暴露在体外的导管可采取 U、L、C 形固定,可有效防止导管移动； ③ 使用 10 mL 以上注射器脉冲式冲洗管道,因脉冲可产生正、负压或涡流,可有力地将黏附在导管壁上的内容物冲洗干净； ④ 不得使用 10 mL 以下注射器注药或冲管； ⑤ 加强健康宣教,妥善固定导管,以免静脉炎、血栓、出血、导管脱出等并发症发生	6	① 不会回答扣 6 分； ② 回答不全面扣 3 分； ③ 回答较全面扣 1 分
总分		100	
整体评价	1. 操作规范、熟练,体现人文关怀		不扣分
	2. 操作规范、欠熟练,人文关怀欠缺		扣 2～5 分
	3. 操作不规范、不熟练,未体现人文关怀		扣 5～10 分
得分			

十一、CVC 维护操作规程及评分标准

项目	操作规程	分值	评分标准
操作准备 10 分	1. 护士准备:衣帽整洁,修剪指甲	2	① 衣帽不整洁扣 1 分； ② 指甲长扣 1 分
	2. 物品准备:治疗车、中心静脉换药包、10 mL 预冲式导管冲洗器 1 支、棉签 1 包、75％乙醇、输液接头、PDA、弯盘,必要时备稀释肝素液（10 U/mL）、导管固定器、锐器盒	8	缺一项扣 1 分,扣完为止

项目	操作规程	分值	评分标准
评估 10 分	1. 患者评估： ① 病情、意识状态、合作程度；	3	① 未评估病情扣 1 分； ② 未评估识意状态扣 1 分； ③ 未评估合作程度扣 1 分
	② 导管置入长度、导管留置及维护日期、穿刺点局部情况、贴膜情况	5	① 未评估导管长度扣 1 分； ② 未评估导管留置时间扣 1 分； ③ 未评估维护日期扣 1 分； ④ 未评估穿刺点局部情况扣 1 分； ⑤ 未评估贴膜情况扣 1 分
	2. 环境评估：清洁无尘，光线良好，温度适宜，环境能保护患者隐私	2	① 环境不清洁扣 0.5 分； ② 光线不好扣 0.5 分； ③ 温度不适宜扣 0.5 分； ④ 环境不能保护患者隐私扣 0.5 分
操作程序 70 分	1. 洗手，戴口罩	2	① 未洗手扣 1 分； ② 未戴口罩扣 1 分
	2. 根据 PDA 显示医嘱，准备用物，检查物品的名称、质量、有效期等	3	① 未核对医嘱扣 1 分； ② 未检查物品的质量扣 1 分； ③ 未检查物品有效期扣 1 分
	3. 携用物至患者床旁，确认患者身份：反问-回应-核对-确认，并使用 PDA 扫描患者腕带。解释操作目的及配合要求	5	① 未携用物至床旁扣 1 分； ② 未核对患者扣 2 分； ③ 未解释扣 2 分
	4. 嘱患者头偏向对侧（或大腿外展），暴露穿刺部位，观察穿刺点局部有无红、肿、渗血、渗液及触痛，在穿刺肢体下铺垫巾	4	① 未暴露穿刺部位扣 1 分； ② 未观察穿刺点扣 2 分； ③ 未铺垫巾扣 1 分
	5. 去除固定输液接头的胶布，用 75% 乙醇棉签去除胶迹	2	① 未去除胶布扣 1 分； ② 未去除胶迹扣 1 分
	6. 洗手，取出预充注射器，释放阻力，连接输液接头，排气备用	3	① 未洗手扣 1 分； ② 释放阻力不正确扣 0.5 分； ③ 安装接头不正确扣 0.5 分； ④ 未排气扣 1 分

项目	操作规程	分值	评分标准
操作程序 70 分	7. 取下原有输液接头,手消毒,戴手套,用 75% 乙醇棉片擦拭消毒导管末端 15 秒(横断面及螺口外面均要消毒)	5	① 未取下输液接头扣 1 分; ② 未洗手扣 1 分; ③ 未戴手套扣 1 分; ④ 未消毒导管横断面扣 1 分; ⑤ 未消毒螺口扣 1 分
	8. 抽回血,判断导管的通畅性,用预冲注射器脉冲方式冲洗导管,正压封管(必要时使用稀释肝素封管)	6	① 未抽回血扣 2 分; ② 冲洗导管方法不正确扣 2 分; ③ 未正压封管扣 2 分
	9. 脱手套,去除原有贴膜(沿导管向心方向,避免牵动导管)	5	① 未脱手套扣 1 分; ② 去除贴膜方法不正确扣 2 分; ③ 导管移位扣 2 分
	10. 再次评估穿刺点皮肤及导管情况	2	① 未再评估穿刺点皮肤扣 1 分; ② 未再评估导管扣 1 分
	11. 洗手,戴无菌手套,用无菌纱布提起导管接头,用 75% 乙醇棉签以穿刺点为中心消毒皮肤 3 遍,顺序为顺-逆-顺,范围大于 20 cm×20 cm,避开穿刺点 1 cm 及导管,待干	9	① 未洗手扣 1 分; ② 未戴无菌手套扣 1 分; ③ 75% 乙醇消毒皮肤方法不正确每遍扣 2 分; ③ 未待干扣 1 分
	12. 用 0.5% 碘伏棉签按压穿刺点 3～5 秒,以穿刺点为中心环形消毒皮肤及导管 3 遍(方法同上),待干	9	① 未消毒穿刺点扣 2 分; ② 碘伏消毒皮肤方法不正确,每遍扣 2 分; ③ 未待干扣 1 分
	13. 固定:使用导管固定器固定外露导管,10 cm×12 cm 透明敷贴无张力固定,取出第一条免缝胶带横贴在外露导管及透明敷贴下缘,第二条胶带蝶形交叉固定在透明敷贴上,第三条胶带横贴于透明敷贴上	5	① 贴透明敷贴方法不正确扣 2 分; ② 固定胶带方法不正确,每条扣 1 分
	14. 标识胶带注明置管日期、更换日期及操作者姓名	3	① 注明置管日期扣 1 分; ② 未注明更换日期扣 1 分; ③ 未注明操作者姓名扣 1 分

项目	操作规程	分值	评分标准
操作程序 70分	15. 安置舒适体位,交代注意事项	4	① 未安置舒适体位扣2分; ② 未交代注意事项扣2分
	16. 整理用物,洗手,记录	3	① 未整理用物扣1分; ② 未洗手扣1分; ③ 未记录扣1分
提问 10分	1. 目的: ① 保持导管通畅; ② 预防感染	4	① 不会回答扣4分; ② 回答不全面扣2分; ③ 回答较全面扣1分
	2. 注意事项: ① 严格执行无菌操作及查对制度; ② 严格消毒穿刺点周围皮肤,范围是以穿刺点为中心,直径至少20 cm; ③ 必须等消毒剂完全自然待干后,才可粘贴透明敷贴; ④ 穿刺后24小时内更换敷料,以后每周更换(包括接头),或在敷料卷边、松动、潮湿、渗血、渗液、污染时及时更换(纱布敷料至少48小时更换一次),无静脉炎或1、2级静脉炎时有处理措施; ⑤ 采用无针连接,输液接头取下、污染、有血渍不能冲净时及时更换,输液器、三通、延长管等输液附属装置需至少24小时更换一次; ⑥ 禁止将导管外部分人为地移入体内; ⑦ 必须使用10 mL及以上无菌注射器冲管,采用脉冲式冲管、正压封管技术,禁用10 mL以下的注射器; ⑧ 每次静脉输液前后及每次输血、白蛋白或TPN等高黏滞性药物后均须用0.9%氯化钠注射液冲管; ⑨ 封管要使用导管容积2倍以上的封管液,禁止输液结束直接使用稀释肝素液冲管及封管,步骤为S-A-S或S-A-S-H,肝素浓度为0~10 U/mL	6	① 不会回答扣6分; ② 回答不全面扣3分; ③ 回答较全面扣1分

续表

项目	操作规程	分值	评分标准
总分		100	
整体评价	1. 操作规范、熟练,体现人文关怀		不扣分
	2. 操作规范、欠熟练,人文关怀欠缺		扣 2~5 分
	3. 操作不规范、不熟练,未体现人文关怀		扣 5~10 分
得分			

十二、植入式输液港(PORT)维护操作规程及评分标准

项目	操作规程	分值	评分标准
操作准备 10 分	1. 护士准备:衣帽整洁,剪指甲,洗手,戴口罩	2	① 衣帽不整洁扣 0.5 分; ② 指甲长扣 0.5 分; ③ 未洗手,未戴口罩扣 1 分
	2. 物品准备:治疗车、导管换药包(内含:治疗巾 2 块或洞巾 1 块、弯盘 1 个、治疗碗 2 只、无菌纱布 2 块、大棉签 8 支)、0.9%氯化钠注射液及稀释肝素液(100 U/mL)、0.5%碘伏、75%乙醇、10 mL 注射器 2 副、无菌手套 1 副、输液港专用无损伤针、无菌敷料、一次性口罩(患者用)、PDA	8	缺一项扣 1 分,扣完为止
评估 10 分	1. 患者评估: ① 年龄、病情、是否合作;	2	未评估年龄、病情、是否合作扣 2 分
	② 检查输液港注射座局部、周边的皮肤及肢体活动情况,有无疼痛;	4	未检查输液港注射座局部、周边的皮肤及肢体活动情况,有无疼痛扣 4 分
	③ 查阅上次维护记录	2	未查阅上次维护记录扣 2 分
	2. 环境评估: 清洁无尘,光线良好,温度适宜,注意保护病人隐私	2	① 病室温度不适宜扣 0.5 分; ② 环境不清洁扣 1 分; ③ 未保护患者隐私扣 0.5 分

项目	操作规程	分值	评分标准
操作程序 70分	1. 根据PDA核对医嘱,核对用物,检查物品的名称、质量、有效期等。携用物至患者床旁,确认患者身份:反问-回应-核对-确认,并使用PDA扫描患者腕带。解释操作目的及配合要求	4	① 未核对医嘱扣0.5分; ② 未检查物品扣0.5分; ③ 未确认身份扣1分; ④ 未解释扣2分
	2. 协助患者取平卧位,充分暴露操作视野,检查注射座局部情况	4	① 未协助取平卧位扣2分; ② 未检查局部情况扣2分
	3. 患者戴口罩,并嘱患者头偏向对侧	2	未做到扣2分
	4. 手消毒,打开导管换药包,将输液港专用无损伤针、无菌透明敷料、注射器、正压输液接头以无菌方法放入包内;备好消毒用75%乙醇棉签、0.5%碘伏棉签	6	① 未消毒手扣2分; ② 违反无菌操作扣4分
	5. 戴无菌手套,用注射器抽吸0.9%氯化钠溶液,连接无损伤针并排气,夹闭无损伤针软管上的小夹子,无菌注射器抽吸稀释肝素液备用	6	① 违反无菌操作扣2分; ② 连接无损伤针及排气不正确扣3分; ③ 准备稀释肝素液扣1分
	6. 75%乙醇棉签以注射座为中心由内而外螺旋式消毒皮肤,范围为20 cm×20 cm,方向为顺时针-逆时针-顺时针,连续3遍,待干	8	① 消毒方法不正确扣3分; ② 消毒范围不符合要求扣3分; ③ 消毒次数不符合要求扣2分
	7. 0.5%碘伏棉签消毒皮肤(方法同上),铺洞巾建立无菌区	8	① 消毒方法不正确扣3分; ② 消毒范围不符合要求扣3分; ③ 消毒次数不符合要求扣2分
	8. 用左手拇指、食指和中指围成三角形将输液港座固定并拱起,嘱患者深吸气后屏气(能减轻疼痛),右手持连接0.9%氯化钠溶液注射器的无损伤针头,将无损伤针垂直插入皮肤,穿过输液港隔膜,直至针尖触到输液港注射座储液槽的底部(出液口背对导管连接口),不要过度绷紧皮肤	10	① 未固定注射座扣4分; ② 插入无损伤针方法不正确扣4分; ③ 不符合无菌操作扣2分

续表

项目	操作规程	分值	评分标准
操作程序 70 分	9. 松开左手,打开小夹子,回抽见回血(不能回抽至输液接头),以 0.9% 氯化钠注射液脉冲式冲管(如果需要输液时可连接输液器进行输液,妥善固定无损伤针头),夹闭小夹子,更换稀释肝素液,正压封管后再次夹闭小夹子	8	① 未打开小夹子和抽回血各扣 1 分; ② 未脉冲式冲管及固定无损伤针头各扣 2 分; ③ 未夹闭小夹子、用稀释肝素液正压封管各扣 1 分
	10. 嘱患者屏住呼吸,左手用无菌纱布稍用力按压注射座,右手垂直向上拔出无损伤针,并检查针头是否完整,无菌纱布按压针眼处片刻,同时观察患者的呼吸、面色及插针部位的皮肤情况	8	① 未用左手用无菌纱布或棉球稍用力按压注射座扣 1 分; ② 未用右手垂直向上拔出无损伤针扣 2 分; ③ 未检查针头是否完整扣 2 分; ④ 未用无菌纱布或棉球按压针眼处片刻扣 2 分; ⑤ 未观察扣 1 分
	11. 拔针后再次消毒穿刺处皮肤,用无菌透明敷料覆盖穿刺点 24 小时以上	2	① 未再次消毒穿刺处皮肤扣 1 分; ② 未用敷料覆盖穿刺点 24 小时以上扣 1 分
	12. 整理用物及床单位,交代注意事项	2	① 未整理用物及床单位扣 1 分; ② 未交代注意事项扣 1 分
	13. 脱手套,洗手,记录	2	① 未洗手扣 1 分; ② 未记录扣 1 分
提问 10 分	1. 目的: ① 输注各种药物、血制品、静脉营养液; ② 抽取血标本; ③ 降低导管相关并发症的发生率	4	① 不会回答扣 4 分; ② 回答不全面扣 2 分; ③ 回答较全面扣 1 分

项目	操作规程	分值	评分标准
提问 10 分	2. 注意事项： ① 严格无菌操作技术，每周更换无损伤针一次，操作时须铺无菌孔巾、无菌手套，严格消毒局部皮肤； ② 无损伤针头从中点垂直刺入，轻柔至底部，避免用力过大导致针头变形出现弯钩； ③ 每次给药前必须抽回血证实无损伤针位于输液港内方可给药，避免药液注入皮下或局部组织，造成局部积液、感染或坏死； ④ 不得使用 10 mL 以下注射器给药，非耐高压的输液港避免推注高压造影剂； ⑤ 密切观察穿刺部位有无渗漏、肿胀； ⑥ 非治疗期间或较长时间不用输液港时，每 4 周封管一次； ⑦ 静脉推注化疗药物时，须边推注药物边检查回血，以防药物渗出血管外损伤邻近组织； ⑧ 使用 2 种以上不同药物时，应使用 10 mL 以上 0.9％氯化钠注射液以脉冲方式对输液港进行适当的冲洗，防止因药物成分不同而产生沉淀； ⑨ 妥善固定无损伤针，以防脱出	6	① 不会回答扣 6 分； ② 回答不全面扣 3 分； ③ 回答较全面扣 1 分
总分		100	
整体评价	1. 操作规范、熟练，体现人文关怀		不扣分
	2. 操作规范、欠熟练，人文关怀欠缺		扣 2～5 分
	3. 操作不规范、不熟练，未体现人文关怀		扣 5～10 分
得分			

十三、脐静脉维护操作规程及评分标准

项目	操作规程	分值	评分标准
操作准备 10分	1. 护士准备:衣帽整洁,修剪指甲	4	① 衣帽不整洁扣2分; ② 指甲长扣2分
	2. 物品准备:治疗车、换药包1个(内含垫巾1个、小纱布、棉签、治疗碗、弯盘)、10 mL 0.9%氯化钠注射液2支及10 mL注射器2支或预冲式导管冲洗器2支、0.5%碘伏、输液接头1个、开口纱布、乙醇棉片、灭菌手套2副、胶布、PDA、锐器盒	6	缺一项扣0.5分,扣完为止
评估 10分	1. 患儿评估: ① 病情、意识状态、生命体征、腹部体征、腹部皮肤完整性、脐带情况;	4	缺一项扣0.5分
	② 导管体外长度,导管留置及维护日期,纱布有无潮湿、脱落、污染等情况,查阅上次维护记录	4	① 未评估导管体外长度扣1分; ② 未评估导管留置及维护日期扣1分; ③ 未评估纱布有无潮湿、脱落、污染等扣1分; ④ 未查阅上次维护记录扣1分
	2. 环境评估:清洁无尘,光线充足,安静安全,减少人员走动	2	未评估扣环境2分
操作程序 70分	1. 洗手,戴口罩	2	① 未洗手扣1分; ② 未戴口罩扣1分
	2. 根据PDA显示医嘱,核对用物	2	未根据医嘱核对用物扣2分
	3. 核对用物的名称、质量、有效期等	3	① 未核对名称扣1分; ② 未核对质量扣1分; ③ 未核对有效期扣1分
	4. 推车携用物至患儿床旁	1	未推车携用物至患儿床旁扣1分
	5. 确认患儿身份:使用PDA扫描患儿腕带,核对患儿	2	未使用PDA核对患儿扣2分

项目	操作规程	分值	评分标准
操作程序 70分	6. 检查局部:协助患儿取舒适体位,暴露脐部穿刺部位。检查患儿脐部有无红、肿、热、痛、渗血、渗液及分泌物	4	① 未协助患儿取舒适体位,暴露脐部穿刺部位扣2分; ② 未检查患儿脐部有无红、肿、热、痛、渗血、渗液及分泌物扣2分
	7. 洗手,打开换药包,在患儿脐部置管处铺垫巾	2	① 未洗手扣1分; ② 未铺垫巾扣1分
	8. 更换输液接头:10 mL注射器抽取0.9%氯化钠注射液5 mL(或打开预冲式导管冲洗器,释放压力),乙醇棉片"口"字状撕开备用,戴手套,用抽好0.9%氯化钠注射液的10 mL注射器(或预冲式导管冲洗器)预充新的输液接头,卸下旧输液接头,乙醇棉片包裹消毒导管接口,机械性用力全方位擦拭15秒,连接新的输液接头	14	① 未抽取0.9%氯化钠注射液(或打开预冲式导管冲洗器,释放压力)扣2分; ② 乙醇棉片未"口"字状撕开备用扣2分; ③ 未戴手套扣2分; ④ 未预冲新的输液接头扣2分; ⑤ 未卸下旧输液接头扣2分; ⑥ 消毒导管接口方法不正确扣2分; ⑦ 未更换新的输液接头扣2分
	9. 评估、冲洗导管:抽回血,判断导管的通畅性,用抽好0.9%氯化钠注射液的10 mL注射器(或预冲式导管冲洗器)脉冲方式冲洗导管,实行正压封管,脱手套	8	① 未抽回血扣2分; ② 未脉冲方式冲洗导管扣2分; ③ 未实行正压封管扣2分; ④ 未脱手套扣2分
	10. 去除固定导管的胶布,去除脐部覆盖的两块纱布,手消毒,戴无菌手套	8	① 未去除固定导管的胶布扣2分; ② 未去除脐部覆盖的两块纱布扣2分; ③ 未进行手消毒扣2分; ④ 未戴无菌手套扣2分
	11. 消毒皮肤及导管:左手持无菌纱布包裹输液接头轻轻向上提起导管,右手持0.5%碘伏棉棒消毒脐部、脐周皮肤及导管,范围:以脐部穿刺点为中心直径>15 cm,再取第二、第三根0.5%碘伏棉棒同样的方法消毒皮肤,方向为顺-逆-顺,待干	8	① 未用无菌纱布包裹输液接头轻轻向上提起导管扣2分; ② 碘伏消毒面积不正确扣2分; ③ 碘伏消毒手法不正确扣2分; ④ 未待干扣2分

续表

项目	操作规程	分值	评分标准
操作程序 70分	12. 纱布覆盖:两块开口纱布交叉固定导管,延伸出的导管环形盘在纱布上,用胶布固定,在记录胶带上标注置管日期、换药日期、操作者姓名,并贴于纱布上	6	① 纱布未交叉固定导管扣2分; ② 管道固定方法不正确扣2分; ③ 记录胶带上未标注置管日期、换药日期、操作者姓名扣2分
	13. 脱手套	2	未脱手套扣2分
	14. 整理床单位,置患儿于舒适体位	2	未整理床单位,未置患儿于舒适体位扣2分
	15. 整理用物	2	未整理用物扣2分
	16. 洗手,记录	4	① 未洗手扣2分; ② 未记录扣2分
提问 10分	1. 目的: ① 预防脐静脉导管堵塞; ② 预防导管相关性血流感染; ③ 保障导管使用时间	4	① 会回答扣4分; ② 回答不全面扣2分; ③ 回答较全面扣1分
	2. 注意事项 ① 严格消毒局部皮肤,保证最大化无菌屏障; ② 操作时动作轻柔,暴露在体外的导管可环形盘绕在纱布上,使用胶布固定,可有效防止导管移动; ③ 使用10 mL及以上注射器脉冲式冲洗导管,正压封管; ④ 禁止使用10 mL以下注射器注药或冲封管; ⑤ 妥善固定导管,注意观察患儿脐带有无脱落的现象,防止导管滑脱	6	① 会回答扣6分; ② 回答不全面扣3分; ③ 回答较全面扣1分
总分		100	

项目	操作规程	分值	评分标准
整体评价	1. 操作规范、熟练,体现人文关怀		不扣分
	2. 操作规范、欠熟练,人文关怀欠缺		扣 2～5 分
	3. 操作不规范、不熟练,未体现人文关怀		扣 5～10 分
得分			

第四节　PICC 拔管操作规程及评分标准

项目	操作规程	分值	评分标准
操作准备 10 分	1. 护士准备:衣帽整洁,修剪指甲、洗手,戴口罩、圆帽	2	一项不规范扣 0.5 分,扣完为止
	2. 用物准备:0.5％碘伏、75％乙醇、消毒棉签、弯盘 1 个、止血带 1 根、无菌透明敷料 1 张、无菌手套 1 副、免冲洗手消毒剂 1 瓶,治疗巾 1 块	8	用物少一件扣 1 分,扣完为止
评估 10 分	1. 患者评估: ① 病情、神志;	2	一项未评估扣 1 分
	② 是否签署拔管知情同意书;	1	一项未评估扣 1 分
	③ 导管留置时间、插管肢体活动情况及穿刺局部皮肤情况;	3	一项未评估扣 1 分
	④ 心理状态及配合程度	2	一项未评估扣 1 分
	2. 环境评估:清洁无尘,光线良好,温湿度适宜	2	一项未评估扣 0.5 分
操作程序 70 分	1. 备齐用物,核对医嘱及患者信息	6	一项未核对扣 2 分
	2. 解释操作及配合要点,取得合作	4	未解释扣 4 分
	3. 洗手	2	未洗手或洗手不规范均扣 2 分
	4. 协助患者取平卧位;穿刺侧手臂外展 90°,暴露置管侧部位,铺治疗巾,止血带放置于患者 PICC 穿刺点上方的部位	6	一项未做到扣 2 分

续表

项目	操作规程	分值	评分标准
操作程序 70分	5. 戴手套	3	未戴手套扣3分
	6. 拆除旧敷料(0°或180°自下而上移除),拆除导管固定装置等	6	拆除敷料、其他固定装置不规范各扣3分
	7. 观察导管连接处及穿刺口有无导管断裂、有无折痕,更换无菌手套,75%乙醇和0.5%碘伏棉签按PICC维护流程进行消毒	8	未观察、未消毒各扣4分
	8. 轻柔缓慢地拔除导管(拔管速度为2~3 cm/s,整根导管拔出时间不少于20秒),禁止暴力牵拉拔除导管	10	拔管不规范扣5分,暴力拔管扣10分
	9. 导管完全拔除的即刻,用无菌棉签按压穿刺点止血;无出血后再次以0.5%碘伏棉签消毒穿刺点及周围皮肤,无菌透明敷料密闭覆盖穿刺点并保留24小时以上,注明拔管日期、时间及操作者	9	一项不规范扣3分
	10. 检查拔除导管的长度与完整性,并告知患者	6	① 未确定导管拔出完整扣3分; ② 未告知患者扣3分
	11. 脱去手套;整理床单元	3	一项不规范扣1.5分
	12. 交代注意事项;嘱患者休息30分钟后再起床活动	4	宣教不符合扣2~4分
	13. 分类处理医疗垃圾,洗手,记录	3	一项做不到扣1分
提问 10分	1. 拔管时机: ① 治疗结束时拔管; ② 出现严重并发症时,必须拔管; ③ 患者或家属强烈要求拔管	4	① 不会回答扣4分; ② 回答不全面扣2分; ③ 回答较全面扣1分
	1. 注意事项: ① 动作轻柔,如导管拔出困难,勿暴力拔管致导管断裂体内; ② 拔出导管需评估其完整性,并请患者或家属确认; ③ 拔管时嘱患者置管侧肢体摆放略低于心脏水平,导管即将完全拔出体外的瞬间嘱患者屏气,预防空气栓塞的发生	6	① 不会回答扣6分; ② 回答不全面扣3分; ③ 回答较全面扣1分
总分		100	

续表

项目	操作规程	分值	评分标准
整体评价	1. 操作规范、熟练,体现人文关怀		不扣分
	2. 操作规范、欠熟练,人文关怀欠缺		扣 2～5 分
	3. 操作不规范、不熟练,未体现人文关怀		扣 5～10 分
得分			

第五节　静脉输血操作规程及评分标准

项目	操作规程	分值	评分标准
操作准备 10 分	1. 护士准备:衣帽整洁,修剪指甲,洗手,戴口罩、手表	2	① 衣帽不整洁扣 0.5 分; ② 指甲长扣 0.5 分; ③ 未洗手扣 0.5 分; ④ 未戴口罩、手表扣 0.5 分
	2. 物品准备: ① 注射盘用物一套(0.5%碘伏、无菌棉签)、输血器、留置针、血液制品(按医嘱准备)、0.9%氯化钠溶液、弯盘、止血带、小垫枕、一次性治疗巾、输液贴、清洁手套、免冲洗手消毒剂、PDA、配发血记录单; ② 锐器盒、生活垃圾桶、医用垃圾桶; ③ 其他:输液架,必要时备小夹板	8	缺一项扣 0.5 分,扣完为止
评估 10 分	1. 患者评估: ① 核对患者,核对配发血记录单与 PDA 显示医嘱一致;	2	① 未核对扣 1 分; ② 未使用 PDA 核对扣 1 分
	② 评估:患者的病情、治疗情况、血型、输血史及过敏史、心理状况及对输血相关知识的了解程度、穿刺部位皮肤、血管状况、自理能力及合作程度、是否签署输血知情同意书、是否排尿或排便;	3	缺一项扣 0.5 分,扣完为止

项目	操作规程	分值	评分标准
评估 10 分	③ 解释:向患者及家属解释输血的目的、方法、注意事项及配合要点	3	① 缺一项扣1分,扣完为止; ② 未解释扣3分
	2. 环境评估:整洁、安静、安全、光线明亮	2	① 不整洁扣0.5分; ② 不安静扣0.5分; ③ 不安全扣0.5分; ④ 光线不明亮扣0.5分
操作程序 70 分	1. 核对医嘱及血液制品: ① 确认患者身份:反问-回应-核对-确认,双人PDA扫描腕带信息和输血袋上的标签码; ② 双人对血液制品进行"三查八对",即查血液的有效期、血液的质量及输血装置是否完好无损,对姓名、床号、住院号、血袋(瓶)号、血型、交叉配血试验的结果、血液的种类、血量; ③ 两人均在输血单上签名	15	① 未双人核对扣2分; ② 未使用PDA扣2分; ③ "三查八对"少一项扣1分,扣完为止; ④ 未签名扣2分
	2. 操作中核对:双人双向再次核对血液,确保无误	8	① 未双人核对扣2分; ② 未双向核对扣2分; ③ 核对信息少一项扣2分; ④ 未再次对血液进行核对和检查扣2分
	3. 建立静脉通道:遵医嘱先输入少量0.9%氯化钠溶液	12	① 穿刺不成功扣10分; ② 未先输入少量0.9%氯化钠溶液扣2分
	4. 摇匀血液:以手腕旋转动作将血袋内的血液轻轻摇匀	2	未摇匀血液或手法不正确扣2分
	5. 连接血袋进行输血:戴手套,打开储血袋封口,常规消毒,将输血器针头从0.9%氯化钠溶液瓶上拔下,插入输血器的输血接口,缓慢将储血袋倒挂于输液架上,观察滴入是否顺畅	9	① 未戴手套扣2分; ② 未消毒储血袋封口扣2分; ③ 储血袋倒挂于输液架过快扣2分; ④ 未观察滴入是否顺畅扣3分
	6. 操作后再次查对	4	操作后查对少一项扣0.5分

项目	操作规程	分值	评分标准
操作程序 70 分	7. 控制和调节滴速：开始输入时速度宜慢，不宜超过 20 d/min，观察 15 分钟无不良反应后再根据病情、年龄及所输血制品的成分调节滴速	6	① 开始输入时速度未调慢扣 2 分； ② 未观察 15 分钟后再调节滴速扣 4 分
	8. 操作后处置： ① 撤去治疗巾、小垫枕，取出止血带，整理床单位，协助患者取舒适卧位； ② 将呼叫器放于患者易取之处，交代注意事项； ③ 用物分类处理； ④ 洗手，记录	8	一项未做到扣 2 分
	9. 定时巡视：输血过程中定时巡视，做到"四看"，询问患者有无不适，观察有无输血反应	6	未定时巡视扣 6 分
提问 10 分	1. 目的： ① 补充血容量，增加有效循环血量，改善心肌功能和全身血液灌流，升高血压，增加心输出量，促进循环，用于失血、失液引起的血容量减少或休克患者； ② 纠正贫血，增加血红蛋白含量，促进携氧功能，用于血液系统疾病引起的严重贫血和某些慢性消耗性疾病的患者； ③ 补充血浆蛋白，增加蛋白质，改善营养状态，维持血浆胶体渗透压，减少组织渗出和水肿，保持有效循环血量，用于低蛋白血症以及大出血、大手术的患者； ④ 补充各种凝血因子和血小板，改善凝血功能，有助于止血，用于凝血功能障碍（如血友病）及大出血的患者； ⑤ 补充抗体、补体等血液成分，增强机体免疫力，提高机体抗感染的能力，用于严重感染的患者；	4	① 不会回答扣 4 分； ② 回答不全面扣 2 分； ③ 回答较全面扣 1 分

续表

项目	操作规程	分值	评分标准
	⑥ 排除有害物质,一氧化碳、苯酚等化学物质中毒时,血红蛋白失去了运氧能力或者不能释放氧气供机体组织利用,为了改善组织器官的缺氧状况,可以通过换血疗法,把不能释放氧气的红细胞换出; ⑦ 溶血性输血反应及重症新生儿溶血也可采用换血治疗。为了排除血浆中的自身抗体,可采用换血浆法		
提问 10 分	2. 注意事项: ① 在取血和输血过程中,要严格执行无菌操作及查对制度,在输血前,一定要由两名护士根据需查对的项目再次进行查对,避免差错事故的发生; ② 输血前后及两袋血之间需要滴注少量0.9%氯化钠溶液,以防发生不良反应; ③ 血液内不可随意加入其他药品,以防血液凝集或溶解; ④ 输血过程中,一定要加强巡视,观察有无输血反应的征象,并询问患者有无任何不适反应,一旦出现输血反应,应立即停止输血,并按输血反应进行处理; ⑤ 严格掌握输血速度,对年老体弱、严重贫血、心衰患者应谨慎,滴速宜慢; ⑥ 输完的血袋送回输血科保留24小时,以备患者在输血后发生输血反应时检查、分析原因; ⑦ 对急症输血或大量输血患者可行加压输血,输血时可直接挤压血袋、卷压血袋输血或应用加压输血器等。加压输血时,护士须在床旁守护,输血完毕时及时拔针,避免发生空气栓塞	6	① 不会回答扣6分; ② 回答不全面扣3分; ③ 回答较全面扣1分

续表

项目	操作规程	分值	评分标准
总分		100	
整体评价	1. 操作规范、熟练,体现人文关怀		不扣分
	2. 操作规范、欠熟练,人文关怀欠缺		扣 2～5 分
	3. 操作不规范、不熟练,未体现人文关怀		扣 5～10 分
得分			

第六节　注射泵操作规程及评分标准

项目	操作规程	分值	评分标准
操作准备 10 分	1. 护士准备:衣帽整洁,修剪指甲	2	① 衣帽不整洁扣 1 分; ② 指甲长扣 1 分
	2. 物品准备:治疗车、治疗盘、0.5％碘伏、无菌棉签、弯盘、砂轮、药品、注射泵、特殊用药标识、注射器(20 mL 或 50 mL)、注射泵延长管、溶液、药物、药物标签码、PDA 必要时备:输液架、电插板	8	缺一项扣 1 分,扣完为止
评估 10 分	1. 患者评估: ① 身体状况,意识状态;	2	① 未评估身体状况扣 1 分; ② 未评估意识状态扣 1 分
	② 注射部位的皮肤、血管情况及肢体活动度;	2	① 未评估注射部位皮肤扣 1 分; ② 未评估血管情况及肢体活动度扣 1 分
	③ 心理状态及配合程度,询问患者是否需要排便、排尿;	2	① 未评估心理状态及配合程度扣 1 分; ② 未询问患者是否需要排便、排尿扣 1 分
	④ 静脉通道通畅情况	2	未评估静脉通道通畅情况扣 2 分
	2. 环境评估:清洁无尘,安静无干扰	2	未评估环境扣 2 分

续表

项目	操作规程	分值	评分标准
操作程序 70分	1. 洗手,戴口罩	2	① 未洗手扣1分; ② 未戴口罩扣1分
	2. 核对药物标签码与PDA显示医嘱一致	2	未核对扣2分
	3. 备齐用物,查对药物及无菌物品名称、质量、有效期等	5	① 未查对药物扣3分; ② 未查对无菌物品扣2分
	4. 正确配制药物,注射器贴上药物标签码及特殊用药标识	6	① 未正确配制药物扣2分; ② 注射器未贴药物标签码扣2分; ③ 未贴特殊用药标识扣2分
	5. 接通电源,打开开关,检查注射泵性能	5	① 未接通电源扣2分; ② 未打开开关扣1分; ③ 未检查注射泵性能扣2分
	6. 将注射器连接注射泵延长管并排气,固定在注射泵上	4	① 未将注射器连接注射泵延长管并排气扣2分; ② 未固定好扣2分
	7. 携用物至床旁	2	未携用物至床旁扣2分
	8. 确认患者身份:反问-回应-核对-确认,并使用PDA扫描患者腕带	6	① 未反问-回应-核对-确认扣3分; ② 未使用PDA扫描患者腕带扣3分
	9. 协助患者取舒适体位,备输液架	4	① 未取舒适体位扣2分; ② 未备输液架扣2分
	10. 将注射泵固定在输液架上并连接电源	2	① 未将注射泵固定在输液架上扣1分; ② 未连接电源扣1分
	11. 打开电源,设定好参数	4	① 未打开电源扣2分; ② 未设定好参数扣2分
	12. 检查静脉输液通道	2	未检查扣2分
	13. 再次查对,确认无误后执行	3	未查对确认扣3分
	14. 将注射泵延长管连接静脉通道	3	未将注射泵延长管连接静脉通道扣3分
	15. 启动"开始"键,开始输入药物	3	未启动"开始"键扣3分
	16. 操作后再次查对	3	操作后未查对扣3分

项目	操作规程	分值	评分标准
操作程序 70分	17. 协助患者取舒适体位,整理床单位	2	① 未协助取舒适体位扣1分; ② 未整理床单位扣1分
	18. 交代注意事项,观察患者反应及注射泵运行情况	4	① 未交代注意事项扣2分; ② 未观察患者反应扣1分; ③ 未观察注射泵运行情况扣1分
	19. 整理用物	4	未整理用物扣4分
	20. 洗手,记录	4	① 未洗手扣2分; ② 未记录扣2分
提问 10分	1. 目的:精确控制小剂量静脉给药的速度和单位时间内的给药量,保持持续、匀速给药	4	① 不会回答扣4分; ② 回答不全面扣2分; ③ 回答较全面扣1分
	2. 注意事项: ① 正确设定注射药物泵入速度及其他必要参数,防止设定错误延误治疗; ② 护士随时查看注射泵的工作情况,及时排除报警故障,防止药物输入失控; ③ 注意观察穿刺部位皮肤情况,防止发生液体外渗,出现外渗及时给予相应处理; ④ 严格无菌操作,注射管路24小时更换; ⑤ 注射器上标明患者床号、姓名,配制药物的药名、剂量、浓度、时间及配置者和特殊用药标识; ⑥ 按医嘱及时调节药物泵入速度; ⑦ 加强巡视,做好记录,注意注射管道连接是否紧密; ⑧ 告知患者及家属不要随意调节参数,若有不适或机器报警及时通知医护人员; ⑨ 定期检查及保养,保持设备清洁干燥,防止药物滴入泵内造成机器失灵,可用75%乙醇消毒机壳,消毒后至少等候30秒后再开机	6	① 不会回答扣6分; ② 回答不全面扣3分; ③ 回答较全面扣1分

续表

项目	操作规程	分值	评分标准
总分		100	
整体评价	1. 操作规范、熟练,体现人文关怀		不扣分
	2. 操作规范、欠熟练,人文关怀欠缺		扣2~5分
	3. 操作不规范、不熟练,未体现人文关怀		扣5~10分
得分			

第七节 输液泵操作规程及评分标准

项目	操作规程	分值	评分标准
操作准备 10分	1. 护士准备:衣帽整洁,修剪指甲	2	① 衣帽不整洁扣1分; ② 指甲长扣1分
	2. 物品准备:治疗车、治疗盘、输液泵、药液、0.5%碘伏、棉签、弯盘、砂轮、输液器、注射器(20 mL或50 mL)、输液架、止血带、治疗布、胶布、药物标签码、PDA 必要时备:电插板	8	缺一项扣0.5分
评估 10分	1. 患者评估: ① 身体情况,意识状态;	3	① 未评估身体情况扣1.5分 ②未评估意识状态扣1.5分
	② 注射部位的皮肤、血管情况及肢体活动度,是否需要排尿;	3	① 未评估注射部位皮肤、血管情况扣1分; ② 未评估肢体活动度扣1分; ③ 未评估是否需要排尿扣1分
	③ 心理状态及配合程度	2	① 未评估心理状态扣1分; ② 未评估配合程度扣1分
	2. 环境评估:清洁无尘,安静无干扰,光线明亮	2	未评估环境扣2分

项目	操作规程	分值	评分标准
	1. 洗手,戴口罩	4	① 未洗手扣2分; ② 未戴口罩扣2分
	2. 核对药物标签码与PDA显示医嘱一致	2	未核对扣2分
	3. 备齐用物,查对药物及无菌物品名称、质量、有效期等	2	未查对无菌物品有效期扣2分
	4. 正确配制药液	4	加入药液不正确扣4分
	5. 接通电源,开通开关检查输液泵的性能	5	① 未接通电源扣2分; ② 未开通开关检查输液泵的性能扣3分
	6. 携用物至患者床旁	2	未携用物至患者床旁扣2分
	7. 确认患者身份:反问-回应-核对-确认,并使用PDA扫描患者腕带	6	① 未反问-回应-核对-确认扣3分; ② 未使用PDA扫描患者腕带扣3分
	8. 协助患者取舒适体位	2	未协助患者取舒适体位扣2分
操作程序 70分	9. 将输液泵固定在输液架上,并接通电源	4	① 未将输液泵固定在输液架上扣2分; ② 未接通电源扣2分
	10. 排气,打开泵门将输液管夹入泵内,关闭泵门	4	① 未排气扣2分; ② 未打开泵门将输液管夹入泵内,关闭泵门扣2分
	11. 设定输液速度与总输液量,调节参数	6	① 未设定输液速度扣3分; ② 未设定总输液量、调节参数扣3分
	12. 再次查对,确认无误后执行	3	未查对确认扣3分
	13. 静脉穿刺程序同静脉输液,打开调节器,固定针头	6	① 静脉穿刺不正确扣2分; ② 未打开调节器扣2分; ③ 未固定针头扣2分
	14. 按"开始"键,开始输液	3	未按"开始"键,开始输液扣3分
	15. 协助患者取舒适体位,整理床单位	2	① 未协助患者取舒适体位扣1分; ② 未整理床单位扣1分
	16. 操作后再次查对	3	操作后未查对扣3分
	17. 观察患者反应及输液泵运行情况	4	① 未观察患者反应扣2分; ② 未观察输液泵运行情况扣2分

项目	操作规程	分值	评分标准
操作程序 70分	18. 交代注意事项	2	未交代注意事项扣2分
	19. 整理用物	2	未整理用物扣2分
	20. 洗手,记录	4	① 未洗手扣2分; ② 未记录扣2分
提问 10分	1. 目的:准确控制输液速度,使药物速度均匀,按需要提供患者所需的输液量	4	① 不会回答扣4分; ② 回答不全面扣2分; ③ 回答较全面扣1分
	2. 注意事项: ① 启动泵前检查输液器安装是否合适,有无扭曲、接口松动及渗漏等情况; ② 严密观察液体输注情况,防止空气栓塞的发生; ③ 报警原因:管路有气泡或排空、管路堵塞、输液完毕、电压不足; ④ 严密观察患者穿刺部位皮肤情况,防止发生液体外渗,一旦发生立即停止输液; ⑤ 经常巡视,注意输液泵的工作是否正常,及时发现和处理输液泵的故障; ⑥ 应规范使用输液泵,做好输液泵的保养和维护	6	① 不会回答扣6分; ② 回答不全面扣3分; ③ 回答较全面扣1分
总分		100	
整体评价	1. 操作规范、熟练,体现人文关怀		不扣分
	2. 操作规范、欠熟练,人文关怀欠缺		扣2～5分
	3. 操作不规范、不熟练,未体现人文关怀		扣5～10分
得分			

第四章　输血治疗及管理

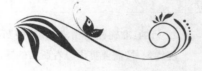

第一节　血液成分与输血

人体的血液由血细胞和血浆组成,其中血细胞主要包括红细胞、白细胞、血小板。正常成年人的血液总量一般为体重的 7%～8%,其中有形成分占 40%～45%,血浆占 55%～60%。

一、血液成分的生理功能

(一) 血浆

血浆成分主要包括水分、蛋白质、糖类、脂类、非蛋白质含氮化合物和无机盐等。血浆蛋白分为白蛋白、球蛋白和纤维蛋白原三类。血浆蛋白具有维持胶体渗透压、运输、调节凝血及抗凝血、营养、免疫调节、维持血浆酸碱平衡的作用。

(二) 红细胞

红细胞的主要功能是运输氧气和二氧化碳。红细胞的携氧功能是通过细胞内的血红蛋白实现的,如果红细胞破裂,血红蛋白将溢出到血浆中,丧失其携氧的作用。

(三) 白细胞

白细胞分为中性粒细胞、嗜碱性粒细胞、单核细胞、嗜酸性粒细胞和淋巴细胞五类,这些细胞均参与机体的防御功能。

（四）血小板

血小板的主要功能是维持血管壁的完整性，帮助受损的血管进行修复。血液循环中的血小板一般处于"静止"状态，如果血管受损，血小板将被激活，在生理止血过程中发挥重要作用。

二、成分输血及临床应用

（一）概念

成分输血是将全血中的各种成分用物理和（或）化学的方法进行分离，制成各种较浓和较纯的制剂，根据患者病情需要，按照"缺什么补什么"的原则给患者输入相应的血液成分，达到治疗疾病的目的。成分血的优点是纯度高、体积小、临床疗效好、不良反应较少。

（二）分类

成分血包括以下几类：① 红细胞（如浓缩红细胞、去白细胞红细胞悬液、洗涤红细胞等）。② 血小板（浓缩血小板、单采血小板）。③ 白细胞。④ 血浆。

（三）成分输血的优点

成分输血具有疗效好、副作用小、节约血液资源、便于保存和运输等优点。

（四）成分输血的临床应用

1. 红细胞输注

红细胞输注的目的是补充红细胞，改善机体的缺氧状态。

红细胞制品是由全血去除部分或全部血浆制备而成的。由 200 mL 全血制备的红细胞制品为 1 个单位（血液制品 1 个单位代表其来源于 200 mL 全血），输注红细胞制品应血型相同且交叉配血相合。红细胞制品种类较多，应根据患者的具体情况选择相应的红细胞制品。

（1）浓缩红细胞（CRC）：1 个单位浓缩红细胞具有与 200 mL 全血等量的红细胞，其中含血浆 30 mL 及抗凝剂 8～10 mL。适用于各种急性失血的患者，各种慢性贫血患者，高钾血症患者，心、肝、肾功能障碍患者，小儿及老年患者。由于浓缩红细胞制品较浓稠及不含红细胞保存液，目前临床很少使用。

（2）去白细胞红细胞（LPRC）：通过离心、过滤、沉降等方法将血液中的白细胞去除的红细胞制品，可以预防非溶血性发热反应、HLA 同种免疫、嗜白细胞病毒感染。适用由于输血产生白细胞抗体引起的发热等输血不良反应、防止产生白细胞抗体的输血的患者(如器官移植的患者)。

(3) 洗涤红细胞(WRC):400 mL 或 200 mL 全血经离心去除血浆和白细胞,用无菌生理盐水洗涤 3～4 次,最后加 150 mL 生理盐水悬浮。适用于对血浆蛋白有过敏反应的贫血患者、自身免疫性溶血性贫血、阵发性睡眠性血红蛋白尿症、高钾血症及肝肾功能障碍患者。

(4) 冰冻红细胞(FTRC):在去除血浆的红细胞中加入甘油保护剂,−80 ℃保存期可达 10 年。使用时先解冻,然后洗涤去除甘油,加入 100 mL 无菌生理盐水或红细胞添加剂或原血浆,适用范围同洗涤红细胞。由于冰冻红细胞的制备工艺复杂、制备过程长且成本高,适用于稀有血型或有高频抗原抗体时或自体红细胞的保存与使用等。

2. 血小板输注

用于预防和治疗由血小板数量减少或血小板功能异常引起的出血或出血倾向。包括再生障碍性贫血、大量输血时稀释性血小板减少、先天性(例如血小板无力症)或获得性(例如骨髓增生异常综合征)血小板功能障碍、抗血小板药物治疗以及体外循环导致的血小板功能异常等。目前常用的血小板制品有手工分离浓缩血小板和机器单采血小板。手工分离浓缩血小板是由 200 mL 或 400 mL 全血制备,血小板含量$\geqslant 2.0 \times 10^{10}$/袋 20～25 mL 或血小板含量$\geqslant 4.0 \times 10^{10}$/袋 40～50 mL。单采血小板是用细胞分离机单采技术,从单个供血者循环血液中采集,每袋内含血小板$\geqslant 2.5 \times 10^{11}$,红细胞含量$< 0.41$ mL;规格为 150～250 mL/袋。

3. 白细胞输注

机器单采浓缩白细胞悬液(GRANs)用细胞分离机单采技术从单个供血者循环血液中采集。可提高机体抗感染能力,每袋内含粒细胞$\geqslant 1 \times 10^{10}$。适用于中性粒细胞低于 0.5×10^9/L、并发细菌感染、抗生素治疗 48 小时无效者。

4. 血浆输注

常见的血浆制品种类包括新鲜液体血浆、新鲜冰冻血浆、普通冰冻血浆及冷沉淀。

(1) 新鲜液体血浆(FLP):含有新鲜血液中全部凝血因子血浆蛋白为 6～8 g%、纤维蛋白原 0.2～4 g%、其他凝血因子 0.7～1 单位/mL,规格根据医院需要而定。适用于补充全部凝血因子(包括不稳定的凝血因子Ⅴ、Ⅷ)、大面积烧伤、创伤患者等。

(2) 新鲜冰冻血浆(FFP):是 1 个单位全血在采集后 6 小时内分离的血浆,并快速冰冻到−18 ℃或以下,冰冻状态一直持续到使用之前,有效期为 1 年。含正常血浆中稳定凝血因子(凝血因子Ⅱ、Ⅶ、Ⅸ和Ⅹ)、白蛋白和免疫球蛋白,且至少含新鲜血浆中70%的不稳定凝血因子(凝血因子Ⅷ和Ⅴ)。

(3)普通冰冻血浆(FP):新鲜冰冻血浆(FFP)保存1年后即为FP。含有稳定的凝血因子和血浆蛋白,但缺乏不稳定的凝血因子(凝血因子Ⅷ和Ⅴ)。

(4)冷沉淀(Cryo):每袋由200 mL血浆制成。含有凝血因子Ⅷ80~100个单位、纤维蛋白原约250 mg、血浆20 mL,规格为20 mL。适用于甲型血友病、血管性血友病、纤维蛋白原缺乏症。

第二节　输血治疗护理技术

临床输血是由中心血站、医院输血科、临床科室共同完成的工作。护士是实施临床输血治疗的执行者,包括输血前、输血中、输血后的护理,因此临床输血护理是安全输血的重要环节之一。

在同种异体输血的过程中,护士应与医生密切配合,严格遵守输血查对制度、无菌技术原则和输血技术操作规程,共同保障患者临床输血安全。

一、输血申请单

输血申请单上包含患者的基本信息、血型、预约输血日期、输血的种类等内容,应仔细核对。

二、采集血标本

由两名医护人员共同核对无误后采集患者的血液标本,用于鉴定血型、交叉配血试验及抗体筛查。

三、输血标本的采集与送检

(一)采血前准备

(1)采集输血标本必须是具有执业资质的医护人员。

(2)应采用指定的输血专用采血试管,一般为EDTA-K2抗凝试管,校对医嘱并打印标签粘贴于试管上(标签粘贴试管应注意能够观察标本刻度),患者信息必须与输血申请单上的信息完全相符。

（3）准备治疗盘、止血带、皮肤消毒剂、无菌棉签、手套、采血针、采血试管等采血物品。

（4）洗手、戴口罩、戴无菌手套。

（二）采血前核对

采血人员（两人）应持输血相容性检验申请单和贴好标签的采血试管，到患者床旁双向核对患者信息（姓名、性别、出生日期、住院号、床号等）。核对无误后方可采集血标本。

（三）采集血标本

严格按照《静脉血液标本采集指南》的要求进行采集。

（四）血标本送检

血标本采集后应由医护人员及时运送标本，家属或其他无关人员不得运送输血标本；血标本送交输血科后双方工作人员应当面逐项核对相关信息，确保无误后进行交接并完善相应记录。

四、取血

（1）取血人员必须是有资质的医护人员。

（2）取血前应确认患者已签署输血知情同意书，临床科室接收到取血通知后，确认患者体温在正常范围内，能够及时输注时方可取血，避免血液取回后患者不能及时输入造成血液的浪费。

（3）医护人员持专用取血箱取血。取、发血的双方必须共同核对输血相容性检验申请单和血袋标签，做到"三查八对"，确认无误后做好交接登记并签名，取出后立即送回病房。血袋要轻拿轻放，运输过程中应保持平稳，避免剧烈震荡、撞击、挤压等因素造成机械性溶血。

五、输血

（一）输血前准备

（1）血液取回后，应由两名医护人员核对配发血记录单和血袋标签的各项内容，检查血袋有无破损，血液质量及输血装置是否完好。

（2）经医护双方核对确认无误后，在配发血记录单上双签名。

（3）将血液放置于室温平衡温度（应在 30 分钟内输注）。

（4）测量并记录患者的生命体征情况。

（二）输血前再次核对

（1）由两名医护人员携带病历及配发血记录单共同至患者床边，扫描并核对患者腕带信息（姓名、性别、出生日期、住院号、床号、血型等内容），确认信息无误。

（2）若患者或家属口述血型与所输血型不符，应立即停止有关操作，重新复核确认结果或抽取患者血标本送检再次鉴定血型。

（三）静脉输血

1. 应根据患者病情和输血需求选择合适的血管通路（VAD）

（1）外周短导管：基于静脉粗细和患者的偏好使用 20～24 G 留置针进行输血，如需要快速输血时，建议选择较大管径的导管（14～18 G）。中央血管通路装置（CVADs）可进行输血，但基于导管长度和管径的大小，采用 PICC 输血速度可能较慢。脐静脉导管常用于婴儿患者输血。

（2）选用符合标准的输血器与血袋连接进行输血。

① 关闭输血调节器。

② 打开血袋封口，消毒输血袋开口处，将输血器针头缓慢插入血袋内，防止刺破血袋，将血袋缓慢悬挂在输液架上。

③ 输血器若为双插头，则关闭生理盐水通路，打开另一输血器通路开始输血。

2. 输血速度

输血时遵循先慢后快的原则，输血开始后的前 15 分钟以 1～2 mL/min 为宜，并严密观察患者有无输血不良反应，如未出现不良反应，遵医嘱或输血规范调整输血速度。

（1）一般情况下成人输血速度为 5～10 mL/min 或 5～10 mL/(kg·h)。

（2）年老体弱、婴幼儿及心肺功能障碍者输血速度为 1 mL/(kg·h)。

（3）患者急性大出血需要快速输血时，成人速度可达 50～100 mL/min，或者＞50 mL/(kg·h)；儿童速度＞15 mL/(kg·h)。

3. 输血准备

输血前后用生理盐水冲洗输血管路，完成每个单位输血或每 4 个小时后更换输血给药装置和过滤器，血液内不得加入任何药物。

4. 输血中护理

输血过程中护理人员应加强巡视，密切观察输血患者局部及全身情况以及血液输入情况,定时监测、记录患者生命体征,如发现输血不良反应,应及时处理。

5. 输血后护理

(1)输血结束后,遵医嘱输注入 0.9%氯化钠溶液冲洗输血通路。

(2)输血结束后的血袋应由用血科室按《医疗卫生机构医疗废弃物管理办法》和《静脉治疗护理技术操作规范》等有关规定处理。

(3)用后的输血器按医疗废弃物管理要求处理。

6. 输血注意事项

(1)输血前应向患者做好解释和输血相关知识健康教育,取得患者配合。

(2)每次只能采集一位患者的输血标本,认真落实输血"三查八对"制度。

(3)一袋红细胞的输注时间不超过 4 小时,血流动力学稳定的患者 1~2 小时内输完,危重或循环超负荷的患者可调整输注速度至 1 mL/(kg·h)。血小板通常半小时内输完,危重或循环超负荷的患者减慢输注速度(参照红细胞)。血浆、冷沉淀均以能耐受的最快速度约 300 mL/h 输注。

(4)输血器连续使用超过 4 小时应更换。

(5)需同时输注多种血液成分时,应先输血小板、冷沉淀,再输红细胞等。

(6)血袋和输血管路不能随意加温。有下列情形需要加温时,推荐使用血液加温仪对血液加温后输注。

① 输血速度:成人>50 mL/(kg·h),儿童>15 mL/(kg·h)。

② 冷型自身免疫性溶血病患者。

③ 新生儿行换血治疗。

(7)输血速度不能满足抢救需要时,应采用专门的加压输血器或血泵加压输血,对血袋施加的压力应均衡(不应超过 300 mmHg),防止发生溶血。

(8)紧急非同型相容性输血或加压输血时,护士应严密观察,直至输血结束。

第三节　成分输血的护理要点

一、红细胞输注

红细胞制品输注速度根据医嘱、患者病情或相关规范而定。有心血管疾病的患者应减慢输注速度,以免循环负荷过重;急性大量失血患者应适当加快输注速度。

二、血小板输注

血小板的保存条件为 20~24 ℃振荡保存。输注血小板前应轻摇血袋,使血小板和血浆充分混匀。科室取回血小板后应以患者能耐受的最快速度进行输注(婴幼儿、老年及心功能不全者酌情减慢输注速度),输注过程应严密监测患者病情变化。因特殊原因不能输注时,不可放置于冰箱储存,应及时送回输血科保存。

三、血浆输注

融化后的新鲜冰冻血浆应立即输注,以保证不稳定凝血因子的活性。输注血浆要求与受血者 ABO 血型相同或相容,输注速度应从慢到快逐步调节,一般控制在 10 mL/min 以内。对心肺功能不全、婴幼儿、老年患者等,输注速度应减慢。

四、冷沉淀输注

冷沉淀的保存、融化条件与血浆相同。输注时要求与受血者的 ABO 血型相同或相容。因冷沉淀中含有不稳定的凝血因子Ⅷ,所以融化后的冷沉淀必须以患者能耐受的速度快速输注。

五、白细胞输注

由于白细胞离体后很快会丧失功能,故制备后应尽快输注。因白细胞过滤器不能有效预防巨细胞病毒(CMV)传播,所以输注白细胞时应通过选择 CMV 抗体阴性供者的方式来避免 CMV 感染。

第四节 输血不良反应的防范与护理

一、发热反应

临床上最常见的输血反应,是指从输血开始至输血后 2 小时以内,患者体温升高 1 ℃以上,并排除了其他原因导致体温升高的发热反应。

1. 原因

（1）由致热原引起，如血液、输血用具被致热原污染。

（2）多次输血后，受血者血液中产生白细胞和血小板抗体；当再次输血时，受血者体内产生的抗体与供血者的白细胞和血小板发生免疫反应，引起发热。

（3）输血时没有严格遵守无菌操作原则。

2. 临床表现

患者常表现为发热伴寒战、胃肠道症状（恶心、呕吐）、出汗及皮肤潮红症状，一般不伴有血压下降。

3. 处理

（1）暂停输血，查找原因（与原发疾病引起的发热反应鉴别），排除溶血反应及细菌污染。

（2）遵医嘱使用退热药，寒战时予以保暖，高热时给予物理或药物降温。

（3）红细胞制品可在症状缓解后，遵医嘱继续缓慢输注并加强观察。

（4）输血小板时，轻度反应者症状得到控制后遵医嘱可继续输注；中度反应者应根据病情、血制品种类及保存时间慎重考虑，若继续输注，应遵医嘱给予抗过敏治疗；严重反应者不宜继续输注。

4. 预防

严格管理血库保养液和输血器具，严格执行无菌技术操作。

二、溶血性输血反应

溶血性输血反应是红细胞在受血者体内发生异常破坏而引起的一系列临床症状。急性溶血性输血反应是最严重、死亡率最高的输血不良反应。根据发病机制可分为免疫性溶血性输血反应（由抗原抗体反应导致的溶血）和非免疫性溶血性输血反应（由物理或化学因素导致的溶血）。根据发病缓急分为急性溶血性输血反应（发生于输血 24 小时以内）和迟发性溶血性输血反应（发生于输血 24 小时以后）。

（一）急性溶血性输血反应

1. 原因

（1）输入了异型血液：供血者和受血者血型不符而造成血管内溶血向血管外溶血的演变，一般输入 10～15 mL 血液即可出现症状，后果严重。

（2）输入了变质的血液，输血前红细胞已经被破坏溶解。

2. 临床表现

严重程度与发病时间和输入的血量有关,表现如下:

(1) 轻者类似发热反应。

(2) 患者输血数分钟至数小时出现烦躁、发热,有时伴畏寒、恶心、呕吐、胸部或背部疼痛、面色发红、呼吸困难、心动过速及血压下降、贫血、血红蛋白尿、血红蛋白下降、黄疸等。

(3) 患者出现急性肾衰竭、休克和弥散性血管内凝血。

(4) 危重患者、新生儿和未成熟儿、使用大剂量镇静剂以及全麻患者临床表现极不典型,伤口严重渗血和血红蛋白尿是重要的临床表现。

3. 处理

(1) 立即停止输血,汇报医生及输血科,及时查找原因。

(2) 保留静脉通路,及时更换输液器,改用生理盐水维持静脉通道。

(3) 遵医嘱给予氧气吸入,热敷双侧肾区。

(4) 将剩余血、患者血标本和尿标本送化验室进行检验。

(5) 遵医嘱碱化尿液,静脉注射碳酸氢钠等。

(6) 密切观察患者的生命体征与尿量、尿色的变化,完善护理记录,若发生肾衰竭,行血液透析治疗等。

(7) 若出现休克症状,应进行抗休克治疗。

(8) 安慰患者,消除其紧张、恐惧心理。

4. 预防

(1) 医护人员应加强工作责任心,严格执行输血查对制度,做好输血安全管理,如标本采集、标本运送、实验室检查、血液保存与运输、发血与取血核对、输血前核查、输血过程观察与记录等,防止差错发生。

(2) 输血前应严格交叉配血,采取同型输血。

(3) 详细询问患者的妊娠史和输血史,常规行不规则抗体筛查。

(4) 对稀有血型患者应减慢输血速度,输血过程中严密观察。

(二)迟发性溶血性输血反应

1. 原因

迟发性溶血性输血反应一般为血管外溶血,多由 Rh 系统内的抗体(抗 D、抗 C 和抗 E)引起。

2. 临床表现

多发生于有输血史或经产妇。一般表现为输血后 3～10 天出现轻度的发热伴乏力、血胆红素升高等。

3. 处理

（1）及时明确诊断，尽量避免再次输血。

（2）症状轻者对症处理，重者按急性溶血性输血反应处理。

（3）贫血严重者可输入相应抗原阴性的血液。

三、输血过敏反应

1. 原因

（1）患者为过敏体质，输入血液中的异体蛋白质与患者机体的蛋白质结合形成全抗原而使机体致敏。

（2）输入的血液中含有致敏物质，如供血者在采血前服用过可致敏的药物或食物。

（3）多次输血的患者，体内可产生过敏性抗体，当再次输血时，抗原、抗体相互作用而发生输血反应。

（4）供血者血液中的变态反应性抗体随血液传给受血者，一旦与相应的抗原接触，即可发生过敏反应。

2. 临床表现

（1）轻度过敏反应：较常见，主要表现为皮肤瘙痒或皮疹（红斑、荨麻疹）、血管神经性水肿（多见于颜面部）和关节痛。

（2）重度过敏反应：较罕见，主要表现为支气管痉挛、喉头水肿、呼吸困难、哮喘、发绀，部分患者可伴有发热、寒战及消化道症状（如恶心、呕吐、腹痛、腹泻）。严重者可出现过敏性休克。

3. 处理

（1）发生轻度过敏反应时，遵医嘱减慢或暂停输血，并给予抗组胺类的药物，加强观察。

（2）发生重度过敏反应时，立即停止输血，通知医生，保持静脉通路畅通，遵医嘱给予抗过敏药物。

（3）严密观察患者生命体征变化。

（4）呼吸困难者遵医嘱给予吸氧，喉头水肿者予气管插管或气管切开，出现休克症状时予抗休克治疗。

4. 预防

（1）正确管理血液和血制品。

（2）宜选用无过敏史的供血者。

（3）供血者在采血前 4 小时内不宜吃高蛋白食物，宜清淡饮食。

（4）输血前应询问过敏史和输血史，有过敏史者遵医嘱应用抗组胺药物或糖皮质激素预防。

四、细菌污染性输血反应

1. 原因

细菌污染性输血反应是由于细菌污染血液并繁殖，输入患者体内，引发严重的细菌性败血症的输血不良反应。

2. 临床表现

（1）轻者以发热为主。

（2）严重反应表现为输注少量血制品后，患者出现寒战、高热、大汗淋漓、烦躁不安、皮肤黏膜充血、面部潮红、头痛、腹痛、恶心、呕吐、腹泻、呼吸困难、发绀、血压下降等。

（3）严重者可发生休克、急性肾衰竭。

3. 处理

（1）立即停止输血，通知医生，保留静脉通路，更换输液器。

（2）观察血袋内剩余血液的物理性状，如有无浑浊、膜状物、絮状物、气泡，红细胞是否变成暗紫色等。

（3）密切观察患者体征，对高热患者物理降温，配合医生进行抗休克、抗感染治疗。

（4）将余血、输血器做细菌培养，采集受血者血液送检。

4. 预防

（1）加强血液采集、制备、储存、运输等环节的管理，减少采血源头的细菌污染，避免保存、运输环节导致的细菌繁殖。

（2）严格执行输血护理技术操作规程，避免输血过程中的细菌污染。

① 取血和输血前认真检查血袋是否完好，血液外观是否正常，避免输入被污染的血液。

② 取血后 30 分钟内输注，避免在室温下放置时间过长，导致血液变质。

③ 严格执行无菌操作,连续输血超过 4 小时,输血装置需更换。

五、空气栓塞

1. 原因

空气通过输血器输入患者血液循环所发生的不良反应。

2. 临床表现

(1) 患者主诉胸部异常不适或胸骨后疼痛,随后出现严重发绀和呼吸困难,并伴有濒死感。

(2) 听诊心前区可闻及响亮、持续的"水泡音";心电图可表现为心肌缺血和急性肺心病改变。

3. 处理

(1) 患者置于左侧头低足高卧位并给予氧疗。

(2) 监测患者生命体征和病情变化。

4. 预防

(1) 严格遵守输血操作规程,加强输血过程中的巡视。

(2) 输血器中的空气应排尽,输血完毕后及时封管或拔针。

(3) 加压输血应专人看护。

六、循环超负荷

1. 原因

患者在短时间内输入大量血液或输血速度超过患者的心脏负荷,从而引起心力衰竭或急性肺水肿。

2. 临床表现

(1) 输血过程中或输血后 1 小时内,患者突然出现烦躁不安、表情惊恐、血压升高、呼吸困难、发绀、大汗淋漓、咳大量泡沫样痰、全肺湿啰音、颈静脉怒张,主诉头痛、头胀等。

(2) 少数患者可出现休克、心律失常,甚至死亡。

3. 处理

(1) 立即停止输血,保留静脉通道。通知医生,配合抢救、治疗。

(2) 患者取半卧位,吸氧,遵医嘱给予强心、利尿等治疗。

（3）严密监测患者生命体征与病情变化，准确记录 24 小时出入量。

4. 预防

（1）根据患者年龄、病情和心功能情况确定输血速度和输血量。

（2）对心功能不全患者取半坐卧位。

（3）输血过程中加强观察，必要时遵医嘱应用利尿剂。

七、大量输血引起的不良反应

是指 24 小时输入血量大于等于患者的血容量。大量输血除了循环超负荷以外，还有以下输血不良反应：

（一）出血倾向

1. 临床表现

（1）输血过程中或输血后患者皮肤出现紫癜、穿刺部位淤血、伤口渗血、鼻出血和血尿。

（2）严重者可有内脏出血，甚至死亡。

2. 护理

（1）监测、评估患者各项凝血指标。

（2）密切观察患者意识、血压、脉搏等变化，注意观察患者的皮肤、黏膜或手术伤口有无出血倾向。

（3）严格掌握输血量，每输库存血 3～5 个单位，应补充 1 个单位的新鲜血。

（4）根据凝血因子缺乏情况补充有关成分。

（二）枸橼酸盐中毒

1. 临床表现

手足抽搐、肌肉震颤、血压下降、严重者出现惊厥、心律失常甚至心脏骤停。

2. 处理

（1）遵医嘱立即停止或减慢输血。

（2）遵医嘱静脉应用 10% 葡萄糖酸钙，监测血钙浓度，观察心电图变化。

（3）发生心律失常者，遵医嘱给予抗心律失常治疗。

3. 预防

应根据患者的血钙浓度和心电图改变给予钙剂的补充，避免高钙血症引发心脏停搏。

（三）代谢性紊乱

大量输血可引起患者电解质紊乱,如高血氨症、高钾血症、酸碱平衡失调等。

1. 临床表现

（1）高血氨症：表现为精神错乱、昏睡、昏迷、扑翼样震颤、肌张力增高、腱反射亢进等体征,可有典型的脑电图改变。

（2）高钾血症：表现为肌肉瘫痪、软弱无力、呼吸肌瘫痪、心房或心室颤动、心室停搏等。心电图可见异常改变。

（3）酸碱平衡失调：代谢性酸中毒、代谢性碱中毒等。

2. 处理

遵医嘱给予补钙、补镁、补钾等治疗。

3. 预防

（1）尽量输注保存时间短的血液制品。

（2）输血后及时进行血气分析,监测电解质浓度,避免出现严重的电解质紊乱。

（3）慎用碱性药物。

（四）低体温

快速、大量输入温度低于机体体温的血液,患者可出现体温降低。

1. 临床表现

静脉痉挛、寒战,严重者出现心律失常等体征。

2. 预防

血制品温度较低时,需复温后使用。

八、其他输血不良反应

其他输血不良反应包括血栓性静脉炎、含铁血黄素沉着症、输血后紫癜、血小板输注无效等,严格把握采血、储血及输血操作的各个环节,是预防以上输血反应的关键。

第五章 静脉治疗常见问题及处理

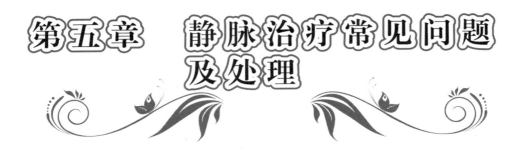

第一节 发热反应

一、原因

静脉治疗过程中有致热物质输入患者体内引起。多由静脉治疗使用的器具灭菌不彻底,输入的溶液或药物制品不纯,静脉治疗使用的器具未妥善保存或被污染,未严格执行无菌操作所致。

二、临床表现

多发生于治疗后数分钟至1小时。患者表现为发冷、寒战、发热。轻者体温在38 ℃左右,可伴头痛、恶心、呕吐、心悸等症状,停止治疗后数小时内可自行恢复正常。严重者初起寒战,继之高热,体温可高达40 ℃以上,并伴有头痛、恶心、呕吐、脉速、心悸等全身症状。

三、预防措施

(1) 治疗前认真检查溶液、药物、静脉治疗使用器具的质量、灭菌日期、有效期。

(2) 治疗过程中严格执行无菌操作。

(3) 保持治疗环境安静、安全、无污染。

四、处理措施

（1）轻症患者，减慢治疗速度或停止治疗，通知医生，协助医生进行对症处理。

（2）重症患者，应立即停止治疗，保留剩余溶液和药物以及静脉治疗使用的器具，必要时送检验科做病原学检测，以查找引起发热反应的原因。

（3）高热患者，遵医嘱给予物理降温，并严密观察患者生命体征的变化，必要时给予退热药物治疗。

第二节　循环负荷过重

一、原因

（1）静脉输液速度过快，导致大量液体输入患者体内，使循环血容量短时间内急剧增加，心脏负荷过重。

（2）心肺功能不全的患者，尤其急性左心功能不全者，静脉输液时未控制好输液速度及输入液体量，导致循环负荷过重。

二、临床表现

患者突然出现血压升高、心率增快、呼吸急促、中心静脉压增高、颈静脉怒张、咳嗽、水肿、尿量减少、急性肺水肿、焦虑不安、面色苍白、发绀、缺氧、咯粉红色泡沫样痰，严重时痰液可由口鼻涌出，听诊肺部可闻及广泛湿啰音，患者心前区可有压迫感或疼痛感。

三、预防措施

静脉输液过程中，严格控制输液速度和输液量，密切观察患者的病情变化，尤其是老年人、儿童及心肺功能不全的患者。

四、处理措施

（1）立即停止静脉输液，通知医生进行急救处理。如病情允许，协助患者取端坐位,双腿下垂,以减少下肢静脉回流,减轻心脏负担。

（2）给予患者高流量氧气吸入,调节氧流量为 6～8 L/min,氧气湿化瓶内加入 20%～30% 的乙醇溶液,以降低肺泡内泡沫表面的张力,使泡沫破裂消散,从而改善气体交换,减轻患者的缺氧症状。

（3）遵医嘱给予利尿、扩管、平喘、强心等药物治疗,以加速液体排出,减少回心血量,减轻心脏负担。

（4）必要时用止血带或血压计袖带轮流加压捆扎四肢以阻断静脉血流,减少回心血量。加压捆扎不宜过紧,要确保动脉血仍可通过,每 5～10 min 轮流放松一个肢体上的止血带,待症状缓解后,逐渐松开止血带。

（5）做好心理护理,稳定患者情绪,必要时遵医嘱给予镇静剂。

第三节　空气栓塞

空气栓塞是空气进入静脉内形成空气栓子,随血液流动到上腔静脉或下腔静脉进入右心房,然后进入右心室。少量空气进入,在右心室收缩时随着血液进入肺动脉,然后进入肺小动脉内,最后经毛细血管吸收。大量空气进入右心室后可阻塞肺动脉入口,使右心室内的血液不能泵入肺动脉,导致血液不能进入肺内进行气体交换,引起机体严重缺氧而死亡。

一、原因

（1）静脉输液管路连接不紧密,有漏气。

（2）静脉输液管路内空气未排尽。

（3）茂菲氏滴管内液面过低、茂菲氏滴管倒转。

（4）加压输液时液体输完后未及时更换液体或拔针。

（5）拔出较粗的、近胸腔的深静脉导管后,穿刺点未及时严密封闭。

二、临床表现

患者有胸部异常不适感,随即出现连续性咳嗽、喘息、呼吸急促、呼吸暂停、呼吸困难和严重发绀、胸痛、低血压、颈静脉怒张、心动过速、精神状态改变、语言改变、面容改变、麻痹、瘫痪等。听诊心前区可闻及响亮持续的"咚咚"声,心电图呈心肌缺血和急性肺心病的改变。

三、预防措施

（1）告知患者和家属不能拔除或断开导管连接处的任何一个静脉给药装置、无针接头或其他附加装置等。

（2）切勿在靠近导管的位置使用剪刀等锐器。

（3）输液前认真检查静脉给药装置如静脉导管、输液器、延长管、无针接头等严密性。

（4）所有给药装置使用前均要进行排气。

① 更换静脉给药装置、无针接头和其他附加装置前应确保血管通路装置处于夹闭状态。

② 茂菲氏滴管内液面保持在 $1/2 \sim 2/3$ 满，避免输液器茂菲氏滴管倒转。

③ 输液过程中加强巡视，液体输入完毕及时更换液体或拔针。

④ 加压输液时应专人看护。

⑤ 拔除中心静脉导管后，使用无菌纱布加压包扎，甚至使用人工压迫实现止血，然后用无菌敷料覆盖穿刺点至少 48 小时。

四、处理措施

（1）立即找到空气进入的来源并反折、夹闭正在使用的装置。

（2）禁忌证者立即置于患者左侧头低足高位，该体位有助于气体浮向右心室尖部，避免大量空气进入肺动脉，然后随着心脏的舒缩，空气被血液打成泡沫后分次少量进入肺动脉内逐渐被吸收。颅内压增高、眼部手术后、严重的心肺疾病等不宜采用左侧头低足高位的患者可置于左侧卧位。

（3）有条件者，可通过中心静脉导管抽出空气。

① 给予高流量氧气吸入，以提高患者的血氧浓度，纠正缺氧状态。

② 严密观察患者病情变化，发现异常及时进行急救处理。

③ 根据医嘱进行治疗和护理。

第四节　过敏反应

一、原因

静脉输入含有过敏原的液体/药物,过敏原作用于肥大细胞和嗜碱性粒细胞,使之释放组胺、5-羟色胺等活性物质,引起血管扩张、通透性增加、血浆渗出等一系列变化,引起血管神经性水肿、过敏性休克。

二、临床表现

患者突然感到胸闷、气短、面色苍白、出冷汗、发绀、头晕、眼花、烦躁不安、抽搐、血压下降、意识丧失、排便和排尿失禁,重者喉头水肿,患者呈濒死状态等。

三、预防措施

(1) 易致过敏药物使用前详细询问患者的用药史、药物过敏史及家族史。

(2) 易致过敏药物使用前常规做药物过敏试验。

(3) 药物过敏试验液必须现配现用,浓度与剂量必须准确。

(4) 药物过敏试验结果阳性者不可使用该药物,并在体温单、病历夹、医嘱单、床头卡醒目注明,同时将结果告知患者及家属。

(5) 药物过敏试验结果有疑问,应在对侧前臂皮内注射生理盐水 0.1 mL 作为对照,确认药物过敏试验结果为阴性方可用药。

(6) 首次使用易致过敏药物时,前 30 分钟须密切观察,用药过程中加强巡视,注意患者局部和全身反应,并备好肾上腺素等抢救药物和仪器,做好急救准备工作。

(7) 用药前严格检查液体/药物的有效期、质量等。

(8) 治疗过程中密切观察患者有无过敏反应的先兆。

四、处理措施

(1) 一旦患者发生过敏反应应立即停止输注该药物,通知医生及时处理,并妥善保存药液及治疗装置,必要时送检。

(2) 更换新的治疗装置,用 0.9%氯化钠注射液保持管路通畅,以备急救治疗。

(3) 根据医嘱使用抗过敏药物,密切观察患者用药后的反应。

(4) 出现过敏性休克者积极配合医生进行抢救。

① 立即停药,协助患者平卧,就地抢救。

② 遵医嘱立即予皮下注射 0.1%盐酸肾上腺素 1 mL,小儿剂量酌减。如症状不缓解,遵医嘱每隔半小时皮下或静脉注射该药 0.5 mL,密切观察病情变化,直至脱离危险期。

③ 氧气吸入以改善患者缺氧症状。

④ 自主呼吸丧失者立即进行人工呼吸,遵医嘱使用尼可刹米、洛贝林等呼吸兴奋剂。必要时行气管插管,给予呼吸机辅助呼吸。喉头水肿引起气道梗阻者,应尽快施行气管切开。

⑤ 遵医嘱静脉注射地塞米松或静脉滴注氢化可的松琥珀酸钠,应用盐酸异丙嗪或苯海拉明等抗组胺类药物。

⑥ 遵医嘱静脉滴注 10%葡萄糖注射液或平衡液补充血容量。低血压者,给予多巴胺或去甲肾上腺素静脉输注。

⑦ 呼吸心跳骤停者,立即进行心肺复苏。

⑧ 密切观察患者生命体征、神志、尿量等病情变化。

第五节　晕　　针

晕针是指穿刺时发生的晕厥,是由于各种原因导致患者在接受穿刺时因疼痛刺激以及精神过度紧张,通过迷走神经反射,引起血管床(尤其是外周骨骼肌血管)的扩张,外周血管阻力降低,回心血量减少,因而心输出量降低,血压下降,引起暂时性、广泛性脑血流量减少而发生晕厥。

一、原因

(一) 心理因素

患者在接受穿刺时,由于情绪过度紧张、恐惧,反射性引起迷走神经兴奋,血压下降,脑供血不足而发生晕针。

（二）体质因素

在空腹或饥饿且劳累疲倦时，患者机体处于应激状态，通过迷走神经反射，引起短暂的血管扩张，外周阻力下降，血压下降，脑血流量减少而发生晕针。

（三）环境因素

气候干燥、闷热，气压低，诊室空气不流通，声音嘈杂等环境因素促使晕针的发生。

（四）患者体位

患者采取平卧体位穿刺时，几乎无晕针情况发生，患者一般于坐位姿势下接受穿刺容易发生晕针。这可能与体位和血压有关，坐位时下肢肌肉及静脉张力低，血液蓄积于下肢，回心血量少，心排血量少，收缩压下降，因而影响了脑部供血，使晕针发生率大于平卧位。

（五）疼痛刺激

药物局部刺激产生疼痛，尤其是刺激性较强的药物（如青霉素等），反复多次穿刺对皮肤神经末梢产生刺激引起疼痛等，导致患者全身神经高度紧张，反射性引起广泛的小血管扩张，血压下降，脑供血不足而发生晕针。

（六）年龄对疼痛敏感性的差异

老年人因生理因素机体各种反应反射降低，痛阈相对降低，因而晕针发生率低。

二、临床表现

（1）先兆期：自觉心慌、头昏眼花、恶心、呕吐，持续1～3分钟。

（2）发作期：瞬间意识恍惚，面色苍白，心率减慢，脉搏细弱，血压偏低，持续1～5分钟。

（3）恢复期：神志清楚，面色转红，脉搏有力。一般经2～5分钟可自行缓解，继续用药不再发生反应。症状轻者可由先兆期直接进入恢复期。

三、预防措施

（1）穿刺前仔细询问患者有无过敏史，有无晕针、晕血史，饥饿疲劳者叮嘱其进食休息后进行穿刺。

（2）进行穿刺操作前做好解释，关心、体贴患者，消除其紧张、焦虑情绪，使患者愉快地接受穿刺。

（3）穿刺时最好取平卧位或半卧位，以利于患者放松。

（4）穿刺时动作轻柔，尽量减轻患者疼痛。

四、处理措施

（1）发生晕针时应立即停止穿刺，取平卧位、头低脚高位增加脑部供血及回心血量。

（2）保持呼吸道通畅。

（3）虚脱、出汗者可遵医嘱补充液体，适当保暖。

（4）密切观察患者意识、脉搏、呼吸、血压及瞳孔等情况。重度反应经上述处理仍不能恢复者，应给予静脉注射 50% 葡萄糖注射液，吸氧，监测生命体征并通知医生，积极给予对症处理。

（5）对老年人或有心脏病的患者，应防止心绞痛、心肌梗死或脑部疾病等意外发生。

第六节　静　脉　炎

一、定义

静脉炎是由于物理、化学、感染等因素对血管内壁的刺激而导致血管壁的炎症表现。根据病因可分为机械性静脉炎、化学性静脉炎、感染性静脉炎（或称细菌性静脉炎）及血栓性静脉炎。

二、原因

（一）物理因素

（1）静脉导管型号与血管粗细不匹配，导管材质过硬。

（2）穿刺血管在关节部位，穿刺针固定不牢固，随患者活动刺激血管内膜。

（3）短时间内反复多次在同一血管穿刺。

（4）液体/药物中不可见的各种微粒，如玻璃屑、橡皮屑及其结晶物质等。

（二）化学因素

（1）输注 pH>9 或 pH<5 的液体。

（2）输注渗透压>600 mOsm/L 的液体（如 TPN）。

（3）腐蚀性药物（如化疗药）刺激血管壁。

（三）细菌因素

（1）无菌操作不严格。

（2）药液污染、给药装置污染。

（3）穿刺部位的微生物定植。

（四）患者因素

（1）糖尿病、免疫功能低下等基础性疾病。

（2）长期卧床，活动少，血液高凝状态。

（3）全身营养不良。

三、临床表现

输液滴速减慢，穿刺部位红、肿、热、痛，触诊时静脉发硬，呈条索状，无弹性，严重者局部针眼可挤出脓性分泌物，并可伴有发热等全身症状。根据 2021 版 INS《输液治疗实践标准》，静脉炎可分为 0~4 级，具体见表 5.1。

表 5.1　静脉炎量表

等级	临床标准
0 级	无症状
1 级	穿刺部位有红斑，伴有或不伴有痛感
2 级	穿刺部位疼痛，有红斑和/或水肿
3 级	穿刺部位疼痛，有红斑；条纹形成；静脉条索
4 级	穿刺部位疼痛，有红斑；条纹形成；静脉条索长度>1 英寸（约 2.54 cm）；脓液流出

四、预防措施

（1）根据所用溶液或药物的类型、pH、渗透压、浓度、剂量、给药速度、疗程等，合理选择静脉导管的种类及型号。需要长时间静脉治疗的患者或输注刺激性强的液体和药物，宜选择中心静脉导管输液。

（2）合理选择静脉血管，推荐选用上肢静脉作为常规静脉输注和置管的血管，尽量避免选择下肢静脉、桡静脉、瘫痪侧肢体静脉穿刺。

（3）经外周静脉输注时应有计划地更换穿刺部位，以保护血管。切忌在同一条血管的相同部位反复穿刺。

（4）严格执行无菌操作技术，控制各种微粒通过静脉治疗进入血液循环。

（5）加强导管留置期间的固定及维护，妥善固定导管，以免导管移动引起机械性静脉炎；规范化维护导管，用75％乙醇消毒时应避开穿刺点，络活碘消毒待干后再覆盖敷料，以免引起化学性静脉炎。

（6）根据导管说明书、置管途径、国家静脉治疗护理技术操作规范决定导管留置时间。

（7）输注特殊药物时，在穿刺点上方覆盖水胶体敷料或者外涂喜辽妥、芦荟胶、复方七叶皂苷钠凝胶等预防静脉炎。

（8）移除留置针、中线导管或PICC后，使用无菌透明敷料覆盖穿刺点部位48小时，告知患者及家属，保持穿刺部位干燥、清洁。

（9）护士对穿刺部位和肢体应常规进行评估，观察有无红、肿、热、痛及其他不适，及早发现静脉炎并处理。

五、处理措施

（1）外周静脉置管（短导管）部位一旦出现静脉炎立即拔除。

（2）将患肢抬高（高于心脏平面），避免受压，必要时应停止在患肢输液。

（3）对穿刺部位进行消毒，使用50％硫酸镁湿热敷、透明水胶体敷料外贴、喜辽妥外涂、金黄散调醋或者蜂蜜外敷、红外线理疗等。

（4）如有脓性分泌物，取分泌物进行细菌培养，严重者遵医嘱应用抗生素治疗。

（5）对中、长导管发生的血栓性静脉炎遵医嘱进行血管彩超、溶栓、抗凝治疗，同时监测患者的凝血功能，必要时拔管。

（6）应观察局部及全身情况并记录。

第七节　药物渗出与外渗

一、定义

药物渗出是指静脉治疗过程中,非腐蚀性药液进入静脉管腔以外的周围组织,表现为肿胀、疼痛等。渗出液可逐渐吸收,组织肿胀、疼痛等症状可逐渐缓解。

药物外渗是指静脉治疗过程中,腐蚀性药液进入静脉管腔以外的周围组织。可能造成皮肤、脂肪甚至肌肉坏死,严重者甚至需要手术清创或植皮。

二、原因

(一)物理因素

(1)静脉导管型号与血管粗细不匹配。

(2)穿刺部位靠近关节,患者过度活动。

(3)导管破裂或导管与输液港分离。

(4)加压输液等。

(二)生理因素

(1)留置静脉发生了血栓性静脉炎、导管相关性感染、导管尖端形成纤维蛋白鞘、淋巴结肿大等。

(2)老年人静脉硬化、血管易滑动且弹性降低,针头刺破血管壁导致液体渗出血管外,且老年人血流缓慢,局部药物浓度高、刺激性强,容易发生药物外渗。

(3)小儿血管细、管腔小、血管壁薄,留置针软管几乎全部充满血管,留置针长期与血管壁摩擦导致血管壁损伤变薄,容易发生外渗;且小儿代谢旺盛、出汗多使导管固定效果差,导管滑出血管,引起外渗。

(三)药理因素

是最常见的因素,如药物 pH<5 或 pH>9,药物渗透压>600 mOsm/L,收缩血管药物,多数细胞毒性药物等。

(四)护理人员因素

护理人员穿刺技术不熟练,针尖刺破血管、同一部位反复多次穿刺,药物推注过快、力度过大,导管固定不牢固,健康宣教不到位等。

三、临床表现

(1)输注速度减慢、回抽静脉管路无回血或回血不畅。

(2)药物渗出轻者出现局部肿胀、疼痛等刺激症状,重者可引起组织坏死。

(3)药物外渗的症状和体征:局部红肿、疼痛、肿胀、发热或发凉,2~4周后发生局部组织坏死。

(4)根据渗出的严重程度分为0~4级,外渗属于第4级。药液渗出临床表现及分级见表5.2。

表 5.2　药液渗出临床表现及分级

级别	临床标准
0 级	无症状
1 级	皮肤发白,水肿范围的最大直径<2.5 cm,皮肤发凉,伴或不伴有疼痛
2 级	皮肤发白,水肿范围的最大直径为 2.5~15 cm,皮肤发凉,伴或不伴有疼痛
3 级	皮肤发白,水肿范围的最小直径>15 cm,皮肤发凉,轻到中等程度的疼痛,可能有麻木感
4 级	皮肤发白,半透明状,皮肤紧绷,有渗出,皮肤变色,有瘀斑、肿胀,水肿范围的最小直径>15 cm,呈可凹性水肿,循环障碍,轻到中等程度的疼痛,可能是任何容量的血液制品、发泡剂或刺激性的液体渗出

四、预防措施

(1)根据输注药物性质及疗程,选择合适的输液工具,避免使用钢针输液,导管型号与患者静脉相匹配。

(2)根据患者情况选择合适的穿刺部位,避开手背、关节、瘢痕及术侧肢体,避免同一部位多次穿刺。

(3)穿刺困难的患者需由技术熟练的护士进行穿刺,或使用可视化技术,提高一次性穿刺成功率,减少对血管内膜的损伤。

(4)妥善固定导管,避免治疗侧肢体过度活动,必要时可对躁动不安患者的肢体进行约束。

(5)输注药液时严格按照浓度、剂量要求,禁忌过浓、过快给药,合理安排治疗顺序。

（6）规范导管维护，正确冲封管。

（7）做好患者及家属的宣教工作，穿刺上方衣物勿过紧，避免静脉内压力过高。

（8）治疗时按时巡视，倾听患者主诉，若出现局部疼痛，即使有回血也不能排除药物渗出/外渗可能。

（9）间歇性治疗每次治疗前评估导管，连续治疗应定期评估，确保通畅且没有渗出/外渗。

五、处理措施

（1）渗出/外渗发生后立即停止治疗，尽量回抽药物，适当使用解毒剂，通知医生，用利多卡因溶液加地塞米松局部封闭，穿刺部位避免加压，以防药物扩散。

（2）抬高患肢，局部冷敷（奥沙利铂、长春碱类药物等不可冷敷），每次 15～20 分钟，每天至少 4 次，持续 24～48 小时，之后可以用 50％硫酸镁溶液湿热敷或外用喜辽妥、美宝等药膏局部涂抹。

（3）数天后出现严重溃疡时需行外科清创及植皮手术。

（4）持续评估药物外渗部位面积，液体量，皮肤的颜色、温度，疼痛的程度以及患侧肢体活动、感觉和肢端循环，毛细血管再充盈情况，并做好记录。

（5）使用皮肤标记笔画出有明显症状的边界以评估变化。

第八节　静脉置管过程中常见问题及处理

一、改良塞丁格技术置管引导导丝滑入血管

在进行静脉穿刺后送入导丝过程中，由于操作失误，出现导丝误入血管的现象。

（一）原因

（1）置管者不熟悉置管流程，导丝送入体内过多。

（2）送导丝有阻力且退不出，未将导丝连同穿刺针（鞘）一起拔出，穿刺针斜面将导丝切割断裂。

（3）扩皮时刀片刀口方向对着导丝，垂直用力不慎切断导丝。

（4）在送入扩张器时未固定导丝末端，导致导丝滑入血管内。

（5）在拔除扩张器内鞘管及导丝时，未夹紧导丝外露端，导致导丝未拔出而滑入血管。

（二）预防措施

（1）置管操作者需经专业培训并考核合格。

（2）导丝送入体内不能过长，一般需外露导丝 10～15 cm。

（3）送入插管鞘（可撕裂型）过程中，观察尾端导丝外露情况，确保外露导丝可见，导丝外露插管鞘 2～3 cm。

（4）在置管过程中送入导丝遇阻力、回撤导丝困难时，导丝需同穿刺针一起拔出，切忌用力强行拔除，以免导丝断入体内。

（5）建议采用钝性扩皮方法，如使用刀片扩皮时，切割的方向和导丝平行，动作轻柔。

（6）撤出导丝后查看导丝的完整性，防止导丝有断端误入血管未察觉，给患者造成伤害。

（7）新手操作时，应由穿刺经验丰富的老师对穿刺各步骤进行严格的指导和监管。

（三）处理措施

（1）立即在置管侧肢体近心端扎紧止血带，阻断穿刺血管静脉血回流，防止导丝随血液循环进入深部血管及心脏。

（2）限制活动，立即摄片定位导丝位置。

（3）导丝在体表血管，可请血管外科医生协助手术取出；导丝在深部血管或心脏，可请介入科医生协助抓取。

（4）做好患者及家属的心理安抚工作。

二、导管送入困难

导管送入困难是 PICC 置管过程中最常见的问题之一。发生送管困难时，操作者切勿强行送管，应正确判断发生的原因并采取相应的处理措施。

（一）原因

（1）静脉瓣阻挡。

（2）静脉痉挛。

（3）静脉走行及解剖异常（先天性、手术后、疾病因素等）。

（4）静脉瘢痕致畸形或管腔缩窄。

（5）胸腔内或血管内留置器材的影响，如心脏起搏器。

（6）与患者体型消瘦或体位有关。

（7）操作者经验不足，如穿刺插管鞘用力过度，在送入导管入口处折曲；固定欠稳妥导致插管鞘脱出静脉血管外。

（二）预防措施

（1）置管前全面评估患者静脉条件，是否存在先天性畸形，置管部位及血管有无放疗史、血栓形成史、外伤史、多次锁骨下静脉穿刺置管史、血管外科手术史等。

（2）评估静脉血管状况，避免选择硬化血管，预穿刺血管尽量选择管径粗、血流速度快的血管。各类血管的管径和血流速度对比见表2.1。

（3）首选贵要静脉穿刺置管，按照人体解剖学，贵要静脉管腔由下至上逐渐变粗，静脉瓣相对较少，是导管置入最直、最短的路径；其次选择肘正中静脉、肱静脉及头静脉。避免在接受乳腺癌根治术、腋下淋巴结清扫、放射治疗的患侧上肢以及下肢静脉穿刺。

（4）评估患者有无植入体内器械，如血管滤器、心脏起搏器等。

（5）在满足治疗方案的情况下，应尽量选择管径最细、管腔数量最少的PICC导管。

（6）做好患者的心理护理，充分告知操作方法及流程，减轻其心理负担。置管过程中保持与患者的良好交流，以降低应激反应的强度，预防和减轻血管收缩或痉挛发生。

（7）置管时患者可取平卧位，穿刺侧上臂外展成45°～90°，减少血管的弯曲；有严重呼吸困难或因病情原因不能平卧者，可采取半卧位或坐位，穿刺侧手臂与躯干呈垂直体位。

（8）均匀、缓慢送管，速度不宜过快，每次0.5～1 cm。对于静脉瓣丰富的血管可一边推注生理盐水，一边送管。

（9）加强操作人员培训及督导。

（三）处理措施

（1）静脉瓣阻挡的处理措施。

① 用20 mL注射器，快速推注10～20 mL 0.9%氯化钠溶液后立即送管。借助生理盐水的冲力使静脉瓣膜漂浮同时也使导管漂浮，顺利越过静脉瓣，达到顺利送管的目的。

② 如果导管刚送入插管鞘内口就出现送管困难,可以根据插管鞘进入血管的长度做相应的调整(送入或拔出少许)或旋转插管鞘。

③ 调整送管的角度和方向。这个方法可单独使用,也可以和上述措施结合使用。

(2) 血管痉挛的处理措施。

① 暂停送管,与清醒患者进行良好的沟通交流,嘱其用饮水、深呼吸等方法分散其对穿刺的注意力,降低应激反应的强度,缓解血管痉挛。必要时热敷,也可嘱患者握拳、松拳,使肢体放松,血管充盈。

② 用 0.9%氯化钠溶液边冲边送,送管动作轻柔、匀速,避免对血管壁的刺激。

(3) 与患者体位有关的处理措施。

(4) 调整体位及穿刺侧肢体角度、高度,旋转插管鞘角度或将导管退出一部分后重新送管。

(5) 置管过程中如遇到送管困难,经处理后能将导管送入所需长度后,宜保留导丝,立即行 X 线摄片,如显示位置正常后再撤除导丝;如位置异常,应及时调整。

(6) 经反复调试后仍送管困难,拔除插管鞘,重新穿刺置管。

三、心律失常

(一) 定义

心律失常是指心脏冲动的频率、节律、起源部位、传导速度与激动次序异常。PICC 导管插入过深,导管尖端进入右心房或右心室,可诱发心律失常。常见的心律失常包括窦性心律失常(如窦性心律不齐、窦性心动过缓)、房性心律失常(如心房颤动、心房扑动、房性期前收缩)、室性心律失常(如非持续性室性心动过速,持续性室性心动过速,室性早搏二联律、三联律)等,可发生在导管置管、使用及拔除时。

(二) 临床表现

(1) 心律失常发生时患者可无明显症状,通过心电图检查才可以判断。

(2) 部分患者主诉头晕、胸闷、气促、心悸、口角麻木等症状。

(3) 心电图检查提示心律失常。

(4) 胸片提示 PICC 导管尖端位于右心房或右心室。

(三) 预防措施

(1) 置管前准确测量置管长度,患者平卧位,穿刺侧上肢外展与躯干成 90°,从预穿刺点沿静脉走向至右胸锁关节,向下反折至第 3 肋间隙的长度。

（2）随着置管技术的不断精进，改良塞丁格技术以及心电定位技术的使用，临床可以准确而简便地判断患者置管时心律失常的发生。

（3）对肥胖骨性标志不明显、胸廓异常、肋间隙较宽等有个体差异的患者，采用多种方法联合判断置入导管长度非常有必要。

（4）老年人、心脏疾病或体内有心脏起搏器的患者，导管实际留置体内的长度宁短勿长。

（5）测量时应考虑患者的体重指数（BMI）。

（6）置管后必须行 X 线摄片以确定导管尖端位置，若导管过长应及时调整长度至理想位置并重新固定。

（7）条件允许的情况下使用腔内心电图定位技术，实时调整导管置入深度。

（8）置管侧肢体过度运动可引起导管移位诱发心律失常，护士应加强健康宣教。

（四）处理措施

（1）送入导管时注意观察原定位穿刺点位置有无改变，及时调整置管长度。

（2）置管过程中，患者突然出现心慌、心悸等不适主诉，应立即停止送管或酌情退出一段导管，待患者心悸症状消失时可停止退管；严密观察患者病情变化及心电图波形变化；同时立即报告医生，遵医嘱予相应处理。

（3）观察导管外露长度，带管过程中若出现心律失常、心慌不适等表现，必要时行 X 线检查确定导管尖端位置，若过深需在无菌操作下调整至理想位置并重新固定。

四、导管误入动脉

（一）定义

置管时误入动脉，一般是由血管选择不当或穿刺失败导致。穿刺后虽然可见回血，但因动脉压力较大，会出现药物不滴或滴速缓慢的现象。

（二）临床表现

在穿刺过程中，如果穿刺针误入动脉，会有鲜红色血液从穿刺鞘尾端口向外涌出或喷出，推注生理盐水阻力大。儿童患者发生误入动脉，个别情况看不到上述现象，但是仔细观察会发现导管回血速度快，X 线定位可见导管尖端未在上腔静脉，而在胸骨左缘，临床会发生输液不畅，甚至输液不滴。

（三）原因

（1）高龄、身体虚弱的患者，动脉搏动弱，血管弹性下降，使动、静脉差异性减小，难以与静脉区分，导致置管时误入动脉。

（2）肥胖患者皮下脂肪层厚，穿刺难度增加，误入动脉的概率增高。

（3）多次化疗及长期输注高渗透压液体的患者，血管壁损伤严重，静脉穿刺时误入动脉的风险会增加。

（4）胸腔压力大的患者，随着胸腔压力的增加会导致送管难度升级，送管过程中，导管尖端易刺穿静脉误入伴行的动脉。

（5）为新生儿、婴幼儿行 PICC 置管操作，大多选择盲穿，因其动脉与静脉均是相邻伴行的解剖位置，两者距离相对较近，不容易定位，有误入动脉的危险。

（6）超声引导下置管时评估定位血管有误。

（四）预防措施

（1）置管应由具备资质的人员操作，该类人员应定期参加相关培训，通过理论培训和实践训练，提高置管者的临床判断能力和操作能力。

（2）盲穿时以 15°～30°行静脉穿刺，避免进针过深。

（3）在超声引导下行 PICC 置管，应注意动脉与静脉的区分，对于血压低、循环差等患者，动脉也有可能会出现被压瘪或搏动不明显的表现，应仔细评估、判断，避免将动脉当做静脉穿刺。

（4）胸、腹腔压力增高患者，应充分评估置管的必要性及风险性，团队需进行认真讨论。必要时请床位医生、血管外科医生参与讨论，预测可能出现的困难及需要采取的急救措施。在准备充分的情况下由经验丰富的护士进行置管，提高穿刺成功率。

（5）置管时，送管动作应轻柔。

（6）置管过程中关注患者的主诉，避免患者紧张情绪使血管痉挛，导致送管困难，对于血管痉挛患者采用热敷或按摩缓解血管痉挛，避免误入动脉。

（7）穿刺技术不熟练的置管者，应尽量避开动脉和静脉相邻的血管穿刺，如选择肱静脉置管时，可通过调整手臂位置，将动静脉错开，尽量不在一个垂直平面。

（五）处理措施

（1）确诊导管误入动脉，立即拔管，拔管后加压止血，穿刺侧肢体制动，需要时重新置管。

（2）对凝血功能障碍者，误入动脉后，除引起出血、局部血肿外，还可能发生假性动脉瘤和动静脉瘘,因此穿刺点使用弹力绷带加压包扎,24小时内局部间断冷敷,之后局部热敷。

五、神经损伤

(一)定义

PICC置管发生神经损伤,临床表现在患者行PICC置管过程中或置管后,置管侧肢体疼痛、手指及手臂发麻、有触电感,重者可导致置管侧肢体功能永久丧失。

(二)临床表现

患者主诉置管侧肢体刺痛、触电感、灼烧感以及麻木感等。

(三)原因

1. 静脉和神经解剖因素

不同上臂静脉穿刺的神经损伤明显不同,肱静脉概率最高,贵要静脉其次,这主要与上臂静脉和神经的解剖结构有关。肱静脉和肱动脉及神经相伴而行,肱静脉伴行与肱动脉的两侧上行至大圆肌下缘处汇合成腋静脉,其伴行较粗的神经有正中神经、尺神经、桡神经。因此,选择肱静脉穿刺置管导致神经损伤概率高于贵要静脉和头静脉,而正中静脉紧密伴行肱动脉,发生损伤的概率也较高。

2. 置管人员因素

置管者不能正确辨别神经的影像和血管的位置。

3. 其他

患者使用抗凝剂,易导致穿刺部位产生血肿,压迫损伤神经。

(四)预防措施

(1)合理选择穿刺区域及静脉。

根据上臂静脉与神经的分布特点,将上臂由近心段(腋窝线)向远心端方向(肱骨内上髁)平均划分为上、中、下3个区域,因上臂上段区域走行靠近腋下,血管位置深、环境潮湿,神经向上走行时往往会增粗,穿刺时更易损伤神经,故不建议选择上臂上段区域。

肱动脉伴行的肱静脉为深静脉,根据周围伴行的神经分布特点,神经损伤概率也较高,因此对于初学者来说,不建议选择肱静脉置管。穿刺时应遵循轻、稳、准的原则,尽可能减少不必要的损伤。

(2)利用超声影像做好评估与定位。

（3）提高穿刺技术及超声下鉴别血管及神经的能力。

置管者应接受影像学知识的培训，能够清晰地鉴别超声影像中神经的声像特点。在进行穿刺操作时，不要使用皮下探查技术或反复置入针头或导管，以免增加神经损伤的风险。

（4）对于尝试或已穿刺成功的部位，选择适当的方法控制出血，以降低局部血肿形成的风险。

（5）穿刺过程中应避免穿刺针或导管多次进行反复穿刺操作。

（五）处理措施

（1）穿刺过程中患者如出现手指发麻、刺痛、触电感等，立即停止操作，拔出穿刺针，重新评估血管，更换穿刺部位或静脉进行穿刺。

（2）置管护士熟悉不同神经损伤的临床症状，加强观察，必要时请专科医生会诊，及早进行干预处理，避免神经严重损伤导致肢体功能永久性丧失。

六、心脏停搏

心脏停搏是指各种原因引起的心脏突然停止搏动，大动脉搏动与心音消失。

（一）临床表现

心室颤动或心脏停搏，表现为阿斯综合征，患者突然性抽搐或意识丧失、呼之不应、呼吸停顿或不规律、血压降至零、脉搏无法扪及、瞳孔散大、颈动脉搏动和心音完全消失。

（二）原因

（1）患者本身有较严重的心脑血管等基础疾病，如急性心肌梗死或心肌缺血等，这些疾病本身已经形成了心脏骤停的病理生理基础，术中患者疼痛及紧张情绪，可诱发患者心肌缺血加重，导致心脏骤停。

（2）患者存在严重的电解质紊乱，尤其是低钾血症、高钾血症，严重的酸中毒也是心脏骤停的潜在因素。

（3）穿刺过程中患者体位不适、精神紧张以及置管中反复穿刺刺激，引起迷走神经兴奋性增高也是导致心脏骤停的主要原因。

（三）预防措施

（1）置管前充分评估，在患者生命体征不平稳以及患有严重心肌缺血或急性心肌梗死等原发疾病时，不宜置管，特殊情况需要置管，应由患者的主管医生及置管护士共同与患者的直系亲属谈话，告知置管可能存在的风险与后果。使其家属充分知情并签署《PICC 置管术知情同意书》及《置入介入医疗器械使用知情同意书》方可置管。置管时,应准备好抢救设施,床位医生应在置管现场。

（2）存在严重水、电解质、酸碱平衡紊乱的患者,应待纠正后再行置管。

（3）置管前充分沟通,了解患者的心理状态,消除患者紧张情绪,对高度紧张患者可考虑暂停置管。

（4）操作中注意观察患者的一般情况,及时发现患者病情变化并给予处理。

（5）预防心脏骤停是救治成功的关键,其核心是预防患者耗氧量增加,对高龄体弱患者应密切监测生命体征,尤其是血氧饱和度的监测。

（四）处理措施

（1）对 PICC 置管过程中发生心脏停搏应停止置管,立即通知医生进行紧急处理,现场开放气道、建立静脉通路、进行心肺复苏、准备好气管插管用物,必要时配合医生进行气管插管。

（2）根据医嘱输注抢救药物,积极处理原发疾病、防止并发症,严密监测患者生命体征、神志和尿量。

（3）复苏成功的患者进行进一步的生命支持。

第九节　静脉导管带管过程中问题及处理

经外周静脉置入中心静脉导管（PICC）是指经外周静脉（上肢的贵要静脉、肱静脉、头静脉、颈外静脉、肘正中静脉、下肢的大隐静脉等）穿刺置管,导管尖端位于上腔静脉或下腔静脉的中心静脉导管。

一、穿刺点渗血

（一）临床表现

导管置入后,由于各种原因引起局部皮肤组织、血管损伤,皮肤穿刺点渗血或出血可持续数小时或数天,多发生在置管后 1～3 天,固定的敷料或透明贴膜下有被血液渗湿的迹象。

（二）分级标准

0 级:24 小时内敷料有少量渗血,属正常现象。

轻度渗血Ⅰ级：患者活动时穿刺点渗血，可渗湿敷料。

中度渗血Ⅱ级：患者平卧、无活动时穿刺点渗血，可渗湿敷料。

严重渗血Ⅲ级：患者穿刺点渗血不止，甚至沿着穿刺点、导管壁流出。

（三）原因

（1）机械性刺激：反复多次地穿刺或推送置管鞘时动作生硬，会加重血管和组织的机械性损伤。

（2）穿刺过程中的扩皮方式：横向扩皮会将穿刺处真皮层纤维切断，延长伤口愈合时间，导致局部出现渗血、渗液现象。

（3）基础疾病：患者极度消瘦、肿瘤恶病质，肝功能异常、肝癌、血小板偏低、白血病患者出凝血时间延长，凝血功能障碍以及体内维生素C、锌元素的缺乏会导致伤口的渗血。

（4）药物因素：使用肝素等抗凝药物时，肝素可抑制凝血酶的作用，干扰凝血酶的形成，诱发穿刺点渗血；部分化疗药物对血管刺激性大，在杀伤肿瘤细胞的同时，对正常的细胞和组织亦有一定的损伤，增加了毛细血管的通透性，也是造成穿刺点渗血的重要原因。

（5）心理因素：患者精神高度紧张、焦虑等不良情绪会导致患者体内儿茶酚胺分泌增多，垂体分泌促肾上腺素，引起循环波动，静脉压上升，造成穿刺点渗血。

（6）维护技术：过于频繁的穿刺点换药，维护手法不当，会造成已形成的血痂脱落，引起出血。

（7）局部因素：穿刺点局部感染会造成局部容易渗血。

（8）健康教育：置管后24小时置管侧肢体功能锻炼过度会导致穿刺点渗血过多。

（四）预防措施

（1）置管前评估患者的凝血功能，对凝血功能差的患者，可行隧道式导管置入，以便依靠皮肤组织的收缩减少穿刺点的出血。

（2）穿刺时机的选择，在进行化疗前2天置管，最好是首次化疗就选择置管，可有效减少并发症的发生。

（3）采用钝性分离法将血管鞘置入可降低血管和皮肤损伤，避免切口渗血。

（4）穿刺过程中置管者耐心、仔细的讲解可缓解患者紧张焦虑的情绪，减少穿刺点渗血。

（5）穿刺时，局部严格消毒，更换敷贴操作规范，避免穿刺点感染。

（6）加强宣教，患者在穿刺后24小时内，手臂避免剧烈运动，避免手提重物

（以不超过 3 kg 为宜），衣袖勿过紧，以免影响穿刺侧肢体循环。

（五）处理措施

（1）在穿刺点上方加用藻酸盐敷料、无菌小方块纱布或明胶海绵，用透明敷料固定后外用弹力绷带加压包扎，预防局部渗血，但应避免影响局部循环，每班观察。

（2）必要时，遵医嘱在穿刺点四周撒凝血酶粉针 500 U，或肾上腺素 1 mg 加 10 mL 0.9％氯化钠注射液稀释为 1∶1000～1∶2000 的溶液，取无菌小方块纱布浸湿后放置在穿刺点上方，而后在上方加盖藻酸盐敷料或明胶海绵敷料，用透明贴膜固定后外用弹力绷带加压包扎 24 小时，包扎期间注意观察该侧肢体末端循环及温度。

（3）可采用气囊式创口贴及敷料压迫穿刺点，外用无菌透明敷料，再用弹力绷带加压固定止血。

二、穿刺点渗液

穿刺点渗液是 PICC 置管后的并发症之一，据报告穿刺点渗液国内发生率为 1.61％～2.4％，主要以透明或淡黄色液体为主，且与输液无关。渗液中含有蛋白质、脂肪等营养物质，是细菌的良好培养基，易造成导管发生感染，渗液严重者以拔管为结局。

（一）原因

1. PICC 穿刺过程中淋巴管损伤

将上臂均匀分为上、中、下三段，上臂上段因解剖位置和不易固定故临床并不采用此部位进行穿刺；下段约有 30 个集合淋巴管，若置管者在此处穿刺，可能会损伤淋巴管，可导致淋巴液顺着导管反流至穿刺处，造成穿刺点持续渗液。

2. 纤维蛋白鞘的形成

纤维蛋白鞘是包裹于中心静脉导管表面的膜状物，是由导管与血管内皮不断摩擦，内皮细胞损伤，激活机体凝血系统，促使白细胞和血小板黏附在内皮细胞上，凝血因子激活生成凝血酶，使纤维蛋白原转变成纤维蛋白，从而导致纤维蛋白鞘的形成。临床上主要表现为输液时滴速减慢，穿刺点周围渗液，早期因为纤维蛋白鞘中含有红细胞，渗液为血性；后期由于纤维蛋白鞘中红细胞减少，纤维蛋白逐渐增加，渗液即为输注的液体，因纤维蛋白鞘包裹 PICC 头端，经 PICC 导管输注药液时阻挡药物进入上腔静脉，因重力原因导致穿刺点渗出。

3. 扩皮方法的选择

超声引导下改良塞丁格技术都有一个扩皮的过程,分为纵切口和横切口,纵向切口法可有效降低置管后渗液发生率,减少穿刺部位的渗液量。深度不超过0.6 cm、切口长约2.5 mm的扩皮范围,可减少局部组织损伤、渗血和渗液。钝性分离法运用于置管过程中,可有效降低穿刺部位的渗液量。

4. 疾病因素

(1)肝癌患者,由于肝功能受损,合成白蛋白功能降低,血浆渗透压下降,所以血浆外渗至周围组织,组织液易从穿刺点渗出。

(2)肿瘤晚期患者,体重下降明显,皮下脂肪减少,置管后周围组织松弛,包裹不严,组织液易从穿刺点渗出。

(3)疤痕体质患者,扩皮后穿刺点切口始终未愈,可形成微小隧道包裹导管,从而导致穿刺点的渗液。

5. 体外导管破裂

多与导管弯折磨损有关,常见部位是导管与连接器的连接处和靠近穿刺点处,导管破裂导致渗液,输液时尤为明显。

(二)处理措施

(1)对淋巴管受损者,目前临床暂无有效处理,加强换药,预防感染,严重者拔管。

(2)纤维蛋白鞘一旦形成,应及早溶栓,遵医嘱使用0.9%氯化钠溶液250 mL加尿激酶50万单位,通过微量泵泵入导管内,24小时后接液体观察输注情况,但应检查患者的凝血功能,并观察有无出血倾向。

(3)导管破损,考虑为血管内导管靠近穿刺点处有破损,给予常规消毒后,边冲管边缓慢拔出导管2 cm,观察导管是否有破损,在严格无菌操作下,修剪导管破损处后接上新的连接器,再次评估导管的功能。

(4)低蛋白血症患者,根据患者化验结果,遵医嘱适量补充人血清白蛋白。

(三)预防措施

(1)正确维护是预防导管破损的关键。

(2)置管前检查导管及其瓣膜功能是否正常,同时避免锐器损伤导管。

(3)操作者技术规范且熟练,避免因操作不当损伤淋巴管,导致穿刺点渗液。

(4)置管后及时行X线导管尖端定位,确认导管尖端在上腔静脉的理想位置,规范冲封导管。

（5）肿瘤晚期、老年患者全身情况差，注意营养支持，以加快破损组织的修补，促进穿刺点愈合，从而减少穿刺点渗液的发生。

三、导管脱出

（一）定义

非计划拔管以导管脱出最为多见，发生率为 30.3%，当中心静脉导管尾段外移在 1.5 cm 以上即可以称为导管移位，如移位后出现功能改变不能继续使用，则称为导管脱出。

临床以中心静脉导管尖端在血管内位置判断导管脱出程度的较多（其尖端定位于上腔静脉下 1/3 右心房入口处）：导管部分脱出，其尖端仍在上腔静脉内为轻度，导管尖端在锁骨下静脉内为中度，尖端位于外周静脉内或完全脱出体外为重度。

经外周置入中心静脉导管 PICC 导管置管成功后行胸部 X 线摄片检查，确定导管尖端是否到达上腔静脉，并在护理记录单及患者门诊维护手册中准确记录导管的置入长度、外露长度。每次换药护理时观察导管外露长度，若发现导管移位，应及时 X 线摄片检查确定导管尖端位置及脱出程度。近年来，临床上还采用心电图定位等来确认 PICC 导管的位置。

（二）原因

1. 患者及家属的因素

患者肢体过度活动，大量出汗时敷贴松脱，粘贴物黏性不够，敷料失去了粘贴导管的作用；治疗间歇期的居家带管期间，未认真执行每周换药护理，导致敷贴松脱，导管脱出。

2. 导管维护不当

换药护理时，没有进行脱碘操作或消毒剂未待干就粘贴贴膜，导致导管固定不牢而出现脱管现象；更换贴膜时，顺导管拔出方向撕下敷贴，误将导管拔出。固定导管的方法存在一定的偏颇，导致导管固定效果欠佳。

（三）中心静脉导管脱出的护理

导管轻中度脱出经 X 线检查或经 B 超确认导管尖端在上腔静脉或锁骨下静脉内，不影响导管的正常使用时，可在无菌操作下，垂直修剪脱出体外的多余导管，后加以固定，分析并找出脱管的原因，防止再次脱管。若重度脱管或完全脱出则应在拔除导管后用无菌纱布压迫穿刺点,防止出现局部血肿。

(四)预防导管脱出的方法

1. 专职护理人员置管与维护

加强对护理人员的培训,选择具有相关资质的且责任心强的护理人员进行置管及日常维护。消毒待干后粘贴无菌敷贴,防止置管侧肢体皮肤潮湿引发敷料粘贴不牢,导致导管脱出。

2. 有效固定

首选无菌透明敷贴进行置管部位的固定,导管塑形后连接思乐扣固定,需要时将 PICC 袖套在敷贴外面加强固定。若患者对透明敷料过敏,可选择纱布外加用弹力绷带固定。

3. 健康教育

向患者宣教 PICC 导管在整个治疗过程中的意义和作用,使患者能够积极主动配合导管的维护。健康教育的对象包括患者、家属及主要照护者。

四、导管异位

(一)定义

中心静脉导管尖端最佳位置在上腔静脉和右心房交界处。置管时导管末端未达到上腔静脉,称为原发性异位;置管时位置正常,带管过程中因某些因素导致导管末端不在上腔静脉内,称为继发性异位。

(二)原因

1. 原发性异位

(1)静脉解剖位置异常。

(2)测量有误差。

2. 继发性异位

(1)胸腹腔内压力增高,如剧烈咳嗽、频繁呕吐、呼吸机正压通气、纵隔肿瘤压迫、充血性心力衰竭等。

(2)置管侧肢体大幅度活动。

(3)更换贴膜时牵拉带出导管。

(三)临床表现

(1)不能抽出回血。

（2）肩颈、胸部或背部酸胀疼痛等不适。

（3）导管内反复回血。

（4）心率、心律、血压变化。

（四）预防措施

（1）置管前充分评估患者病情及血管，准确测量置入长度。

（2）宜使用超声、EKG 实时评估尖端位置。

（3）有效固定，加强巡视，及时评估置管深度。

（4）避免患者置管侧肢体大幅度活动。

（5）及时处理导致胸腹腔压力增高的因素。

（五）处理措施

（1）置管时，血管超声探查导管异位至颈静脉时，回撤导丝 5 cm，边推生理盐水边送管。

（2）DSA 下将导管送入理想位置。导管留置期间，发现外留长度改变时，应及时复查胸片，确定导管尖端位置，根据移位情况，酌情对症处理。移出体外的导管不能再送入体内。

五、导管堵塞

（一）定义

临床常见于静脉输液滴速减慢或不滴，用空针回抽无回血。

（二）原因

1. 机械性因素

（1）导管夹闭。

（2）导管扭曲打折。

（3）导管尖端紧贴血管壁。

（4）导管异位等。

2. 沉淀因素

（1）两种或以上药物不相容，药物结晶沉积及脂类阻塞，如长时间输注脂肪乳、卡文、泵入药物等未及时冲管。

（2）冲封管不规范导致药物残留。

3. 凝血性因素

（1）胸腹腔压力增高等因素导致血液反流在管腔内形成血凝块。

（2）导管回血未及时冲管。

（3）经导管采集血标本后未彻底冲管。

（4）纤维蛋白鞘形成。

（5）附壁血栓形成。

（三）临床表现

无法抽到回血，输液时滴速明显变缓或不滴。

（四）预防措施

（1）置管后行 X 线等检查确定导管尖端位置。

（2）带有导管夹的导管，输液时应打开导管夹，加强巡视，防止导管受压、打折等。

（3）每日评估输液最大滴速，若滴速明显减慢，应查找原因及时处理。

（4）如有胸腹腔压力增高因素，如咳嗽、呕吐等需及时处理。

（5）长期输注含脂肪乳、胃肠外营养液、血液制品等黏稠度高的液体，持续泵入药物等应每 4～6 小时用 0.9%氯化钠溶液脉冲式冲管一次，减少药物残留。

（6）输注有配伍禁忌的药物时，需间隔使用，必要时使用相适应的溶媒冲洗导管。

（7）加强导管维护，脉冲式冲管，正压封管，正确使用正压接头防止导管回血。

（8）根据患者病情需要，置管后可用肝素盐水（PICC 10 U/mL、PORT 100 U/mL）封管，防止回血和纤维蛋白鞘附着于导管壁。

（9）护士做好健康宣教，嘱带管患者避免置管肢体负重及受压，应适度活动，按期到医院维护等（如 PICC 间隔 7 天，PORT 间隔 4 周）。

（五）处理措施

（1）检查导管夹是否开放、导管有无打折。

（2）取下无菌输液接头，用 10 mL 或以上的注射器回抽血凝块后，用 0.9%氯化钠溶液冲管，勿暴力冲管，避免发生导管破裂或栓塞。

（3）若判断为药物沉淀时，可以使用结晶溶解剂，如为酸性药物沉淀，可输注导管等容积的 L-半胱氨酸 50 mg/mL 或 0.1 mmol/L 的盐酸；如为碱性药物沉淀，可输注导管等容积的 8.4%碳酸氢钠或 0.1 mmol/L 氢氧化钠溶液。以上两种情况均在输注溶液 20 分钟后抽回血，必要时可重复使用。

（4）若为油脂类引起的堵塞，可输注导管等容积的 70％乙醇，等待 1～2 小时；也可按 1 mL/h 的速度输入 0.1 mmol/L 的氢氧化钠 10 mL，然后使用 20 mL 生理盐水快速冲洗，必要时可重复使用。

（5）若为矿物质沉淀引起的堵塞，可输注导管等容积的 0.1 mol/L 的盐酸，20 分钟后抽回血，必要时可重复使用。

（6）行 X 线检查导管的走向及尖端位置，如有移位及时处理。

（7）遵医嘱溶栓。取下原输液接头，连接三通管，一侧接含 5000 U/mL 的尿激酶溶液的 10 mL 以上的注射器，另一侧接 10 mL 以上的空注射器，通过负压，尿激酶自动进入导管，保留 10～20 分钟，回抽出被溶解的纤维蛋白或血凝块，可重复进行。重复多次溶栓无效，应拔除导管。

六、导管相关性感染

（一）定义

导管相关性感染主要有三种类型，包括导管相关局部感染、隧道性感染、导管相关性血流感染（CRBSI）。导管相关局部感染通常发生在穿刺部位，表现为导管入口处红、肿、硬、结、流脓等，范围在 2 cm 以内。隧道性感染通常发生在隧道式导管出口位置或植入式输液港的开口位置，感染症状沿导管插入方向延伸超过 2 cm。导管相关性血流感染是导管相关性感染最严重感染的类型，是指带有血管内导管或者拔除血管内导管 48 小时内的患者出现菌血症或真菌血症，并伴有发热（>38 ℃）、寒战或低血压等感染表现，除血管导管外没有其他明确的感染源。外周静脉血培养细菌或真菌阳性或从导管段和外周血培养出相同种类、相同药敏结果的致病菌。

（二）临床表现

1. 局部表现

（1）沿导管的皮下走行部位出现红斑。

（2）置管部位红肿、硬结或有脓液渗出，渗出液细菌培养阳性。

2. 全身表现

患者出现寒战、背痛、发热、恶心、呕吐、心动过速、低血压等，出现这些症状的时间常与冲洗导管时间有关，且没有其他明确的局部感染。

（三）诊断

如果怀疑出现 CRBSI，在开始抗菌治疗之前，从导管和外周静脉中抽取血标本,进行成对血培养。如果出现败血症的临床表现,同时没有其他感染源且具备以下条件之一,则可诊断为 CRBSI。

(1) 导管尖端培养结果与外周血分离出的微生物一致,阳性半定量>15 CFU 或定量≥103 CFU。

(2) 同时定量血培养比≥3∶1(中心静脉导管内血和外周血)。

(3) 中心静脉导管培养比外周血培养阳性时间提前 2 小时。

(4) 患有金黄色葡萄球菌血症的患者应尽早建立安全、可靠的血管通路。

（四）预防措施

(1) 严格按照《医务人员手卫生规范》,每次接触患者及其导管前后都应当严格执行手卫生。

(2) 选择合适的静脉置管穿刺点,CVC 置管时,应当首选锁骨下静脉,尽量避免使用颈静脉和股静脉。

(3) 经外周静脉置入中心静脉导管(PICC)时,宜使用超声引导。

(4) 置管时应当遵守最大化无菌屏障要求,置管部位铺大无菌单(巾),置管人员戴圆帽、口罩、无菌手套,穿无菌手术衣。

(5) 置管前及导管维护时,选择合适的皮肤消毒剂,如 2%氯己定溶液、2%碘酊+75%乙醇、0.5%碘伏+75%乙醇等消毒,消毒范围及方法符合规范。

(6) 宜使用导管固定器固定导管。

(7) 使用无菌透明、透气性好的敷料覆盖穿刺点,对于穿刺点出血、渗液较多的患者使用无菌纱布覆盖。无菌纱布不超过 48 小时更换,无菌透明敷料不超过 1 周更换,如果出现松动、潮湿等立即更换。

(8) 告知置管患者在沐浴或擦身时,注意保护导管,不要把导管淋湿或浸入水中。

(9) 医务人员每天对保留导管的必要性进行评估,不需要时尽早拔除导管。

（五）处理措施

(1) 留取局部分泌物送细菌培养。

(2) 将脓性分泌物彻底清除干净,穿刺点用络活碘消毒并停留片刻,必要时局部覆盖银离子敷料。

(3) 必要时采集导管内和外周静脉血标本做培养,确定是否存在导管相关性血流感染。

(4) 密切观察体温、局部及全身症状。

(5) 一旦怀疑导管相关性血流感染,无论是否拔除导管,均应遵医嘱立即进行抗生素治疗。初始多为经验性抗生素应用,一旦明确病原微生物,应根据药物敏感试验的结果调整抗生素。

（6）确诊后是否拔除导管取决于病原微生物的种类、患者病情。如念珠菌等感染时建议立即拔除导管；合并严重疾病状态，如低血压、低灌注状态和脏器功能不全等，或者出现无法用其他原因解释的严重感染时应拔除导管。

七、导管相关性血栓

（一）定义

由穿刺针及导管损伤了静脉血管内膜、血流缓慢和血液高凝状态使血液在静脉内不正常地凝结引起的病症。分为纤维蛋白鞘（围绕导管的纤维蛋白"薄膜"）、导管腔内血栓、附壁血栓（导管周围的血栓黏附在静脉壁上）。

（二）原因

（1）血管内膜损伤。置入的导管对静脉血管内膜的损伤，静脉输注强酸、强碱、高渗性药物及细胞毒性物质对血管壁的损伤。

（2）血流缓慢。患者活动减少，肿瘤压迫血管，血液涡流形成（如静脉曲张），置管侧肢体受压引起的静脉压力过高等。

（3）血液高凝状态。如恶性肿瘤、糖尿病、骨髓增生性疾病、晚期肾衰竭等；凝血功能亢进；血液凝固性增高因素，如手术后、产后、高脂饮食、吸烟、冠状动脉粥样硬化等。

（三）临床表现

（1）上肢皮肤出现红斑。

（2）上肢、肩膀、颈部、胸部疼痛和/或伴有水肿。

（3）上肢、肩膀、颈部或胸壁上的外周静脉怒张。

（4）血栓脱落可引起肺动脉栓塞的表现。

（5）临床上大多数血栓患者没有明显的症状或体征。

（四）预防措施

（1）选择合适型号的导管（直径占血管内径的45%以下），首选右侧贵要静脉。

（2）置管者技术熟练，避免反复穿刺，送管动作轻柔，减少对血管内膜的损伤。

（3）宜选择无粉手套，置管前使用生理盐水彻底冲洗。

（4）宜使用导管固定器妥善固定导管，防止导管移位。

（5）保持导管尖端位于右心房与上腔静脉交界处。

（6）及时规范维护导管。

（7）护士做好健康宣教，嘱带管患者避免置管肢体负重及受压，适度活动，指导进行手指操、握拳运动等，按期到医院维护（如 PICC 间隔 7 天，PORT 间隔 4 周）。

（8）具有高危因素的患者，遵医嘱预防使用抗凝或减少血小板聚集的药物。

（9）评估导管留置的必要性，治疗结束及时拔除。

（五）处理措施

（1）上肢静脉进行多普勒超声扫描，锁骨或肋骨遮挡的静脉可行静脉造影、CT 扫描等。

（2）遵医嘱给予低分子肝素钠抗凝、尿激酶溶栓等治疗，导管拔除前必须进行 3～5 天的有效抗凝治疗。

（3）血栓急性期患者需卧床休息，患肢制动、抬高，以促进静脉血液回流，禁止热敷、按摩，以免栓子脱落。

（4）动态监测患肢、健肢同一水平的臂围，观察溶栓效果；同时观察患肢侧皮温、颜色、感觉及动脉搏动等。必要时请血管外科等相关科室会诊。

八、导管破损或断裂

（一）定义

导管破损或断裂分为体外与体内，体内断裂的导管可随血流进入人体血液循环，漂浮到锁骨下静脉、右心房、肺动脉，甚至引起心律失常、肺栓塞、心脏骤停等；体外断裂可导致输液外漏、继发感染等。

（二）原因

（1）与导管质量、导入鞘内缘的光滑度有关。

（2）导管修剪时留有毛茬或斜边，可导致与连接器连接不紧，在带管过程中可出现导管滑脱。

（3）维护时，暴力冲管可能使导管发生体内或体外破损或断裂。

（4）酒精对静脉导管的腐蚀。

（5）对非耐高压导管使用了高压注射器进行加压注射。

（6）固定时，导管外露部分长期摆放成直角或锐角，易在成角处发生破损或断裂。

（7）拔管困难时，暴力拔管导致导管破损或断裂。

（8）患者肢体活动过度易致导管破损或断裂。

（三）临床表现

（1）体内导管断裂，患者可出现胸痛、心律不齐、呼吸困难等。

（2）体外导管破损或断裂，穿刺部位可出现渗血、渗液等。

（四）预防措施

（1）置管前用生理盐水预冲导管，检查导管的完整性。

（2）置管前用物准备时，避免穿刺针、扩皮刀片等锐器损伤导管。

（3）修剪导管时，导管要剪成平整的直面，不得剪出斜面和毛茬。

（4）连接减压套筒时要将导管末端推进到与金属柄连接处，再与减压套筒连接，锁紧两部分。

（5）C 或 U 形摆放导管，使用透明贴膜固定导管。

（6）维护时酒精脱脂应避开穿刺点，避免接触导管。

（7）使用 10 mL 及以上的注射器冲封管。

（8）非耐高压型导管禁止高压注射。

（9）拔管遇到阻力时，应立即停止拔管，分析原因，必要时行血管彩超。

（10）做好带管患者健康宣教，避免置管侧肢体过度活动造成导管打折、断裂等，发现异常及时处理。

（11）按导管说明书期限使用导管。

（五）处理措施

（1）发生导管体外破损或断裂时，可剪去破损或断裂的导管后酌情撤出导管（撤出长度应根据具体情况而定，一般保持外露导管 6 cm），重新安装新的连接器。

（2）体内导管断裂，立即在留置导管侧上臂的最高部位用止血带结扎血管，以能阻止静脉回流同时不影响动脉血供为宜，患者制动、取头高足低位，及时通知医生，立即摄胸片，确认导管断端的位置，根据断端导管所处位置，确定导管取出方法：① 静脉切开取出。② 在导管室用抓捕器取出。③ 开胸手术取出。

（3）如院外发生导管体外破损时，立即就诊。

（4）修剪过的导管尖端若在上腔静脉，按原功能使用。

九、医用黏胶相关性皮肤损伤(MARSI)

（一）定义

医用黏胶相关性皮肤损伤（medical adhesive related skin injury, MARSI）是指去除皮肤上的医用黏胶后发现其表面存在保持 30 分钟以上的红斑、水疱及皮肤糜烂等症状。皮肤损伤可以造成患者明显的疼痛和应激反应,导致患者住院时间延长、社区治疗时间延长、医疗投入增加、伤口敷料使用增加、伤口延迟愈合、并发症发生率增加等。采取预防措施,可以最大限度地避免 MARSI 发生。

（二）MARSI 的分类及发生原因

根据损伤类型,MARSI 大致分为 3 类:机械性损伤、皮炎(过敏性/接触性皮炎)、其他类型损伤。不同类型的 MARSI 发生的原因及其特点见表 5.3。

表 5.3　不同类型的 MARSI 发生的原因

分类	类型	原因	特点
机械性损伤	表皮剥离	移除胶带或敷料	表皮的一层或多层撕脱。损伤通常浅表、形状不规则,皮肤可能有光泽。开放性溃疡可能伴有皮肤红肿和水疱形成
	弹性损伤或水疱	皮肤在没有延展性的胶带或敷料下肿胀或拉伸;不恰当地使用胶带或敷料;关节或其他运动部位覆盖无延展性的胶带	剪切力造成的损伤(皮肤表皮层与真皮层分离)
	皮肤撕脱	皮肤划伤或刮伤;摩擦伤	皮肤层分离,可能导致皮肤部分缺损伤口(延伸至表皮和真皮层)或全层缺损伤口(延伸至脂肪和肌肉层)
皮炎	刺激性皮炎接触性皮炎	接触黏胶剂中化学刺激物发生反应	皮肤发炎(发红)起水疱、变干、变厚、开裂;剪切力造成损伤(表皮层与真皮层分离)
其他类型损伤	浸渍	湿气在胶带或敷料下长期积聚造成皮肤损伤	皮肤出现褶皱,呈现白色/灰色,皮肤软化增加其渗透性和感染能力
	毛囊炎	在黏胶剂下长期积累水分和热量会吸引细菌,细菌可能会在这个封闭的环境中增殖,导致毛囊炎反应	表现为毛囊周围皮肤的炎性隆起,可以是丘疹或脓疱

（三）原因分析

1. 内在因素

（1）年龄、性别因素：有研究表明小于 8 岁的儿童比成年人更容易发生皮肤刺激反应，这可能与儿童皮肤结构和功能不成熟有相关性。其中男性患者相较于女性更易发生，可能与男性出汗多、置管处皮肤易潮湿相关。

（2）体质因素：对于易过敏体质的患者，其免疫反应敏感度超出了正常人的反应程度和范围，当某种过敏原通过接触、吸入或食入等途径进入体内，机体产生免疫应答就会出现在接触部位、相关器官甚至全身出现应答反应。接触物若无强烈刺激性，体质正常的人在接触后一般不发生反应，过敏体质的患者接触后即可立即发生反应。

（3）内环境改变：内环境的改变，如肿瘤化疗导致的胃肠道反应、免疫功能下降、体质衰弱、骨髓抑制、精神紧张、情绪变化等改变，均可诱发或加重皮肤损伤。

2. 外在因素

（1）季节因素：临床发现 PICC/CVC 过敏性皮炎发生在夏季和冬季较多。夏季一般天气较炎热，身体出汗较多，贴膜不能有效的透水、透气，皮肤上的汗液难以挥发而聚集在贴膜下，反复刺激局部皮肤，诱发过敏。冬季由于环境温度低，出现毛孔收缩，皮肤干燥，皮屑增多，同样也增加了患者过敏性皮炎发生的概率。

（2）材质因素：PICC 导管多数为硅胶材料，组织相容性较好，但置入体内的导管与血管内膜之间产生摩擦，接触皮肤的导管及固定材料刺激机体免疫系统中的 T 淋巴细胞、肥大细胞和补体从而形成局部水肿和产生皮肤反应症状。

（3）消毒剂因素：一般临床使用酒精、氯己定、安多福或复合碘（含乙醇成分）进行消毒，其中乙醇属于中效消毒剂，性质不稳定、易挥发，对皮肤有一定的刺激性，同时有部分患者对消毒剂过敏、使皮肤出现不同程度的红斑等局部过敏性皮炎症状。

（4）导管维护原因：一般 PICC、CVC 及使用中的 PORT 导管应每 7 天维护一次，如出现贴膜周围卷边、贴膜下方有潮湿或者汗液应及时规范进行导管维护。

（5）生活习惯改变：各类输液导管置管后患者及家属担心洗澡会导致贴膜潮湿，减少置管侧肢体皮肤的清洁，污垢和皮屑刺激皮肤产生痒感，增加导管相关性皮肤损伤和感染发生的概率。

（四）预防措施

（1）评估患者一般情况及既往有无过敏史（过敏性或接触性皮炎病史）。

（2）加强患者营养，适当运动，提升机体免疫力。

（3）在治疗或间歇期，每周维护导管一次，有异常情况应及时维护。

（4）根据局部皮肤情况，选择合适的敷料。

（5）根据皮肤情况选择合适的消毒液，对酒精过敏患者应避免使用，可使用0.9％氯化钠溶液清洗后再用氯己定或络合碘消毒，消毒液要充分待干。

（6）使用无张力固定手法粘贴敷料，胶带固定导管时采用高举平台法，采用0°或180°移除敷料。

（7）加强护士操作维护流程的培训，做到规范统一，同时加强质控管理。

（8）带管期间导管维护应由经过专业培训合格人员进行维护。

（9）落实健康教育指导及随访。

（五）处理措施

（1）评估可能导致损伤的原因，并及时给予处理。

① 根据病人过敏性或接触性皮炎史，选择带有屏障功能的敷料。皮肤容易出汗潮湿者，选用透气性好的敷料。

② 采用无张力和高举平台方法固定导管。

③ 对酒精过敏者可选用无菌、无酒精产品，如0.9％氯化钠溶液清洗后用氯己定或络合碘消毒。

④ 妥善固定导管，避免反折或牵拉导致机械性损伤。

⑤ 敷料潮湿或卷边应及时更换。

（2）过敏性皮炎处理。

① 轻度过敏反应。当发现病人早期皮肤过敏时，应及早应用水胶体敷料或抗过敏敷料。如氯己定或酒精过敏的患者，可将消毒液改用0.9％氯化钠溶液、络合碘进行皮肤消毒，从而减少对局部皮肤的刺激。也可常规换药后待干，使用薄荷炉甘石洗剂局部外涂，避开穿刺点0.5 cm，炉甘石具有清凉、止痒的作用，能够有效缓解局部瘙痒不适症状。

② 中度过敏反应。局部皮肤有少量渗液时可用安多福纱布外敷，待干后可用氧化锌软膏局部外涂避开穿刺点0.5 cm，氧化锌具有收敛、保护皮肤的作用，氧化锌为油剂，涂抹后PICC导管不易固定，易导致导管滑脱，应使用纱布和弹力绷带或胶布粘贴后用剪成筒状的袜套固定。方法：最底层放开口纱布，导管放置于无菌纱布上方，用无菌胶带固定，外层再用无菌纱布包裹，避免导管与皮肤直接接触，最外层可用弹力绷带或袜套固定稳妥避免脱管；也可使用地塞米松2 mg外涂，其对于中度皮肤过敏的患者，有效率可达到70％。

③ 重度过敏反应。薄荷炉甘石加地塞米松注射液外涂避开穿刺点 0.5 cm,局部感染可外涂抗菌药物如百多邦;也可用藻酸盐覆盖穿刺点,无菌胶带固定导管,外层无菌纱布缠绕(4 层纱布),再用弹力绷带固定,48 小时换药 1 次,效果显著。纱布加弹力绷带固定换药也可增加局部皮肤的透气性,减轻局部皮肤损伤。

(3)采用正确方法移除黏胶相关敷料,先松开黏胶剂边缘,用一只手将皮肤向下压,另一只手分离黏胶剂和皮肤,可采用 0°或 180°移除。伤口敷料先缓慢松解各个方位黏胶,再将敷料从中心揭起。如特殊敷料可遵照说明书使用医用除胶剂松解黏胶剂。

(4)局部皮肤破损者,保持局部清洁干燥,严格无菌换药。

(5)必要情况下遵医嘱给予口服抗过敏或抗菌药物。

十、PICC 导管拔除困难

(一)定义

PICC 导管拔除困难是因各种原因导致在拔管过程中导管出现牵拉感或弹性回缩,使导管拔除过程困难或无法拔出。

(二)原因

1. 血管痉挛、收缩

患者因精神过度紧张、焦虑、恐惧或疼痛使交感神经兴奋性增强,引起血管痉挛或收缩,导致拔管困难。

2. 体位不当

体位不当或上肢外展不充分,使腋静脉转弯处与锁骨下静脉成直角,拔管时当导管经过此处时形成阻力支点,增加滑动摩擦力,诱发血管痉挛,导致拔管困难。

3. 导管异位、打折

患者过度活动使导管异位、打折,导管反折处静脉狭窄致拔管有阻力感。

4. 静脉炎

静脉内膜增生,静脉瓣炎症、肿胀导致静脉管腔狭窄。

5. 感染

PICC 导管留置期间,细菌经皮肤穿刺点沿导管进入体内引发感染,局部因肿胀、硬结挤压血管,使管腔狭窄,导致拔管困难。

6. 纤维蛋白鞘和血栓形成

纤维蛋白鞘是由细胞成分和非细胞成分组成的膜状物。纤维蛋白鞘起始于导管与静脉壁的接触点,并向导管末端延伸。纤维蛋白鞘使细菌及血小板积聚,可发生感染或静脉血栓形成。

患者因自身的病理因素,如血液高凝状态、肿瘤细胞的黏附作用,血管内膜受损、肢体过度活动刺激使血液中的纤维蛋白黏附于 PICC 导管外部,在导管尖端形成纤维蛋白鞘包裹,使血管腔变窄导致拔管困难。

7. 导管夹闭综合征

导管夹闭综合征是指导管经锁骨下静脉时进入第一肋骨和锁骨间的狭小间歇,导管受压产生狭窄或夹闭,输液滴速可受影响,PICC 导管因嵌顿不易拔出。

8. 其他情况

导管留置时间超过导管使用最长时间(1 年),导致拔管困难。

(三)临床表现

拔管过程中 PICC 导管出现牵拉感,有时会伴有回缩,沿血管走行可出现疼痛、肿胀等现象,如强行拔管会出现导管断裂。

(四)处理措施

(1)立即停止拔管,通知医生制订处理方案。

(2)判断拔管困难的类型。

① 血管痉挛和收缩:做好宣教,与患者沟通,分散注意力以缓解紧张情绪,嘱患者热饮,局部热敷 20～30 分钟缓解血管痉挛,再尝试拔管,如果拔除的阻力仍较大,建议持续热敷后再尝试拔管。

② 体位不当:嘱患者深呼吸,调整穿刺侧手臂位置再次尝试拔管。

③ 导管异位:胸片确认导管尖端异位后,在 DSA 下进行导管位置调整,嘱患者适当抬高穿刺侧手臂,勤做握拳动作,缓慢拔管。

④ 静脉炎:置管侧肢体予热敷,遵医嘱外用喜辽妥或肝素钠软膏。

⑤ 感染:一旦确认感染,遵医嘱给予抗感染治疗(抗生素锁菌术)后拔除导管,并对导管进行细菌培养。

⑥ 纤维蛋白鞘或血栓形成:血管超声检查诊断有导管相关性血栓形成,遵医嘱给予抗凝、溶栓治疗后尝试拔管。

⑦ 导管夹闭综合征:患者去枕平卧位,肩下垫软枕,头颈后仰,打开锁骨及第 1 肋间夹角,让置管侧上肢充分外展与躯干成 90°角,缓慢拔管。

⑧ PICC 导管拔除后需检查导管的完整性。

（3）经上述处理仍不能拔除导管时，多学科会诊后可行静脉切开或介入手术取出导管。

（4）护理记录。

① 记录拔管原因，对患者导管（体内长度、外露长度、局部情况等）进行评估以及采取的护理措施。

② 观察、记录患者拔管过程中的病情变化。

③ 记录导管完整性、穿刺局部皮肤及穿刺点出血情况。

④ 拔管后健康宣教：拔除导管后使用无菌敷料密闭穿刺点至少 24 小时，观察穿刺点有无渗血或感染。

第十节　输液港并发症防治

完全植入式静脉输液港（totally implantable venous access ports，TIVAP），简称输液港，是一种可长期留置于体内的静脉输液装置，由尖端位于上腔静脉的导管部分及植入皮下的注射港座两部分构成，可用于刺激性及化疗药物的输注（图 5.1）。输液港常见并发症包括导管夹闭综合征（pinch-off 综合征）、药液外渗、感染、输液港座翻转与输液港座外露等。

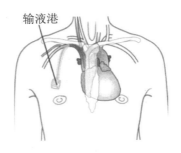

输液港

图 5.1　输液港

一、导管夹闭综合征（pinch-off 综合征）

（一）定义

导管夹闭综合征是指输液港导管经锁骨下静脉穿刺置管时进入第一肋骨和锁

骨之间狭小间隙,受锁骨和第一肋骨共同挤压而发生夹闭现象,严重时可发生导管破裂。

（二）原因

经锁骨下静脉穿刺置管时导管进入第一肋骨和锁骨之间区域,受第一肋骨和锁骨挤压而发生夹闭现象。

（三）临床表现

（1）抽回血困难、冲管有阻力或输液不滴。

（2）输液港座周围发生局部组织肿胀或疼痛。

（3）输液港置入侧肩部处于自然体位时输液不畅,肩部后旋、上抬或外展上肢时输液通畅。

（4）X线检查输液港导管在第一肋或锁骨区域受压或发生导管断裂。

（四）预防措施

（1）胸壁输液港首选经颈内静脉穿刺,避免发生导管夹闭综合征。

（2）胸壁输液港正确选择锁骨下静脉穿刺点进行置管,穿刺点尽可能靠近右锁骨中外 1/3 交界处。

（3）输液港置管侧肢体减少过度活动和肢体负重,避免置管侧肢体长时间受压。

（五）处理措施

（1）立即停止输液。

（2）行 X 线检查明确输液港导管位置及局部受压情况。

（3）疑似导管有破损时可进行造影检查以确定导管的完整性。

（4）导管夹闭程度和处理方法。

0 级:导管无受压,无需处理。

1 级:导管有轻度受压,必要时复查 X 线。

2 级:导管受压同时伴有管腔狭窄,应考虑取出输液港。

3 级:导管破损或断裂,应立即取出输液港。

二、药液外渗

（一）定义

腐蚀性药物浸润到血管以外的部位,可导致输液港周围组织发红、肿胀、疼痛,严重者可发生组织坏死(图 5.2)。

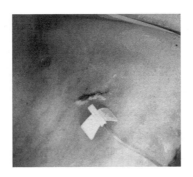

图 5.2　输液港药液外渗

（二）原因

（1）导管锁扣固定不牢,输液港导管与输液港座连接处脱落。

（2）输液港座的硅胶膜受损。

（3）蝶翼无损伤针未妥善固定,无损伤针头脱出或脱落。

（4）导管渗漏、破裂或折断。

（三）临床表现

刺激性药物外渗可导致输液港座周围部位发生红肿,患者主诉局部有疼痛或灼伤感,发疱腐蚀性药物外渗可导致组织严重坏死,软组织损伤从轻度炎症到广泛的坏死,甚至可能深达骨膜。

（四）预防措施

（1）术中应妥善固定输液港导管与输液港座连接处,防止松动、滑脱。

（2）应由经过专门培训并考核合格的护士进行输液港的维护。

（3）使用专用的输液港无损伤针进行穿刺,避免损伤硅胶膜。

（4）应使用 10 mL 以上的注射器冲封管,防止非耐高压输液港导管破裂。

（5）给药前应检查导管回血情况,如回血不畅或输液速度随体位而改变,应行 X 线检查明确原因。

（6）推注 0.9%氯化钠溶液时应观察输液港座局部有无红、肿、热、痛等异常情况。

（7）应在每次注射、输注或采集血液标本后,以及两次使用之间的间隔内,使用脉冲式冲洗技术防止输液港导管腔、储液槽发生堵塞。

（8）非耐高压的输液港禁止推注高压造影剂。

（五）处理措施

（1）发生药物外渗时应立即停止使用输液港进行输液或注射，回抽药液并通知医生。

（2）根据 X 线摄片检查及局部症状明确输液港药物外渗的原因。

（3）局部冷敷或热敷的应用（长春花生物碱和紫杉醇需热敷）。

（4）外渗局部给予解毒剂应用。

（5）外科手术取出输液港或重新植入。

（6）根据患者局部损伤程度评估外渗范围和程度、皮肤完整性、肢体活动及感觉，做好护理记录。

三、感染

（一）定义

皮下置入输液港系统的并发症中，导管相关性感染（CRI）占 0.2%～27%。CRI 可分为局部感染和全身感染。

（1）局部感染：包括无损伤穿刺针穿刺部位感染、囊袋感染等（图 5.3）。

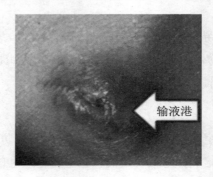

输液港

图 5.3 皮肤局部感染

（2）全身感染：主要表现为血管内导管相关性血流感染。

（二）原因

（1）无菌技术操作（手卫生、皮肤消毒、敷料更换、治疗间歇期的定期维护）不规范。

（2）患有血液肿瘤性疾病、免疫缺陷病等。

（三）临床表现

（1）局部感染：患者输液港周围皮肤可出现疼痛、红肿、硬结等，部分患者可自囊袋处溢出脓性分泌物。

（2）全身感染：患者出现发热、畏寒、寒战，严重者可发生脓毒症或脓毒性休克。

（四）预防措施

（1）在无菌操作下安置输液港。

（2）最大化的无菌屏障是预防感染的关键。

（3）加强手卫生及输液港局部皮肤的消毒。

（4）对于极度瘦弱的患者，使用偏平的注射座预防输液港侵蚀造成的皮肤损伤。

（5）输液港装置每4周使用0.9%氯化钠溶液冲管、100 U/mL的肝素溶液封管。

（五）处理措施

（1）局部感染：使用0.5%碘伏或2%氯己定消毒局部皮肤，穿刺点给予银离子敷料或抗菌敷料外用，必要时遵医嘱局部使用抗生素软膏。囊袋感染未治愈前不可使用输液港。

（2）全身感染。

① 血培养：患者发热时（使用抗菌药物治疗前）同时经输液港及外周静脉采集血标本进行细菌培养。

② 暂停输液港使用，监测患者生命体征及血常规、C反应蛋白等指标变化。

③ 遵医嘱应用抗生素治疗或使用抗生素锁菌术。

四、输液港座翻转与输液港座外露

（一）定义

输液港座翻转又称旋转综合征，是指输液座偏离原来正常的位置。输液港座外露是指注射座裸露在皮肤外面，主要是由患者皮下脂肪松弛导致。

（二）原因

患者消瘦或皮下脂肪组织松弛、输液港囊袋过大，输液港座偏离原来正常的位置甚至发生翻转。

（三）临床表现

输液港囊袋处皮肤变薄，严重者可有皮肤破损或输液滴速减慢、推注药物有阻力。

（四）预防措施

（1）输液港座安置1~2周内，使用缝线固定注射座以减少输液座翻转。

（2）安置过程中谨慎止血，避免发生术后血肿或切口出血。正确选择缝线及必要的缝合技术（无张力缝合）。

（五）处理措施

（1）输液港座翻转经X线确诊可通过手法旋转港座复位予以纠正；如果手法复位失败需进行手术调整。

（2）输液港座外露时应停止使用，并通知医生处理，可通过手术方法给予缝合外露部分，停止输液港使用，建立外周临时通路。输液港座外露严重者需手术取出输液港。

第六章 静脉治疗质量管理

第一节 静脉治疗护理相关法律、法规与护士资质管理

静脉治疗是目前我国临床诊疗工作中应用最广泛的治疗手段之一,是护理人员日常工作中必须掌握的一项操作技能。作为一名合格的护理人员,必须熟知并严格遵守静脉治疗中相应的法律、行政法规、规章以及其他有关诊疗、技术性操作规范等,工作中应尊重患者的合法权益,注意避免法律侵权及维护自身的合法权益。

一、相关法律、法规及条款

（一）《中华人民共和国宪法》《中华人民共和国刑法》中的相关内容

（1）宪法是国家的根本大法,2018 年 3 月 11 日起实施的《中华人民共和国宪法》第三十八条规定:中华人民共和国公民的人格尊严不受侵犯。第四十一条规定:由于国家机关和国家工作人员侵犯公民权利而受到损失的人,有依照法律规定取得赔偿的权利。医务人员在工作中要尊重每位患者的基本权利。

（2）2021 年 3 月 1 日起实施的《中华人民共和国刑法》第三百零五条规定:在刑事诉讼中,证人、鉴定人、记录人、翻译人对与案件有重要关系的情节,故意作虚假证明、鉴定、记录、翻译,意图陷害他人或者隐匿罪证的,处三年以下有期徒刑或者拘役;情节严重的处三年以上七年以下有期徒刑。第三百三十五条规定:医务人员由于严重不负责任,造成就诊人死亡或者严重损害就诊人身体健康的,处三年以下有期徒刑或者拘役。在医疗机构中,医务人员所出具的诊断或证明、病历记录、各类检查报告等,都被视为重要的证据材料,不得随意进行涂改、变更。

(二) 民事法律

2021年1月1日起实施的《中华人民共和国民法典》第四编"人格权"第一章"一般规定"第九百九十条规定:人格权是民事主体享有的生命权、身体权、健康权、姓名权、名称权、肖像权、名誉权、荣誉权、隐私权等权利。除前款规定的人格权外,自然人享有基于人身自由、人格尊严产生的其他人格权益。第九百九十一条规定:民事主体的人格权受法律保护,任何组织或者个人不得侵害。

公民的肖像权、隐私权、健康权等人格权受法律保护,泄露患者的隐私、个人信息或未经同意公开患者病历资料的,应当承担侵权责任。

该法典第七编"侵权责任"第六章"医疗损害责任"中,也有多项条款与静脉治疗护士诊疗行为相关。

第一千二百一十八条规定:患者在诊疗活动中受到损害,医疗机构及其医务人员有过错的,由医疗机构承担赔偿责任。

第一千二百一十九条规定:医务人员在诊疗活动中应当向患者说明病情和医疗措施,需要实施手术、特殊检查、特殊治疗的,医务人员应当及时向患者说明医疗风险、替代医疗方案等情况,并取得其明确同意;不能或者不宜向患者说明的,应当向患者的近亲属说明,并取得其明确同意。医务人员未尽到前款义务,造成患者损害的,医疗机构应当承担赔偿责任。

第一千二百二十一条规定:医务人员在诊疗活动中未尽到与当时的医疗水平相应的诊疗义务,造成患者损害的,医疗机构应当承担赔偿责任。

第一千二百二十二条规定:患者在诊疗活动中受到损害,有下列情形之一的,推定医疗机构有过错,(一)违反法律、行政法规、规章以及其他有关诊疗规范的规定;(二)隐匿或者拒绝提供与纠纷有关的病历资料;(三)遗失、伪造、篡改或者违法销毁病历资料。

第一千二百二十三条规定:因药品、消毒产品、医疗器械的缺陷,或者输入不合格的血液造成患者损害的,患者可以向药品上市许可持有人、生产者、血液提供机构请求赔偿,也可以向医疗机构请求赔偿。患者向医疗机构请求赔偿的,医疗机构赔偿后,有权向负有责任的药品上市许可持有人、生产者、血液提供机构追偿。

第一千二百二十四条规定:患者在诊疗活动中受到损害,有下列情形之一的,医疗机构不承担赔偿责任,(一)患者或者其近亲属不配合医疗机构进行符合诊疗规范的诊疗;(二)医务人员在抢救生命垂危的患者等紧急情况下已经尽到合理诊疗义务;(三)限于当时的医疗水平难以诊疗。前款第一项情形中,医疗机构或者其医务人员也有过错的,应当承担相应的赔偿责任。

第一千二百二十五条规定:医疗机构及其医务人员应当按照规定填写并妥善保管住院志、医嘱单、检验报告、手术及麻醉记录、病理资料、护理记录等病历资料。患者要求查阅、复制前款规定的病历资料的,医疗机构应当及时提供。

第一千二百二十六条规定:医疗机构及其医务人员应当对患者的隐私和个人信息保密。泄露患者的隐私和个人信息,或者未经患者同意公开其病历资料的,应当承担侵权责任。

(三)卫生法律法规

卫生法体系包含卫生法律、卫生行政法规、卫生行政规章和地方性卫生法规,例如《中华人民共和国药品管理法》《中华人民共和国传染病防治法》《护士条例》《医疗事故处理条例》《医疗废物管理条例》《医院感染管理办法》等,其中都有保障人民健康安全的规定与条文。

(四)技术性规范

技术性规范包括护理技术操作规范、操作规程和卫生标准及行业标准等,是护士进行临床工作的行为准则,我国静疗相关规范指南有《静脉治疗护理技术操作规范》《医院隔离技术规范》《医务人员手卫生规范》《医疗护理技术操作常规》等。

二、静脉治疗护士资质管理

(1)静脉治疗必须由注册护士执行。

(2)静脉导管维护要求由经过培训且考核合格的护士执行。

(3)经外周置入中线、中心静脉导管者,必须有丰富的临床工作经验,通过静脉治疗专业理论知识与技能培训,且考核合格取得相应资质证书。

(4)静脉治疗专科护士必须完成静脉治疗专科系统性的理论及技能培训并考核合格,方可取得相应资质证书。

(5)各医疗机构需对开展静脉治疗工作的护士进行培训及考核。

第二节　化学治疗安全管理

化学治疗简称化疗,是恶性肿瘤综合治疗的措施之一,其采用各种不同作用机制的细胞毒性药物联合或单独使用对肿瘤细胞发挥作用,对生长快的肿瘤细胞进行杀灭或抑制其生长,从而达到治愈或控制肿瘤的目的。

临床常见的抗肿瘤药物包括烷化剂、植物碱类、抗生素类、抗代谢类、激素类(泼尼松、地塞米松、甲状腺激素等)、其他类(顺铂、卡铂)等,根据药液对局部组织的刺激性分为强刺激性(发泡性药物)、弱刺激性及非刺激性药物。但不包括各种肿瘤靶向治疗、免疫治疗,以及治疗辅助用药如镇痛、止吐药及各类造血生长因子等。

一、化疗药品管理

(一)基本原则

(1)用药前应充分掌握患者病情,明确诊断及分期。

(2)评估机体功能及状态、肿瘤临床分期和身体耐受情况,协助医生制订治疗方案。

(3)用药前务必与患者及其家属充分沟通病情、治疗方案及可能出现的风险,并签署化疗知情同意书。

(4)给药前认真阅读药品说明书,根据药物性质选择合适的输液工具。

(5)用药时注意药物配伍禁忌,根据药物性质及药物给药顺序使用,并选择合适的冲洗导管溶液,需要避光输注的药品按要求执行。

(6)化疗药物治疗应规范合理,依据临床诊疗标准指南、规范或专家共识进行治疗,对可能出现的不良反应有相应的处理方案。

(7)充分认识并及时发现可能出现的毒副作用,治疗前应有相应的救治预案,毒副反应一旦发生,应立即对症处理。

(二)药品安全管理

1. 化疗药物的储存管理

(1)化疗药物应严格按照说明书要求的储存条件保存。

(2)设置专柜保管,不与其他药品混合放置,提示标识明显、醒目。

(3)药品包装上有明确毒性药品标识的化疗药物,须严格遵循国家颁布的药品相关管理规定储存。

(4)做好化疗药物有效期管理,保持先进先出,保证给药安全。

(5)每周做好药品盘点,发现异常及时追踪核查,以防配置错误。

2. 化疗药物的调配管理

(1)静脉用化疗药物的调配应依据2010年4月颁布的《静脉用药集中调配质

量管理规范》的规定进行调配。相关技术人员,应经过相关专业知识、操作技能、调配流程及安全防护等培训,经考核合格后方可从事化疗药物的调配工作。

（2）化疗药物要求在生物安全柜内集中调配。

（3）化疗药物调配成品的保存条件,如放置时间、储存温度、是否需要避光等应符合药品说明书要求,以保证药效及其安全性。

（4）调配完成后的成品化疗药物需要有提示标签作为特殊警示。

3. 化疗药物的运送管理

（1）运送过程中尽量减少与化疗药物不必要的接触,尽量减少化疗药物对环境的污染。

（2）做好相关人员的防护和环境保护工作,如发生溢出,按化疗药物溢出管理规定处置。

（3）化疗药物调配成品应由专人专箱进行配送,病区护理人员经核对后签字接收。

（4）接触化疗药的用具、污染物应放入医疗垃圾专用袋（双层黄色垃圾袋）内集中封闭处理,收集容器应坚固、防漏和带盖。

4. 化疗药物的使用管理

（1）化疗药物输注必须由经过相关专业知识、操作技能及安全防护等培训的护士进行,使用过程中应掌握化疗药物的保存条件、给药方式、输注速度、时间、药物外渗预防及处理等。

（2）化疗药物给药应首先考虑采用中心静脉给药,如经 PICC、PORT、CVC 输注装置给药。

（3）化疗药物给药前操作者要做好自身防护,如使用一次性防护服、手套、护目镜、帽子、口罩及鞋套等。

（4）护士给药前必须执行独立的双人核对,即患者信息、药品信息、配置及使用时间,并仔细检查药品外观及性状,确认无误后方可给药。

5. 化疗药物使用人员的资质管理

护理部和药学部每年组织对未从事过化疗药物治疗的护理人员进行相关培训,并组织考核,考核合格后方可执行化疗药物给药。

二、化疗药物外溢的处理

化疗药物外溢是指在调配及使用过程中,药物不慎意外溢出,从而暴露在环境中,如皮肤表面、操作台面、地面等。在使用过程中应严格执行操作流程,所有药品均应小心轻放、有序处理,尽量避免药物溅洒或溢出的发生。建立化疗药物溢洒防范措施及应急预案,科室配备化疗药物溢洒包,一旦发生化疗药物溢出或外洒时,及时按标准方法处理。

(一)外溢处理物品

(1)在化疗药物调配间和使用化疗药品的护理单元均应配备化疗药物溢洒包。

(2)化疗药物溢洒包中的物品应有防水隔离衣(有轴、连体)、PVC 手套、乳胶手套、鞋套、防护口罩(N95)、护目镜、呼吸面罩、一次性帽子、塑料小笤帚及垃圾铲、吸水棉垫或纱布、锐器盒、黄色垃圾袋、警示牌。

(二)外溢的处理方法

少量溢出是指化疗药物溢出体积≤5 mL 或剂量≤5 mg,大量溢出是指化疗药物溢出体积>5 mL 或剂量>5 mg。当发生化疗药物溢出时,首先准确评估暴露在有化疗药物溢出环境中的每一个人。如果皮肤或衣服直接接触到药物,必须立即脱去被污染的衣物,并用洗手液或清水清洗被污染的皮肤,如药物不慎溅入眼睛内,应立即用清水反复冲洗并持续 5 分钟。化疗药物外溢必须由经过培训的人员清除,清理程序如下:

(1)药物外溢后,立即使用警示牌标明污染范围,避免其他人员接触。

(2)操作者应穿戴个人防护用品,内层戴 PVC 手套,外层戴乳胶手套,戴口罩和防护面罩,如果溢出药物具有气化作用,则需戴上呼吸面罩。

(3)液体药物外溢时,用吸收性好的棉垫或纱布吸附;粉剂药物外溢时,用吸收性好的湿棉垫或湿纱布块轻轻擦拭干净,以防药物粉末飞扬污染空气,并将污染物放置于专用垃圾袋进行焚烧处理。

(4)如玻璃瓶破碎,用小笤帚和垃圾铲将玻璃碎片移到锐器盒中,锐器盒、吸收性织布和其他被污染的物品统一丢弃在专门放置化疗药物的垃圾袋中。

(5)药物溢出的地方应用清洁剂反复清洗擦拭 3 遍后用 75%酒精擦拭,再用清水清洗干净。

(6)需反复使用的物品必须在穿戴好个人防护用品的条件下用清洁剂清洗 2 遍,再用清水清洗干净。

(7)化疗药物污染物应放置在双层垃圾袋中并封口。所有参加清除溢出物人员的防护工作服应集中处置。

(8)记录外溢发生时间、药物名称、溢出量、处理过程以及受污染的人员等。

三、操作人员的安全管理

（1）强化职业安全意识，实施岗前培训制度，加强在职人员继续教育。

（2）规范标准操作流程，严格按照规程实施安全用药。

（3）正确使用防护用品，切忌简化防护流程。

（4）配制药液时，尽量选择容量大的注射器，抽吸药液不能超过注射器容量的3/4，以防抽吸过满致针栓滑脱，发生药物外洒。

（5）玻璃安瓿打开前，轻拍瓶颈和瓶身上部，使药液完全进入瓶身，用无菌纱布包裹瓶颈开启。

（6）戴手套前和脱手套后应立即洗手，操作过程中若手套或防护服污损时应立即更换。

（7）掌握化疗药物外溢的处理方法。

（8）长期执行化疗药物配制或给药人员定期体检，体检项目包括肝肾功能、白细胞及血小板等指标测定，并建立体检档案，一旦出现化疗毒副反应征象，立即进行人员调整。孕期及哺乳期工作人员不应安排接触化疗药品相关的工作。

第七章　血液透析血管通路管理

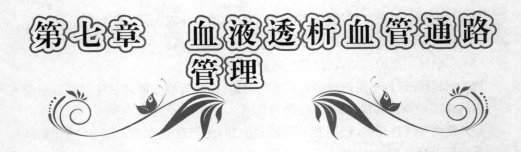

第一节　概　述

血液透析是慢性肾衰竭患者进行肾脏替代治疗的主要手段之一,建立和维持一条有效的血管通路是血液透析顺利进行的前提条件。血管通路的质量直接影响患者的透析质量和生存质量。血液透析护士是保护和维护好血液透析患者血管通路的第一责任人。

一、血管通路的特点及分类

理想的血管通路应该具备以下几个特征:

(1) 易于反复建立血液循环。

(2) 血流量充分、稳定。

(3) 能长期使用。

(4) 没有明显的并发症。

(5) 对患者心脏负担较轻。

(6) 尽量不限制患者活动。

(7) 使用安全、方便,能迅速建立。

根据血管通路使用的时间,临床上将血管通路分为两大类:临时性血管通路和长期性血管通路。临时性血管通路包括动静脉直接穿刺、颈内静脉留置导管、股静脉留置导管、锁骨下静脉留置导管;长期性血管通路包括自体动静脉内瘘、移植血管内瘘（自体移植血管内瘘、异体移植血管内瘘和人造移植血管内瘘）、带涤纶套中心静脉留置导管。目前临床常用的血管通路有自体动静脉内瘘、中心静脉留置导管、移植血管内瘘等。

二、血管通路的临床目标

目前尚无绝对理想的血管通路类型，参照国际上一些指南的建议，血管通路应该首选自体动静脉内瘘；当自体动静脉内瘘无法建立的时候，次选移植血管内瘘；中心静脉留置导管应作为最后的选择。目前我国多数地区的一些统计资料显示，自体动静脉内瘘是我国维持性血液透析患者最主要的血管通路类型，但中心静脉留置导管已成为排列第二位的血管通路类型，移植血管内瘘占比最低。

第二节　自体动静脉内瘘

血液透析自体动静脉内瘘是将患者的外周动脉和表浅静脉进行外科手术吻合，使动脉血流至静脉，从而达到血液透析所需要的血流量。自体动静脉内瘘可以反复穿刺使用，远期通畅率高，再循环率低，感染率低、并发症少，是血液透析患者建立血管通路的首选。

一、自体动静脉内瘘的建立

（一）自体动静脉内瘘常见手术部位

（1）前臂内瘘：桡动脉-头静脉、桡动脉-贵要静脉、尺动脉-头静脉和尺动脉-贵要静脉。此外，还可以采用鼻烟窝内瘘。

（2）上臂内瘘：肱动脉-上臂头静脉、肱动脉-贵要静脉、肱动脉-肘正中静脉、腋动脉与上臂头静脉。

（3）其他部位：如踝部内瘘、小腿部内瘘、大腿部内瘘及胸前壁内瘘等，但临床上这些部位采用较少。

（二）选择内瘘血管时应遵循的原则

（1）由远到近。从肢体的最远端开始，逐渐向近心端移行。

（2）优先选择非惯用侧上肢造瘘。以方便患者的工作和生活。

（3）先上后下。上肢皮下浅静脉多，血液回流阻力小，关节屈曲对血液循环影响较少；而下肢动静脉位置较深，两者间距大，吻合后静脉充盈不良不利于穿刺，且下肢蹲、坐、站立影响下肢静脉回流，易形成血栓，感染率高，故优先选择上肢做内瘘。

（三）动静脉内瘘的吻合方式

（1）端侧吻合法。

（2）侧侧吻合法。

（3）端端吻合法。

二、自体动静脉内瘘的护理常规

（一）术前护理

（1）心理护理：慢性肾衰竭患者依靠血液透析维持生命，每周 3 次、每次 4 小时的血液透析治疗使患者焦虑、烦躁不安、恐惧。护理人员应详细地向患者介绍手术方法和手术目的，使患者了解并相信自体动静脉内瘘是最理想的血管通路，是患者的"生命线"。

（2）术前评估：优先选择非惯用侧上肢造瘘。评估患者的血管条件是否适宜建立内瘘，患者术前应注意保持手术部位皮肤清洁，尽量不要在该侧安装起搏器；术前避免在该侧肢体进行血压测量、血管穿刺等操作。

（3）手术环境、器械、急救物品和药品准备。

（二）术中配合

（1）配合医生完成手术。

（2）密切观察病情变化。严密监测患者术中生命体征，必要时遵医嘱吸氧及心电监护。

（三）术后护理

（1）严密观察术区渗血情况，少量渗血可轻压止血；渗血多时要立即打开伤口找到出血点并结扎止血。

（2）术后早期应多次检查能否触及血管震颤并听到杂音。早发现、早处理。

（3）术后抬高术侧肢体，减轻肢体水肿。

（4）术后一般 2～3 天换药一次，如有敷料污染应及时换药，10～14 天拆线。

（5）袖口不宜过紧，避免内瘘侧肢体受压。

（6）避免在内瘘侧肢体抽血、输液、测血压。

（7）术后 1 周可适当手部锻炼，如手捏皮球数次，每次 5 min，以促使内瘘成熟。

（8）内瘘成熟一般需要 4～6 周，如术后 8 周内瘘血流量达不到 600 mL/min，考虑为内瘘成熟不良。若 3 个月还未成熟，则视为内瘘手术失败，需重新考虑介入治疗或建立新的内瘘。

三、自体动静脉内瘘的操作流程

（一）穿刺工具的选择

临床上常用的内瘘穿刺工具包括锐针、钝针及套管针。

（二）穿刺部位评估

（1）望诊：观察内瘘侧肢体有无红肿热痛、皮肤破损等情况。理想的内瘘血管走行平直、粗细均匀、表浅易穿刺，自然血流量超过 500 mL/min，内径≥5 mm，距皮深度＜6 mm。

（2）触诊：了解内瘘吻合口的位置和吻合方式、血管的走向、内瘘震颤的强弱。

（3）听诊：听诊器听诊，若听到血流通过瘘管壁的粗糙吹风样血管杂音，则表示内瘘通畅，反之则内瘘阻塞。如果听到高尖的血管杂音，提示内瘘存在狭窄。

（三）穿刺点的选择

（1）动脉与静脉尽量避免在同一血管上穿刺，减少血液再循环，动、静脉两针间距最少间隔 6～10 cm，动脉穿刺点距吻合口 3 cm 以上。

（2）避开吻合口、静脉瓣及动脉瘤进行穿刺。

（3）新内瘘的第一次穿刺，动脉穿刺点距吻合口 5 cm 以上。动脉端可采用"零压力"式穿刺，可降低动脉发生血肿的概率。

（四）穿刺方式的选择

穿刺方式有绳梯穿刺法、扣眼穿刺法及区域穿刺法。

（1）绳梯穿刺法：穿刺针眼均匀、有计划、有一定间隔地分布在内瘘血管上。操作方法：每次穿刺时与上次穿刺点距离 1 cm 以上，分别在动、静脉端穿刺 5 个点以上，前后上下、交替循环使用穿刺部位。

（2）扣眼穿刺法：采用"七同"手法，指同一穿刺点、同一角度、同一深度、同一手位、同一穿刺者、同一绷紧皮肤力度、患者手臂同一摆放姿势，将钝针送进血管的技术。

（3）区域穿刺法：在同一个固定点或区域内反复穿刺。会造成区域血管壁受损,血管弹性减弱,局部形成硬结或瘢痕,形成动脉瘤,而区域之外的血管容易出现狭窄,因此临床不推荐使用此法。

(五) 内瘘穿刺的一般原则

(1) 内瘘穿刺要有计划,遵循从远到近的原则,选择绳梯法或钝针扣眼法进行穿刺。

(2) 动静脉内瘘使用初期,可选用 17 G 穿刺针穿刺,也可选用套管针或者钝针进行穿刺。

(3) 穿刺前铺无菌治疗巾,充分暴露穿刺部位,选择穿刺点,规范消毒后,针尖斜面向上,20°～30°进针,见回血后再平行进针少许。同法行静脉穿刺,两针相距8 cm以上。

(4) 静脉穿刺选择内瘘近心端,向心方向穿刺;动脉穿刺选择内瘘远心端,可向心或逆心方向穿刺。

(5) 透析针及透析管路固定牢固,以免脱针引起大失血或大量空气进入体外循环。

(6) 严格无菌技术,拔针后再次进行穿刺点消毒并更换弹性无菌贴。

四、自体动静脉内瘘常见并发症的护理

(一) 出血

1. 原因

(1) 术后早期出血,常见于局部麻醉穿刺点及手术切口处。

(2) 穿刺失败导致出血。

(3) 压迫止血方法不当或时间过短。

(4) 内瘘手臂外伤导致动脉瘤破裂出血、感染。

(5) 肝素用量过大。

2. 临床表现

早期以渗血为主,可见吻合口周围皮下血肿。

3. 防治及护理

(1) 术后密切观察有无渗血。

(2) 提高穿刺水平,力争一次成功。

(3) 止血压迫力量适当,以不出血又能摸到瘘口震颤为准。

(4) 内瘘侧手臂佩戴护腕保护,避免外伤。

（5）合理使用抗凝剂。

（6）避免区域穿刺法，防止动脉瘤发生。

（二）感染

1. 原因

（1）未严格执行无菌操作原则。

（2）患者个人卫生习惯不良。

（3）长期使用胶布，导致动静脉内瘘处皮肤过敏、破损、溃烂或皮疹。

（4）血液透析后穿刺针眼处接触水引起感染。

2. 临床表现

（1）局部表现为内瘘处红、肿、热、痛，甚至伴有内瘘阻塞。

（2）全身表现为寒战、发热，血培养阳性，甚至败血症。

3. 防治及护理

（1）严格执行无菌操作，穿刺部位严格消毒。

（2）做好患者卫生宣教工作，保持内瘘侧手臂皮肤清洁、干燥，穿刺针眼处勿接触水。

（3）使用防过敏胶布，严防用手搔抓内瘘侧皮肤。

（4）提高穿刺水平，避免在血肿、感染、皮肤破损处穿刺。

（5）内瘘感染严重时，改用临时性血管通路。

（6）血培养证实发生败血症，遵医嘱使用抗生素治疗。

（三）血流量不足

1. 原因

（1）区域穿刺法会引起穿刺处血管管壁纤维化，弹性减弱，形成硬结、瘢痕，导致管腔狭窄。

（2）患者本身血管条件不佳，内瘘纤细，流量不足。

（3）动静脉内瘘有血栓形成。

（4）内瘘未成熟且使用过早。

（5）肢体受冷致血管痉挛、动脉炎症、内膜增厚。

2. 临床表现

主要表现为当血流量增大时，可见血管明显塌陷，同时动脉端产生大量泡沫，机器动静脉压报警。

3. 防治及护理

选择正确的穿刺方法,避免局部反复穿刺。嘱患者加强内瘘侧手臂的锻炼,使血管扩张,内瘘成熟后应有计划地进行穿刺。

(四)血栓形成

1. 原因

与内瘘使用不当有关,多发生在血管狭窄处。常见诱因有低血压、低温、高凝状态、压迫时间过长等。

2. 临床表现

部分血栓阻塞血管时可表现为内瘘血管处疼痛,搏动、震颤及杂音减弱,抽出的血液为暗红色,血流量不足。血栓完全阻塞血管时,表现为内瘘搏动、震颤及杂音完全消失。

3. 防治及护理

(1)避免过早使用内瘘,最好在内瘘成形术后2～3个月,B超评估成熟后再使用。

(2)提高穿刺成功率,避免反复穿刺。

(3)止血时注意按压的力度和时间。

(4)避免超滤过多引起血容量不足、低血压。

(5)做好宣教,患者内瘘侧手臂不能受压,避免冷刺激。

(6)高凝状态的患者可遵医嘱使用抗凝药物治疗。

(五)动脉瘤形成

1. 原因

(1)内瘘过早使用,静脉壁薄。

(2)血管表浅,反复在同一个部位穿刺或动脉穿刺点离吻合口过近。

(3)穿刺损伤致血液外渗形成血肿,机化后与内瘘相通。

2. 临床表现

内瘘局部扩张明显,局部明显隆起或呈瘤状。严重扩张时可增加患者回心血量,增加心脏负担,影响心功能。

3. 防治及护理

(1)有计划地使用内瘘血管,提高穿刺水平,避免区域穿刺法。

(2)小的血管瘤无需手术,可采用弹力绷带或护腕保护,防止瘤体继续扩大。

（3）如果血管瘤明显增大，影响患者活动，或有破裂的危险，可采用手术摘除。

（六）血管狭窄

1. 原因

血管狭窄是指血管管壁纤维化、硬结、瘢痕形成、血管钙化、血栓形成等导致的管壁增厚、血管炎症、管腔变窄的一类现象。

2. 临床表现

可分为三种类型：

（1）Ⅰ型狭窄为吻合口附近的狭窄，狭窄位于吻合口或紧靠吻合口处。

（2）Ⅱ型狭窄为穿刺处狭窄：一是较短的穿刺处狭窄或两个穿刺点之间的静脉狭窄，二是多处或较长的穿刺处狭窄。

（3）Ⅲ型狭窄为血管汇合处狭窄。

3. 防治及护理

合理正确使用动静脉内瘘，避免区域穿刺，预防低血压，纠正钙磷代谢紊乱，加强自我管理，定期检查。必要时可采用经皮静脉球囊扩张术或外科手术扩张。

（七）手肿胀综合征

1. 原因

常发生于动静脉侧侧吻合时，部分动脉血流入吻合静脉的远端肢，手背处静脉压升高、静脉回流障碍，并干扰淋巴回流，相应的毛细血管压力也升高而产生肿胀。

2. 临床表现

患者手部发生冻疮样变化，色泽发暗，严重者可致坏死。

3. 防治及护理

早期可以通过抬高术侧肢体、握拳增加回流，减轻水肿；长期或严重的肿胀可行手术结扎吻合静脉的远端侧肢体，必要时重造内瘘。

（八）高输出量性心力衰竭

1. 原因

吻合口径大或高位内瘘，当患者并发贫血、高血压及其他器质性心脏病或慢性心功能不全等基础疾病时，容易引发心力衰竭。

2. 临床表现

患者表现为心悸、呼吸困难、心绞痛、心律失常等。

3. 防治及护理

上臂动静脉内瘘吻合口直径应限制在 7 mm 以下,积极治疗基础疾病。一旦发生心力衰竭,用弹力绷带加压包扎内瘘,必要时可采用外科手术缩小吻合口。

(九)窃血综合征

1. 原因

窃血综合征是指动静脉内瘘成形术后动脉血较多地流向阻力低的静脉,导致肢体末端供血不足,出现苍白、发凉、麻木、疼痛、坏死等一系列缺血的表现。发生率约为 1‰。

2. 临床表现

轻者出现手指末梢苍白、发凉、麻木等缺血症状,患肢抬高时手指隐痛;严重时可出现指端溃疡,甚至坏死。

3. 防治及护理

(1)缺血症状较轻者,定期适量活动患肢,注意手部保暖,观察数周,如症状缓解则无须进一步治疗。

(2)缺血症状较重者,须手术治疗,可将桡动脉头静脉侧侧吻合改为桡动脉头静脉端端吻合。

第三节　移植血管内瘘

动静脉移植血管是在动静脉间插入一段移植血管或人造血管制成的内瘘。它的建立为自身血管条件不佳、无法直接建立自体动静脉内瘘的尿毒症患者提供了理想的透析通路。

根据移植血管材料可分为生物性和非生物性。生物性血管材料主要为自体大隐静脉、同种异体血管及异种血管等。非生物性材料主要为人工血管材料聚四氟乙烯(PTFE)和聚醚-氨基甲酸酯(PEU)。目前自体大隐静脉血管移植、同种异体血管移植越来越少,主要以人造血管移植为主,以下着重介绍人造血管内瘘技术及护理。

一、移植血管内瘘的建立

（一）血管移植的部位

移植血管搭桥最常用的部位是非惯用侧上肢前臂，然后依次为惯用侧上肢前臂、非惯用侧上肢上臂、惯用侧上肢上臂及下肢大腿。

（二）常用配对动静脉

常用的配对动静脉有前臂桡动脉、桡动脉根部与头静脉、贵要静脉、正中静脉〔直桥型（J形）〕；肱动脉与头静脉、贵要静脉、正中静脉、肱静脉〔襻型（U形）〕。目前临床上大多使用襻型（U形）。

（三）血管移植的方式

（1）直桥型（J形）吻合。

（2）襻型（U形）吻合。

（3）间插型和跳跃型吻合。

二、移植血管内瘘的护理常规

（一）术前护理和术中配合

详见第七章第二节"自体动静脉内瘘"中的内容。

（二）术后护理

（1）人造血管费用较高，且患者通常没有自体血管可供选择和使用，因此保护好人造血管，预防感染非常重要。术后2～3天换药1次，保持伤口敷料清洁干燥，换药时观察伤口情况，1～3天遵医嘱使用抗生素。

（2）人造血管属于异物，置入患者体内后会出现不同程度的反应，术后2周内肢体常出现明显血肿，可抬高术侧肢体，减轻肿胀，3～4周后肿胀可消退，在此之前一旦感染就要将移植血管全部去除，所以至少需要手术2～3周后才能使用，以便皮下隧道愈合。

（3）抬高术侧肢体，避免压迫、屈曲，衣袖宽松，确保血流畅通。

（4）2周左右视伤口愈合情况可考虑拆线。

三、移植血管内瘘的操作流程

人造血管不同于自身血管，损伤后修复慢，通常对穿刺技术要求较高。

(一)穿刺前准备

(1)洗手、清洁患者手臂。

(2)穿刺前评估:充分暴露人造血管侧手臂,摸清血管走向、深浅,震颤等,用听诊器听诊血管杂音,判断血管是否通畅、血管弹性和充盈度,然后选择合适的穿刺点。

(3)判断血流方向:① 可在B超下判断动、静脉的走向。② 听诊:杂音响的一侧为动脉,杂音弱的一侧为静脉。③ 触诊:压迫人造血管的中点,触摸受压点两边的血管,震颤强者为动脉,震颤弱者为静脉。

(二)穿刺要点

(1)严格无菌操作。

(2)穿刺角度:穿刺角度以40°~45°,可使人造血管穿刺部位形成皮片效应,穿刺角度越大越容易留下圆形的穿刺孔,对人造血管损伤增大;而贴近皮肤平行进针,则会损伤人造血管外壁。

(3)穿刺针方向:动脉穿刺的方向可选择顺血流方向或逆血流方向,静脉穿刺方向始终顺血流方向和向心方向。

(4)穿刺点的选择:因人造血管无再生能力,穿刺点一般应轮流替换。U形人造血管内瘘在穿刺时,采用绳梯穿刺法,每次穿刺部位距原穿刺点1 cm,如果反复在某一点上穿刺,可因纤维断裂而漏血、狭窄。

(5)穿刺成功的标志:穿入人造血管时有明显的突破感,回血通畅,然后把穿刺针的角度放平再进0.5 cm。

(三)人造血管使用后的止血方法

拔除穿刺针后,人工加压止血15~20 min。指压方法是在拔针的同时于皮肤穿刺点上方0.2~0.3 cm处进行指压(血管进针点),压迫的力量为既能止血又能触及穿刺点两端有搏动或震颤为宜。长期采用抗凝治疗预防血栓形成的人造血管使用者,止血时间应适当延长。

四、移植血管内瘘常见并发症的护理

(一)血清肿

血清肿是指血清性积液的局限性肿物,主要发生于人造血管吻合口处,其中襻型移植的发生率高达90%以上,表现为移植血管周围弥漫性肿胀。血清肿多发生在术后1~3天,持续数周可自行消退,可在术后尽量抬高术侧肢体。对消退缓慢的患者,可采用远红外线或红光照射。术后一周可采用无肝素或枸橼酸钠抗凝。

(二)血栓形成

1. 血栓形成原因

早期血栓形成与外科手术操作技术、过早使用、选择动静脉血管直径较小、移植血管皮下隧道中扭曲成角、血管内瘘损伤、吻合口狭窄有关。晚期血栓形成主要与血管内膜增生、吻合口硬化,同一部位反复穿刺有关。

2. 血栓形成的预防及护理

(1)提高穿刺技术:可采用绳梯式穿刺法。

(2)可根据医嘱服用华法林、阿司匹林、双嘧达莫等抗凝剂。

(3)指导患者自我护理:① 每天触摸震颤。② 定期监测抗凝指标。③ 保持局部清洁,防止感染。④ 人造血管手臂不提重物,不受压。⑤ 局部出血发生血肿时应立即压迫、冷敷。⑥ 低血压时及时补充容量。⑦ 血管杂音偏低或消失时应立即来医院处理。

(三)血管狭窄

人造血管狭窄最主要为流出道和流入道狭窄。

1. 不伴血栓形成的狭窄的处理

(1)处理指征:狭窄超过内瘘内径的 50% 并且出现以下异常:① 移植物内瘘血流量<600 mL/min。② 移植物内瘘静脉压升高。

(2)处理方法:经皮血管腔内血管成形术(percutaneous transluminal angioplasty,PTA)或外科手术(移植物补片血管成形、移植物搭桥)。

(3)治疗与转归:狭窄经 PTA 或外科手术后,应监测治疗效果。如果 PTA 失败,在以下情况可使用支架:手术无法到达的病变、有手术禁忌证、PTA 所致血管破裂。

2. 伴血栓形成的狭窄的处理

尽快处理,推荐结合影像学评估内瘘,可采用尿激酶与肝素交替溶栓、经皮介入技术取栓或外科手术取栓并纠正血管狭窄。

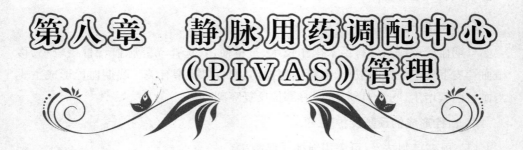

第八章 静脉用药调配中心（PIVAS）管理

第一节 概 述

静脉用药调配中心（室）（pharmacy intravenous admixture service, PIVAS）是指医疗机构中有依据药物特性设计的操作环境，按照静脉用药调配的要求，在药学部门的统一管理下，由受过培训的药学和（或）护理人员按照操作程序，进行包括细胞毒性药物、肠外营养、抗生素及其他普通静脉用药的调配，为临床提供优质的成品输液及药学服务的部门。

第二节 PIVAS 的发展

医院传统临床静脉治疗的调配工作是由护士在病区内完成，静脉治疗液体的调配在半开放的环境下进行，由此造成的药物污染、操作人员长期吸入或接触化疗药品、抗生素等药物而导致身体损害等问题无法避免。同时，医院有限的药师资源无法对不合理静脉用药进行全面的监督和拦截。为提高患者用药的有效性、安全性，加强药品使用环节的质量控制，保证药品质量管理的连续性，在医疗机构中开展静脉用药集中调配的工作尤为重要。

早在 1969 年，美国俄亥俄州立大学医院成立了世界上第一个 PIVAS，至今为止，在美国 93％的营利性医院、100％的非营利性医院建立有规模不等的 PIVAS，西方发达国家的教学医院均建有 PIVAS。

我国第一个 PIVAS 于 1999 年在上海市静安区中心医院建立。2002 年 1 月 21 日,由卫生部和国家中医药管理局制定并发布的《医疗机构药事管理暂行规定》中的第二十八条明确规定:医疗机构要根据临床需要逐步建立全肠外营养和肿瘤化疗药物等静脉液体配制中心(室),实行集中配制和供应。至 2020 年全国约有 PIVAS 2000 家,为医院的安全静脉用药提供了有力保障。

第三节　建立 PIVAS 的意义

一、保证加药调配后的输液成品质量和静脉用药的安全

按照《药品生产质量管理规范》生产药品的要求,PIVAS 混合调配的工作环节是在严格控制的洁净环境中进行,操作人员经过专业的培训,严格按照《静脉用药调配质量管理规范》和《静脉用药调配操作规程》进行用药医嘱审核、调配、转运等,全过程均处于封闭的系统中,从而降低了微生物、热源及微粒污染的概率,最大限度地降低不良反应,确保静脉用药安全。

二、加强合理用药监控,改进医疗安全水平

审核医嘱合理性是 PIVAS 药师工作的一项重要内容,为药师提供了体现专业价值的平台,PIVAS 药师通过指导临床合理用药,使临床用药更具安全性、相容性、稳定性,从而更好地发展临床药学,提高医疗水平。

三、节约人力资源,减少药品浪费,降低医疗成本

PIVAS 通过整合药品管理和调配,可以显著降低医疗人力资源成本。集中化和标准化静脉用药调配方式,实行药品集中储存和管理,防止药品变质和过期,减少药品浪费,从而降低医疗成本。

四、加强职业防护,避免职业伤害

在传统的调配环境中,护理人员在无保护措施的情况下易受到某些危险药物

的伤害。在 PIVAS 调配此类药品时,调配人员戴手套、护目镜、口罩及穿隔离衣,在负压的生物安全柜中进行操作,从而加强了自身防护。另外,对药物的储存、调配、运输、废弃物等诸多环节进行质量控制,减少对环境的污染。

五、提高护理工作效率

我国医院住院患者 80% 以上接受输液,85% 的护士用于输液工作的时间超过 75%。实行药品集中储存和管理,PIVAS 工作人员承担临床药物调配工作,使护士有更多时间为患者服务,提高工作效率,提升护理品质,从而提高患者满意度。

第四节　PIVAS 的工作流程

静脉用药调配中心以保障静脉治疗质量为核心,临床医生开具静脉输液用药医嘱(处方),药师审核处方的合理性后安排分批次配置计划,打印治疗计划药品标签,粘贴标签,根据标签准备药品,准备完毕后,核对标签与药品的准确性,进仓调配药品,再次核对配置后药品的准确性,核对无误后分病区置于密闭容器中,加锁,由工勤人员送至病区,病区护士开锁并核对签收,患者用药前护士再次核对。如果药师审核医嘱时发现问题,需与临床医师沟通,临床医师修改医嘱。PIVAS 对工作流程不断进行优化,更好地服务临床,保障用药安全。

一、处方审核

临床医生根据患者治疗方案开具医嘱,医嘱传递到 PIVAS,PIVAS 专业软件审方,药师再次审方。在审方时如果对用药医嘱存在疑问或错误,应及时与临床医师沟通,请其对医嘱进行调整。

二、排药

(1)医嘱审方合格后,系统软件安排分批次配置计划,药师复核调整。

(2)根据批次、药品品种集中打印治疗标签并粘贴,进行集中排药。不同批次药品采用不同颜色的排药筐进行区分。

(3)排药完成后,由另一位药师进行复核,检查药品是否与标签信息一致,检查内容包括药品名称、规格、剂量、数量、用法等,特别要注意同种多规、看似、听似药品,避免排药错误的发生。

三、混合调配

(1)排药完成后,药品传进调配间,按批次集中调配。

(2)混合调配前,进行药品计费,停止使用的药品及时筛出,停止调配,回归药库。调配人员应当按输液标签信息再次核对药品名称、规格、剂量、数量、用法、有效期等信息的准确性和药品的完整性,确认无误后进行调配操作程序。

(3)混合调配时,在水平层流台/生物安全柜上应当尽量避免摆放过多的物品,较大物品之间的摆放距离宜为 15 cm,小件物品之间的摆放距离宜为 5 cm。进行输液与药品的消毒,检查注射器是否符合要求,严格执行无菌操作,在操作台工作百级区域进行调配。调配非整支用量,操作者在标签上做明显标识,以便核对。

(4)混合调配后,复核药师再次检查输液成品有无沉淀、异物、变色等;轻轻挤压,检查有无渗漏现象,尤其加药处;按照标签内容再次核对空西林瓶/安瓿的药名、规格、用量、数量等;非整支药品是否有标识;签名是否齐全,无误后确认。

四、包装和配送

(1)药品集中调配复核完成后,传出调配间,打印交接单。

(2)按照批次、科室打包。危害药物使用有危害标识的自封袋包装;肠外营养液应单独密闭包装。

(3)核对交接单数量和实际数量是否一致。

(4)装入加锁(或封条)转运车,由工勤人员送至临床。

第五节　PIVAS 的相关设施要求

静脉用药调配中心(室)的建立涉及医院各个科室及部门,需根据医院的功能、规模等实际情况来建立相应的静脉用药调配中心(室)。故在立项前需充分调研并分析本院现有静脉治疗及静脉用药的使用状况、处方习惯、药品发放、收费流程及医院 HIS 系统等情况。2016 年《安徽省医疗机构静脉用药集中调配中心(室)验收标准(实行)》中规定:

(1)每日调配 500 袋(瓶)以下,调配中心(室)面积 100～150 m²;每日调配 501～

1000 袋(瓶),调配中心(室)面积 150～300 m²。每增 500 袋递增40～50 m²。

(2) 静脉用药调配中心应当设于人员流动少的安静区域,且便于与医护人员沟通和成品运送。远离各种污染源,禁止设置于地下室或半地下室,周围的环境、路面、植被等不会对静脉用药调配过程造成污染。

(3) 静脉用药调配中心(室)的洁净区、辅助区应当有适当的空间摆放设施与设备;洁净区应当含一次更衣室、二次更衣室、洗衣洁具间及调配操作间,辅助工作区应当含有与之相适应的药品与物料储存、审方打印、排药准备、成品核查、包装和普通更衣等功能区。

(4) 根据 2010 年《静脉用药集中调配质量管理规范》要求,各功能室的洁净级别为:一次更衣室、洗衣洁具间为十万级;二次更衣室、加药混合调配操作间为万级;层流操作台为百级;其他辅助工作区可设为三十万级。

第九章　健康教育

　　健康教育是指通过有计划、有组织、有系统的社会教育活动,使人们自觉地采纳有益于健康的行为和生活方式,消除或减轻影响健康的危险因素,预防疾病,促进健康,并对教育效果作出评价。通过健康教育,帮助患者自觉地选择有益于健康的行为生活方式。

　　静脉输液作为目前临床常用的给药途径,加强静脉输液健康教育,对于保证静脉输液治疗顺利进行、减少并发症发生尤为重要。静脉输液治疗中应根据患者的年龄、文化程度和认知水平等选择多种方式进行健康教育,比如宣教单、多媒体宣教等,并通过健康教育使患者及其家属更好地配合静脉输液治疗。

第一节　静脉输液治疗健康教育

一、治疗前宣教

　　(1) 用清晰、准确的专业术语,告知病人或家属有关静脉输液治疗的相关知识。

　　(2) 讲解静脉输液治疗的目的、药物的名称、作用及不良反应,全天用药量。

　　(3) 告知患者选择合适输液工具的原因及目的,取得配合,并向患者宣教输液工具使用过程中的注意事项。

　　(4) 交代患者输液前应做好的准备工作,如入厕排尿、排便,穿好病员服,取舒适卧位等。

二、治疗中宣教

（1）患者治疗过程中不要自行调节滴速。

（2）出现心慌、局部疼痛不适时，立即呼叫护士。

（3）活动肢体、改变卧位时幅度不可太大，避免输液针头滑出。

（4）避免输液侧肢体受压，避免输液管道扭曲、牵拉等。

（5）衣袖不可过紧，穿衣时先穿穿刺侧，脱衣时后脱穿刺侧。

（6）治疗过程中，注意保护治疗侧肢体，尽量避免肢体下垂，以免造成回血堵塞导管。

（7）经常松握拳（手指活动），以促进血液循环，减少血栓性静脉炎的发生。

（8）治疗完毕，及时告知护士进行处置。

三、治疗后宣教

（1）治疗后注意原地休息，如有不适及时告知医护人员。

（2）拔管后 24 小时内穿刺点部位保持干燥清洁。

（3）避免置管肢体大幅度活动，可以写字、做简单家务等，但不要提重物、进行打球等剧烈活动，以防回血堵管。

（4）更衣时注意动作轻稳，以防静脉导管脱出。

（5）睡眠休息时避免身体压住静脉导管穿刺侧肢体。

（6）经常观察，不能随意转动静脉导管以及无针接头等。

第二节　外周静脉留置针健康教育

静脉留置针又称静脉套管针，目前被临床广泛应用于静脉治疗、输血和采血等，对短期治疗患者便于临床静脉给药的同时减少了反复穿刺静脉带来的痛苦。

一、静脉留置针健康教育

（1）外置静脉留置针操作前向患者详细说明留置针的作用，包括使用的必要性和优点，并让患者和家属了解相关费用以及可能出现的问题。

（2）告知患者静脉留置针留置时间一般不超过 96 小时。

（3）留置针穿刺部位避免浸水，不能擅自撕下贴膜，敷贴松脱、卷边或潮湿应及时告知护士。

（4）保持局部清洁干燥，如出现红、肿、热、痛或管道堵塞、滑脱等情况，及时与护士联系。

无菌透明敷贴本身有防水功能，但在洗澡时，建议外包一层保鲜膜防止进水，尽量选择淋浴，不能长时间浸泡在水中。

（5）留置针所在肢体不宜提取重物或用力活动，不宜长时间下垂。

第三节　中、长线静脉导管患者的健康教育

外周静脉置入的中等长度导管又叫中线导管（midline），导管长度为 20～30 cm，从肘窝处上下两横指常规穿刺或采用超声引导技术从上臂置入贵要静脉、头静脉或肱静脉内，导管尖端位于腋静脉胸段或锁骨下静脉，但未达到上腔静脉，可保留较长时间的输液治疗。中心静脉导管尖端位于上腔静脉或下腔静脉，包括 CVC、PICC 等。

一、置管前健康教育

（1）签署知情同意书，让患者了解置入中、长线导管的注意事项及相关知识。

（2）术前向患者解释操作的基本步骤，消除患者的紧张心理，积极配合置管术。

二、置管中健康教育

（1）合理体位，戴口罩、帽子。

（2）不可触摸无菌区及无菌物品。

（3）置管过程中如有不适应及时告知穿刺人员。

三、置管后健康教育

（1）置管后 72 小时内穿刺处有少量渗血属正常现象。

（2）加压包扎时如果感到绷带过紧或过松，应及时告知护士。

（3）适当活动穿刺侧肢体，24小时内适当减少穿刺侧肢体活动，24小时无出血后鼓励患者松握拳活动，预防穿刺侧肢体血栓形成。

（4）避免长时间压迫置管侧肢体，导致回血或置管侧肢体血流缓慢，发生静脉血栓。

（5）知晓维护时间、地点等，出现异常立即回院处理，维护、治疗时请携带静脉导管长期护理单。

（6）注意观察体温变化，出现持续高热等及时通知医护人员。

四、带管患者健康教育

（1）妥善保管静脉导管的《长期护理手册》，了解导管的使用期限、置入长度以及基本知识。

（2）治疗间歇期或出院后每7天导管维护一次，包括更换贴膜和外露接头并冲管，保持导管功能状态。

（3）注意保护、固定好静脉导管外露的接头，不要随意变动外露导管的位置，防止导管损伤或将导管拉出体外。如果不慎将导管部分拉出体外，严禁自行将导管送入。

（4）保持局部清洁干燥，勿擅自撕下贴膜，发现贴膜有卷边、脱落或贴膜因汗液而松动时，需要及时更换贴膜。

（5）注意不要在置管侧手臂上扎止血带，避免在该侧手臂测量血压。

（6）衣服的袖口不宜过紧，特别是在穿、脱衣服时要防止把导管带出。

（7）居家带管期间学会自行观察，观察穿刺点周围皮肤有无发红、肿胀、疼痛、脓性分泌物渗出等异常情况，如果发生导管断裂、导管移位、导管中有血液或敷料脱落等异常紧急情况应及时就医。

（8）睡眠时，保持舒适体位，尽量避免压迫置管侧肢体。

（9）可以适当体育锻炼、做家务。但置管侧手臂不要提重物，最好限重3 kg以内，不要做引体向上，不要做反复的手臂屈伸运动等。

（10）可以淋浴，避免盆浴或泡浴，淋浴前使用保鲜膜将PICC贴膜上下10 cm严密包裹（用塑料保鲜膜在穿刺处缠绕2～3圈，上下边缘用胶布贴紧），淋浴后及时将保鲜膜取下，如有潮湿及时更换贴膜。

（11）儿童患者家长应嘱咐孩子不要玩弄PICC导管体外部分，以免损伤导管或把导管拉出体外。

第四节 输液港置管治疗健康教育

输液港（PORT）是一种置入皮下，长期留置在体内的静脉输液装置。输液港完全埋置于患者皮下，减少暴露，降低了导管相关性并发症的发生率，是患者静脉治疗的永久性通道。输液港置入手术由经过培训的医生完成，日常维护工作由经过专门培训的护士执行。

（1）肢体如有麻木、疼痛以及发现输液港植入部位有肿胀、渗血、血肿、感染等症状，应及时告知医护人员。

（2）输液港使用过程中应每7天维护一次，包括更换一次性无损伤针、透明贴膜及输液接头，拔针后针眼处应按压穿刺点，防止皮下出血；使用间歇期每4周维护一次。

（3）输液港周围皮肤保持清洁干燥，观察有无发红、肿胀、疼痛等不良反应。

（4）告知患者不影响日常工作，避免置管侧上肢过度活动，勿提过重物品，或做引体向上以及甩臂运动。

（5）日常生活保护好植入部位，插针治疗期间不宜进行淋浴，以免导管感染；避免硬物撞击，以免输液港移位或损坏。

第五节 典型并发症的健康教育

一、导管相关感染

有发热、寒战，置管部位红肿、触痛、硬结或有脓液渗出等情况及时就医。

二、静脉炎

局部皮肤出现充血性红斑、网状或柱状红肿，血管呈条索状改变，皮温高，有明显的疼痛或压痛，应及时就医处理。

三、静脉血栓

对于静脉置管患者或长期携带中心静脉导管患者,应嘱咐多观察置管侧肢体有无肿胀、疼痛、皮温增高等症状,及时发现静脉血栓症状。

四、导管破损

带管患者定期自行观察导管外观的完整性,有无管道渗液、导管断裂及破损等情况。

五、导管堵塞

按时维护导管,如观察发现管道内有回血,及时就医冲管,预防和处理导管堵塞。

第十章　感染预防与控制

第一节　手　卫　生

一、定义

（一）手卫生的定义

手卫生是指医务人员在从事职业活动过程中的洗手、卫生手消毒和外科手消毒的总称。

（1）洗手是指使用抗菌皂液和流动水洗手。

（2）卫生手消毒是指使用速干手消毒剂揉搓双手，以减少手部暂居菌的过程。

（3）外科手消毒是指手术、操作前用洗手液和流动水洗手，再用免冲洗手消毒剂清除或者杀灭手部暂居菌和减少常居菌的过程。

（二）手消毒剂类型

（1）速干手消毒剂：含有醇类和护肤成分的手消毒剂。包括水剂、凝胶和泡沫型。

（2）免冲洗手消毒剂：主要用于外科手消毒，消毒后不需要水冲洗的手消毒剂。包括水剂、凝胶和泡沫型。

（三）手卫生设施

用于洗手与手消毒的设施设备，包括洗手池、水龙头、流动水、洗手液（肥皂）、干手用品、手消毒剂等。

二、管理与要求

下列情况医务人员应洗手和/或使用手消毒剂进行卫生手消毒:

(1) 接触患者前。

(2) 清洁、无菌操作前,包括进行侵入性操作前。

(3) 暴露患者体液风险后,包括接触患者黏膜、破损皮肤或伤口、血液、体液、分泌物、排泄物、伤口敷料等之后。

(4) 接触患者后。

(5) 接触患者周围环境后,包括接触患者周围的医疗相关器械、用具等物体表面后。

应洗手指征:

(1) 当手部有血液或其他体液等肉眼可见的污染时。

(2) 可能接触艰难梭菌、肠道病毒等对免洗手消毒剂不敏感的病原微生物时。

先洗手、后消毒指征:

(1) 接触传染病患者的血液、体液和分泌物以及被传染性病原微生物污染的物品后。

(2) 直接为传染病患者进行检查、治疗、护理或处理传染患者污物之后。

手卫生的原则:

(1) 当手部有血液或其他体液等肉眼可见的污染时;可能接触艰难梭菌、肠道病毒等对免洗手消毒剂不敏感的病原微生物时,应用肥皂(皂液)在流动水下洗手。

(2) 手部没有肉眼可见污染时,宜使用手消毒剂进行卫生手消毒。

三、手卫生方法

(一) 七步洗手法

(1) 使用非手触式水龙头,在流动水下洗手。

(2) 打湿:流动水下先充分湿润双手。

(3) 涂抹:取 1~2 mL 洗手液,均匀涂抹双手所有皮肤。

(4) 揉搓:按七步洗手法口诀"内、外、夹、弓、大、立、腕",认真揉搓双手至少15秒。

(5) 冲洗:在流动水下彻底冲净双手。

(6) 干燥:一次性纸巾擦干双手。

(7) 七步洗手法时间:全过程 40~60 秒。

(二) 卫生手消毒

(1) 取 1~2 mL 免洗手消毒剂涂抹于手掌心。

(2) 按照标准洗手法的七个步骤认真揉搓双手至少 15 秒。

(3) 揉搓时保证免洗手消毒剂完全覆盖手部皮肤,直至手部干燥。

(4) 卫生手消毒时间:全过程 20~30 秒。

培训及考核(附评分表)如表 10.1 所示。

表 10.1　培训及考核(附评分表)

项目	评分细则	分值		姓名		
指征 10 分	两前三后:接触病人前、执行无菌操作前、接触病人后、接触患者血体液等污物后、接触病人周围物品后(每一项 2 分)	10				
操作区前准备 10 分	个人准备:取下手表、戒指、手链等饰物(5 分);修剪指甲,长度应不超过指尖,无指甲油,指甲符合要求(5 分)	10				
操作流程 60 分	1. 打湿:打开水龙头,在流动水下,使双手充分淋湿	5				
	2. 涂抹:取适量皂液涂抹双手所有皮肤	5				
	3. 揉搓:认真揉搓双手,步骤包括:					
	① 掌心相对,手指并拢,相互揉搓;	5				
	② 手心对手背沿指缝相互揉搓,交换进行;	5				
	③ 掌心相对,双手交叉指缝相互揉搓	5				
	④ 弯曲手指使关节在另一手掌心旋转揉搓,交换进行;	5				
	⑤ 右手握住左手大拇指旋转揉搓,交换进行;	5				
	⑥ 将 5 个手指尖并拢放在另一手掌心旋转揉搓,交换进行;	5				
	⑦ 揉搓腕部	5				
	4. 冲洗:在流动水下彻底冲净双手	5				

项目	评分细则	分值			姓名		
操作流程 60 分	5. 干燥:用一次性纸巾擦手/消毒毛巾擦双手	5					
	6. 关水:如没有感应水龙头,用防止手部再污染的方法关闭水龙头(用纸巾或小毛巾关闭水龙头)	5					
注意事项 10 分	1. 操作熟练	2					
	2. 仪表整洁	2					
	3. 时间把握得当,揉搓时间至少 15 秒,整个过程 40～60 秒	2					
	4. 操作顺序有条理、不慌乱	2					
	5. 操作时态度认真严谨	2					
提问 10 分	1. 手卫生的定义?	5					
	2. 手卫生的意义?	5					
	总分	100					

第二节　隔　离　技　术

隔离技术是预防微生物在患者、医务人员及媒介物中播散的重要措施。正确的隔离技术,对控制感染源、切断传播途径、保护易感宿主,起着重要的作用。

一、标准预防

针对医院所有患者和医务人员采取的一组预防感染措施,包括手卫生,根据预期可能的暴露选用手套、隔离衣、口罩、护目镜或防护面屏,安全注射,也包括穿戴合适的防护用品处理患者环境中污染的物品与医疗器械。

标准预防基于患者的血液、体液、分泌物(不包括汗液)、非完整皮肤和黏膜均可能含有感染性因子的原则。

二、标准预防的具体措施

（1）手卫生。

（2）戴手套。

（3）正确使用口罩、护目镜或防护面罩。

（4）适时使用隔离衣与防护服。

（5）防水围裙的使用。

① 可能受到患者的血液、体液、分泌物及其他污染物质喷溅、进行复用医疗器械的清洗时，应穿防水围裙。

② 重复使用的围裙，每班使用后应及时清洗与消毒。遇有破损或渗透时，应及时更换。

（6）安全注射。

① 使用过的针具和注射器应及时处理，不得重复使用。

② 锐器使用后放置于锐器盒中，在容器装满之前将其密封和处理。

③ 禁止用手回套针帽。免疫注射时宜使用自动销毁式注射器。

④ 任何锐器不能两人同时触摸，避免手术中经手传递锐器。

⑤ 抽出的药液、开启的静脉输入用无菌液体须注明开启日期和时间，开启后不超过 2 小时使用；启封抽吸的各种溶媒不得超过 24 小时；灭菌物品（棉球、纱布等）一经打开，使用时间不得超过 24 小时；非一次性使用的碘酒、酒精容器等应密闭保存，每周更换 2 次，同时对容器进行灭菌更换；一次性小包装的瓶装碘酒、酒精，启封后使用时间不超过 7 天。

（7）污染的医疗仪器设备或物品应正确处理。物体表面、环境、衣物按规定进行消毒。

（8）医疗废物应按照医院《医疗废物管理规定》进行处理。

三、不同传播途径疾病的隔离与预防

不同传播途径疾病的隔离原则如下：

（1）在标准预防的基础上，应根据疾病的传播途径（接触传播、飞沫传播、空气传播等），制定相应的隔离与预防措施。

（2）一种疾病可能有多种传播途径时，应在标准预防的基础上，采取相应传播途径的隔离与预防。

（3）隔离病室应有隔离标志，黄色为空气传播隔离、粉色为飞沫传播隔离、蓝色为接触传播隔离。并限制人员出入。

（4）可疑传染病患者应安置在单人隔离病房。

（5）同种病原体感染的患者可安置于一室。

（一）接触传播的隔离与预防

接触传播的疾病如：肠道感染、多重耐药菌感染、皮肤感染等患者，在标准预防的基础上，还应采取接触传播的隔离与预防。

1. 患者的隔离

（1）限制患者的活动范围。

（2）减少转运，如需转运时，应采取有效措施，避免对他人和环境表面的污染。

2. 医务人员的防护

（1）接触隔离患者的血液、体液、分泌物、排泄物等物质时，应戴手套；离开隔离病室前、接触污染物品后应摘除手套，洗手和/或手消毒。手上有伤口时应戴双层手套。

（2）进入隔离病室、从事可能污染工作服的操作时，应穿隔离衣；离开病室前，脱下隔离衣，按要求悬挂，每天更换清洗与消毒；使用一次性隔离衣，用后按医疗废物处理。

3. 诊疗用品及环境管理

（1）一般医疗器械如听诊器、体温表或血压计等应专用；用于其他患者时应消毒。

（2）不能专用的物品如轮椅，在每次使用后须消毒。

（3）患者周围物品、环境和医疗器械，须每天清洁消毒。

（4）患者如去其他部门检查，应有工作人员陪同，并向接收方说明须使用接触传播预防措施，用后的器械设备需清洁消毒。

（二）空气传播的隔离与预防

经空气传播的疾病是以空气为媒介，病原微生物的微粒子（≤5 μm）随气流流动传播或微生物气溶胶传播。如：肺结核、水痘等，在标准预防的基础上，还应采取空气传播的隔离与预防。

1. 患者的隔离

（1）无条件收治时，应尽快转运至有条件收治呼吸道传染病的医疗机构治疗，转运时应注意医务人员的防护。

（2）当患者病情允许时，应戴外科口罩，定期更换；并限制其活动范围。

（3）严格空气消毒。

2. 医务人员的防护

（1）应严格按区域流程，在不同的区域，穿戴不同的防护用品，离开时按要求脱摘，并正确处理使用后物品。

（2）进入病房时，应戴帽子、医用防护口罩。

（3）进行有可能产生喷溅的诊疗操作时，应戴防护眼镜或防护面罩，穿防护服。

（4）接触患者及其血液、体液、分泌物、排泄物等物质时应戴手套。

（三）飞沫传播的隔离与预防

经飞沫传播的疾病是病原微生物的飞沫核（$>5~\mu m$），在空气中短距离移动到易感人群的上呼吸道，如百日咳、白喉、流行性感冒、病毒性腮腺炎、流行性脑脊髓膜炎等，在标准预防的基础上还应采取飞沫传播的隔离预防。

1. 患者的隔离

（1）隔离病室应有隔离标志，并限制人员出入。

（2）可疑传染病患者应安置在单人隔离病房。

（3）同种病原体感染的患者可安置于一室。

（4）减少转运，如需转运时，医务人员应做好防护。

（5）患者病情允许时，应戴外科口罩，定期更换；并限制其活动范围。

（6）患者之间、患者与探视之间相隔距离应在 1 m 以上，探视者应戴外科口罩。

（7）加强通风和空气消毒。

2. 医务人员的防护

同本节"空气传播的隔离与预防"中的内容。

第三节　职　业　防　护

一、定义

职业防护是指医务工作者在工作中采取多种有效措施，保证工作者免受职业损伤因素的侵袭,或将其所受伤害降到最低程度。职业损伤性因素包含生物性因素(细菌、病毒等微生物)、化学性因素(化疗药物、化学消毒剂等)、物理性因素(锐器伤、机械性损伤等)、心理社会因素。

血源性病原体职业暴露是指医务人员从事诊疗、护理等工作过程中意外通过眼、口、鼻及其他黏膜、破损皮肤或非胃肠道接触含血源性病原体的血液或其他潜在传染性物质的状态。非胃肠道接触包括针刺、咬伤、擦伤和割伤等途径穿透皮肤或黏膜屏障接触血源性病原体的状态。

血源性病原体是指存在于血液和某些体液中能引起人体疾病的病原微生物,主要包括乙型肝炎病毒(HBV)、丙型肝炎病毒(HCV)、人类免疫缺陷病毒(HIV)等。

血源性传播疾病是指由血源性病原体存在于血液和某些体液中进行传播,进而引起人体感染的疾病。

三、预防措施

医务人员接触血源性病原体时,应采取以下防护措施:

(1) 应戴手套,操作完毕,脱去手套后立即洗手,必要时进行手消毒。

(2) 在诊疗护理操作过程中,有可能发生血液、体液飞溅到医务人员面部的情况时,应戴医用外科口罩、护目镜或防护面屏、手套;有可能发生血液体液大面积喷溅或者可能污染医务人员身体的情况时,还应穿戴具有防渗透性能的隔离衣或者围裙。

(3) 手部皮肤有破损,在进行有可能接触病人血液、体液的诊疗及护理操作时应戴双层手套。

医务人员在进行侵袭性诊疗、护理操作的过程中,应熟练掌握操作技能,保证充足的光线,并特别注意防止被针头、缝合针、刀片等锐器刺伤或者划伤。

使用后的锐器应直接放入耐刺、防渗漏的锐器盒,建议使用具有安全性能的注射器、输液器等医用锐器,以防刺伤;禁止双手回套针帽;禁止用手直接接触使用后的针头、刀片等锐器;禁止乱放针头等锐器。

医务人员发生职业暴露后,应当立即实施以下局部处理措施:

(1) 用肥皂液和流动水清洗污染的皮肤,用生理盐水冲洗黏膜。

(2) 如有伤口应在伤口旁端轻轻挤压,尽可能挤出损伤处的血液,再用肥皂液和流动水进行清洗;禁止进行伤口的局部挤压。

(3) 受伤部位的伤口冲洗后,用消毒液如 0.5% 碘伏或 75% 酒精进行消毒。

被暴露的黏膜应当反复用生理盐水冲洗。

按要求报告：局部处理后，当事人应尽快报告科室负责人，并填写医务人员血源性病原体职业暴露信息登记表报感控科。科室将医务人员暴露信息记录在科室医院感染监控手册中。

感控科应尽快按照以下要求进行职业暴露评估，必要时请感染科医师协助：

（1）对已知暴露源患者，查看血源性传染病系列（包括 HBV、HCV、HIV）报告单；未进行上述检测者，由科室主管医生给患者开具相应检验单，但抽取血液应当遵循知情同意原则。暴露源拒绝检测者，按暴露源不明处置。

（2）对未知暴露源患者，按暴露源不明处置，并根据暴露者免疫状况及暴露等级综合评估感染的风险。

（3）对暴露源进行评估，不应检测被废弃的针具或注射器的病毒污染情况。

三、报告及检测流程

（1）血源性职业暴露报告及检测流程如图 10.1 所示。

（2）血源性职业暴露处理流程如图 10.2 所示。

（3）感染性病原体职业暴露登记表如表 10.2 所示。

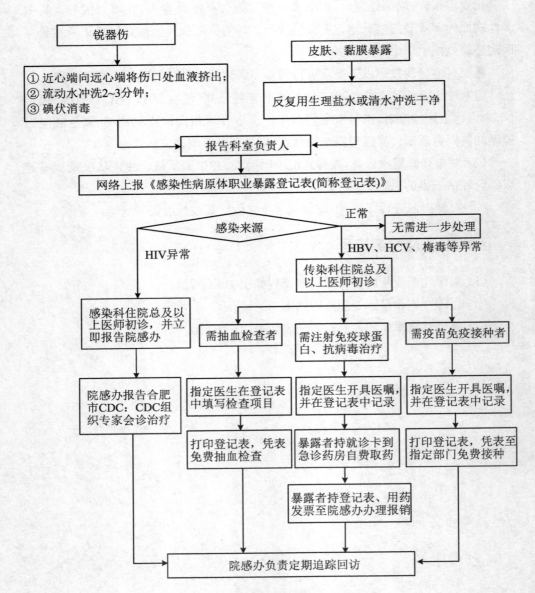

图 10.1　血源性职业暴露报告及检测流程

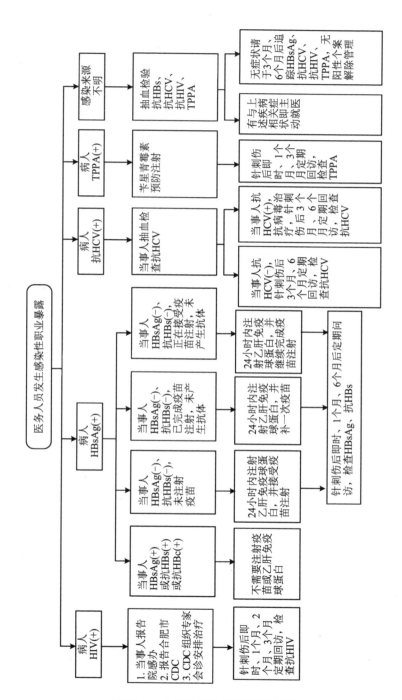

图 10.2　血源性职业暴露处理流程

表 10.2 感染性病原体职业暴露登记表

一、基本情况	编号：＿＿＿＿＿＿＿＿＿	科室：妇科＿＿＿＿＿

姓名：＿＿＿ 性别：＿＿ 岗位：＿＿＿ 年龄：＿＿ 工龄：＿＿ 学历：＿＿ 职称：＿＿ 电话：＿＿

职业安全培训：＿＿＿ 即住发生职业接触：＿＿＿ 接种乙肝疫苗：＿＿＿ 乙肝抗体：＿＿＿

暴露时从事医疗活动：＿＿＿ 暴露地点：＿＿＿ 暴露时间：＿＿＿

二、暴露方式

1. 接触	2. 针刺伤或锐器刺伤
皮肤破损：＿＿＿	器械类型：＿＿＿＿
接触部位：＿＿＿ 接触面积：＿＿＿	关联操作：＿＿＿＿
黏膜 黏膜接触物质：＿＿＿	损伤危险度：＿＿＿
接触时间：＿＿＿ 接触容量：＿＿＿	污染物来源：＿＿＿ 污染物接触：＿＿＿

3. 其他方式 致伤方式：＿＿＿ 破损出血：＿＿＿

三、暴露源严重程度

来源于实验室标本	来源于患者	
标配类型：＿＿＿＿	患者姓名：＿＿＿＿ 科室：＿＿＿＿ 住院号：＿＿＿＿	
标本病毒含量：＿＿＿	患者情况：	
患者姓名：＿＿＿	＿＿＿＿＿＿＿＿＿＿＿＿＿＿＿＿	
住院号：＿＿＿	CD4 细胞计数：＿＿＿ 病毒载量(拷贝/mL)：＿＿＿	

四、暴露后处理情况

皮肤	清水冲洗：＿＿＿ 冲洗时间(分钟)：＿＿＿ 肥皂清洗：＿＿＿
	挤出伤口血液：＿＿＿ 局部消毒＿＿＿ 消毒剂名称：＿＿＿
黏膜	冲洗溶液：＿＿＿ 冲洗时间(分钟)：＿＿＿
其他	

五、职业暴露评估及处置　　　评估者：＿＿＿＿

暴露级别：＿＿＿ 暴露源严重程度：＿＿＿ 检验项目：＿＿＿

详细 描述	建议处置 及检查项目：

六、暴露后预防性治疗

	使用药物名称	剂量	开始用药时间	停止用药时间
1. 预防性用药：＿＿＿				
2. 不良反应：＿＿＿				
3. 具体表现：＿＿＿				

检验项目：＿＿＿

七、临床观察

1. 是否在 4 周内出现急性感染症状：＿＿＿ 持续时间(天)：＿＿＿ 2. 具体症状：＿＿＿

3. 随访情况(HIV、HBV、HCV 血清检查及结果)：

日期	检验项目	结果	备注	日期	检验项目	结果	备注

八、结论　结论：＿＿＿ 感染诊断：＿＿＿ 主任签字：＿＿＿

第四节 医疗废物处置

一、定义

医疗废物是指医疗卫生机构在医疗、预防、保健以及其他活动中产生的具有直接或者间接感染性、毒性以及其他危害性的废物,可分为感染性废物、损伤性废物、病理性废物、药物性废物、化学性废物五大类。

(1)感染性废物是指携带病原微生物具有引发感染性疾病传播危险的医疗废物。

(2)损伤性废物是指能够刺伤或者割伤人体的废弃的医用锐器。

(3)病理性废物是指诊疗过程中产生的人体废弃物和医学实验动物尸体等。

(4)药物性废物是指过期、淘汰、变质或者被污染的废弃药品。

(5)化学性废物是指具有毒性、腐蚀性、易燃易爆性的废弃化学物品。

二、分类收集管理要求

(1)设置合格的医疗废物分类收集容器,包括塑料袋、脚踏式带盖垃圾桶、封口标签、锐器盒、警示标志。

(2)严格按照医疗废物的分类标准,对本科室产生的医疗废物进行分类收集,放置在装有黄色垃圾袋的医疗废物桶中,禁止混入生活垃圾袋(黑色垃圾袋)中;针头、刀片、破碎玻璃器皿等置于锐器盒中,小心处理减少工作人员针刺伤的发生。

(3)一般医疗废物如棉球、纱布、手套、口罩、帽子、中单等直接放置在装有黄色垃圾袋的医疗废物桶中,使用后的血袋由血库统一处理,回收前由各科室临时暂存在装有黄色垃圾袋的有盖容器中,并固定位置存放。

(4)少量药物性废物可并入感染性医疗废物处理,但应在标签中注明;大量药物由药学部统一处理。含有化疗药物的医疗废物按化疗药物相关管理制度处理。

(5)少量化学消毒剂可直接通过医院污水系统处理排放;大量的化学性废物严禁直接倾倒入下水道,需要收集在固定的容器中,由总务部交由专门机构集中处理。批量的含有汞的体温计、血压计等医疗器具报废时,也应交由专门机构处理。

(6)隔离的(疑似)传染病患者或隔离的非传染病感染患者(如多重耐药患者)

产生的医疗废物应使用双层黄色垃圾袋，并及时密封。如为特殊传染病（如朊毒体、气性坏疽及突发原因不明的传染病病原体）患者产生的废物应外贴红色封口标签并注明病原体种类。感染科患者产生的生活垃圾均按感染性医疗废物处理。

（7）感染患儿的尿布等生活物品按医疗废物处理，非感染患儿的尿布等生活物品按生活垃圾处理。

（8）治疗室外使用后产生的医疗废物严禁入治疗室存放。

（9）输液瓶、输液袋按照可回收垃圾分类收集，医院统一交由有资质的单位回收，并做好回收登记。

（10）黄色垃圾袋装量达 3/4 时应扎紧袋口后放入黄色医用废物暂存容器（转运箱）中。存放医疗废物的容器应防渗，根据废物类型分类存放及交接。锐器置锐器盒中，存放时间不超过 48 小时或满 3/4 封口，集中回收处置。

（11）患者自行用于按压止血而未收集于医疗废物容器中的棉签、棉球、输液贴可不按照医疗废物管理。

三、医疗废物分类目录

医疗废物分类目录如表 10.3 所示。

表 10.3　医疗废物分类目录

类别	特征	常见组分或者废物名称	收集容器颜色/标识
感染性废物	携带病原微生物具有引发感染性疾病传播危险的医疗废物	1. 被病人血液、体液、排泄物污染的物品，包括： ① 棉球、棉签、引流棉条、纱布及其他各种敷料； ② 一次性使用卫生用品、一次性使用医疗用品及器械； ③ 废弃的被服； ④ 其他被病人血液、体液、排泄物污染的物品	黄色垃圾袋/容器，表面粘贴"医疗废物"标识
		2. 医疗机构收治的隔离传染病病人或者疑似传染病人产生的生活垃圾	
		3. 病原体的培养基、标本和菌种、毒种保存液	
		4. 各种废弃的医学标本	
		5. 废弃的血液、血清	
		6. 使用后的一次性使用医疗用品及器械视为感染性废物	

续表

类别	特征	常见组分或者废物名称	收集容器颜色/标识
病理性废物	诊疗过程中产生的人体废弃物和医学实验动物尸体等	1. 手术及其他诊疗过程中产生的废弃的人体组织、器官等	黄色垃圾袋/容器,表面粘贴"医疗废物"标识
		2. 医学实验动物的组织、尸体	
		3. 病理切片后废弃的人体组织、病理蜡块。	
损伤性废物	能够刺伤或者割伤人体的废弃的医用锐器	1. 医用针头、缝合针	锐器盒
		2. 各类医用锐器,包括:解剖刀、手术刀、备皮刀、手术锯等	
		3. 载玻片、玻璃试管、玻璃安瓿等	
药物性废物	过期、淘汰、变质或者被污染的废弃药品	1. 废弃的一般性药品,如:抗生素、非处方类药品等。	黄色垃圾袋/容器,表面粘贴"医疗废物"标识
		2. 废弃的细胞毒性药物和遗传毒性药物,包括:致癌性药物,如硫唑嘌呤、苯丁酸氮芥、萘氮芥、环孢霉素、环磷酰胺、苯丙氨酸氮芥、司莫司汀、三苯氧氨、硫替派等;可疑致癌性药物,如:顺铂、裂霉素、阿霉素、苯巴比妥等;免疫抑制剂及配药注射器、针头、输液器等	
		3. 废弃的疫苗、血液制品等	
化学性废物	具有毒性、腐蚀性、易燃易爆性的废弃的化学物品	1. 医学影像室、实验室废弃的化学试剂	大量化学性废物交由专门机构处理
		2. 废弃的过氧乙酸、戊二醛等化学消毒剂	
		3. 废弃的汞血压计、汞温度计	

附录一 静脉治疗护理技术操作规范

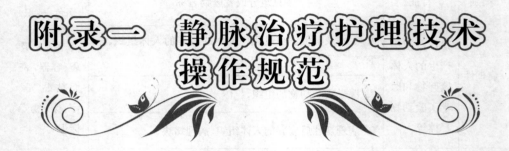

前　言

本标准①根据《医疗机构管理条例》和《护士条例》制定。

本标准按照 GB/T 1.1—2009 给出的规则起草。

本标准起草单位：中国医学科学院北京协和医院、中国医学科学院肿瘤医院、首都医科大学附属北京友谊医院、浙江大学医学附属邵逸夫医院、中南大学湘雅医院、四川大学华西医院、北京大学第一医院、浙江大学医学附属第二医院、中山大学附属第一医院、四川大学华西医院、北京大学第一医院、浙江大学医学院附属第二医院、中山大学附属第一医院、江苏省肿瘤医院、卫生部医院管理研究所。

本标准主要起草人：吴欣娟、徐波、郑一宁、赵林芳、孙文彦、贺连香、罗艳丽、崔琳、杨宏艳、赵锐玮、胡丽茎、孟爱凤、曹晶、么莉。

静脉治疗护理技术操作规范

1. 范围

本标准规定了静脉治疗护理技术操作的要求。

本标准适用于全国各级各类医疗机构从事静脉治疗护理技术操作的医务人员。

2. 规范性引用文件

下列文件对于本文件的应用是必不可少的。凡是注日期的引用文件，仅注日期的版本适用于本文件。凡是不注日期的引用文件，其最新版本（包括所有的修改单）适用于本文件。

---

① 中华人民共和国卫生行业标准《静脉治疗护理技术操作规范》（WS/T 433—2013）由原中华人民共和国国家卫生和计划生育委员会于 2013 年 11 月 4 日发布，2014 年 5 月 1 日实施。

GBZ/T 213　　血源性病原体职业接触防护导则

WS/T 313　　医务人员手卫生规范

3. 术语和定义

下列术语和定义适用于本文件。

3.1　静脉治疗

将各种药物(包括血液制品)以及血液,通过静脉注入血液循环的治疗方法,包括静脉注射、静脉输液和静脉输血;常用工具包括:注射器、输液(血)器、一次性静脉输液钢针、外周静脉留置针、中心静脉导管、经外周静脉置入中心静脉导管、输液港以及输液附加装置等。

3.2　中心静脉导管

经锁骨下静脉、颈内静脉、股静脉置管,尖端位于上腔静脉或下腔静脉的导管。

3.3　经外周静脉置入中心静脉导管

经上肢贵要静脉、肘正中静脉、头静脉、肱静脉、颈外静脉(新生儿还可通过下肢大隐静脉、头部颞静脉、耳后静脉等)穿刺置管,尖端位于上腔静脉或下腔静脉的导管。

3.4　输液港

完全植入人体内的闭合输液装置,包括尖端位于上腔静脉的导管部分及埋植于皮下的注射座。

3.5　无菌技术

在执行医疗、护理操作过程中,防止一切微生物侵入机体,保持无菌物品及无菌区域不被污染的技术。

3.6　导管相关性血流感染

带有血管内导管或者拔除血管内导管48小时内的患者出现菌血症或真菌血症,并伴有发热(体温>38 ℃)、寒战或低血压等感染表现,除血管导管外没有其他明确的感染源。实验室微生物检查显示:外周静脉血培养细菌或真菌阳性;或者从导管段和外周血培养出相同种类、相同药敏结果的致病菌。

3.7　药物渗出

静脉输液过程中,非腐蚀性药液进入静脉管腔以外的周围组织。

3.8　药物外渗

静脉输液过程中,腐蚀性药液进入静脉管腔以外的周围组织。

3.9　药物外溢

在药物配置及使用过程中,药物意外溢出暴露于环境中,如皮肤表面、台面、地面等。

4. 缩略语

下列缩略语适用于本文件。

CVC：中心静脉导管

PICC：经外周静脉置入中心静脉导管

PN：肠外营养

PORT：输液港

PVC：外周静脉导管

5. 基本要求

5.1　静脉药物的配置和使用应在洁净的环境中完成。

5.2　实施静脉治疗护理技术操作的医务人员应为注册护士、医师和乡村医生，并应定期进行静脉治疗所必需的专业知识及技能培训。

5.3　PICC 置管操作应由经过 PICC 专业知识与技能培训、考核合格且有 5 年及以上临床工作经验的操作者完成。

5.4　应对患者和照顾者进行静脉治疗、导管使用及维护等相关知识的教育。

6. 操作程序

6.1　基本原则

6.1.1　所有操作应执行查对制度并对患者进行两种以上方式的身份识别，询问过敏史。

6.1.2　穿刺针、导管、注射器、输液（血）器及输液附加装置等应一人一用一灭菌，一次性使用的医疗器具不应重复使用。

6.1.3　易发生血源性病原体职业暴露的高危病区宜选用一次性安全型注射和输液装置。

6.1.4　静脉注射、静脉输液、静脉输血及静脉导管穿刺和维护应遵循无菌技术操作原则。

6.1.5　操作前后应执行 WS/T 313 规定，不应以戴手套取代手卫生。

6.1.6　置入 PVC 时宜使用清洁手套，置入 PICC 时宜遵守最大无菌屏障原则。

6.1.7　PICC 穿刺以及 PICC、CVC 、PORT 维护时，宜使用专用护理包。

6.1.8　穿刺及维护时应选择合格的皮肤消毒剂，宜使用 2% 葡萄糖酸氯己定乙醇溶液（年龄＜2 个月的婴儿慎用）、有效碘浓度不低于 0.5% 的碘伏或 2% 碘酊溶液和 75% 酒精。

6.1.9　消毒时应以穿刺点为中心擦拭，至少消毒两遍或遵循消毒剂使用说明书，待自然干燥后方可穿刺。

6.1.10 置管部位不应接触丙酮、乙醚等有机溶剂,不宜在穿刺部位使用抗菌油膏。

6.2 操作前评估

6.2.1 评估患者的年龄、病情、过敏史、静脉治疗方案、药物性质等,选择合适的输注途径和静脉治疗工具。

6.2.2 评估穿刺部位皮肤情况和静脉条件,在满足治疗需要的情况下,尽量选择较细、较短的导管。

6.2.3 一次性静脉输液钢针宜用于短期或单次给药,腐蚀性药物不应使用一次性静脉输液钢针。

6.2.4 外周静脉留置针宜用于短期静脉输液治疗,不宜用于腐蚀性药物等持续性静脉输注。

6.2.5 PICC宜用于中长期静脉治疗,可用于任何性质的药物输注,不应用于高压注射泵注射造影剂和血液动力学监测(耐高压导管除外)。

6.2.6 CVC可用于任何性质的药物输注、血液动力学的监测,不应用于高压注射泵注射造影剂(耐高压导管除外)。

6.2.7 PORT可用于任何性质的药物输注,不应使用高压注射泵注射造影剂。

6.3 穿刺

6.3.1 PVC穿刺

6.3.1.1 包括一次性静脉输液钢针穿刺和外周静脉留置针穿刺。

6.3.1.2 PVC穿刺应按以下步骤进行:

(1)取舒适体位,解释说明穿刺目的及注意事项;

(2)选择穿刺静脉、皮肤消毒;

(3)穿刺点上方扎止血带,绷紧皮肤穿刺进针,见回血后可再次进入少许;

(4)如为外周静脉留置针则固定针芯,送外套管入静脉,退出针芯,松止血带;

(5)选择透明或纱布类无酒敷料固定穿刺针,敷料外应注明日期、操作者签名。

6.3.1.3 PVC穿刺时应注意以下事项:

(1)宜选择上肢静脉作为穿刺部位,避开静脉瓣、关节部位以及有疤痕、炎症、硬结等处的静脉;

(2)成年人不宜选择下肢静脉进行穿刺;

(3)小儿不宜首选头皮静脉;

(4)接受乳房根治术和腋下淋巴结清扫术的患者应选健侧肢体进行穿刺,有血栓史和血管手术史的静脉不应进行置管；

（5）一次性静脉输液钢针穿刺处的皮肤消毒范围直径≥5 cm，外周静脉留置针穿刺处的皮肤消毒范围直径应≥8 cm，应待消毒液自然干燥后再进行穿刺；

（6）应告知患者穿刺部位出现肿胀、疼痛等异常不适时，及时告知医务人员。

6.3.2　PICC穿刺

6.3.2.1　PICC穿刺应按以下步骤进行：

（1）核对确认置管医嘱，查看相关化验报告；

（2）确认已签署置管知情同意书；

（3）取舒适体位，测量置管侧的臂围和预置管长度，手臂外展与躯干成45°～90°，对患者需要配合的动作进行指导；

（4）以穿刺点为中心消毒皮肤，直径≥20 cm，铺巾，建立最大化无菌屏障；

（5）用生理盐水预冲导管，检查导管完整性；

（6）在穿刺点上方扎止血带，按需要进行穿刺点局部浸润麻醉，实施静脉穿刺，见回血后降低角度进针少许，固定针芯，送入外套管，退出针芯，将导管均匀缓慢送入至预测量的刻度；

（7）抽回血，确认导管位于静脉内，冲封管后应选择透明或纱布类无菌敷料固定导管，敷料外应注明日期，操作者签名；

（8）通过X线片确定导管尖端位置；

（9）应记录穿刺静脉、穿刺日期、导管刻度、导管尖端位置等，测量双侧上臂臂围并与置管前对照。

6.3.2.2　PICC穿刺时应注意以下事项：

（1）接受乳房根治术或腋下淋巴结清扫的术侧肢体、锁骨下淋巴结肿大或有肿块侧、安装起搏器侧不宜进行同侧置管，患有上腔静脉压迫综合征的患者不宜进行置管；

（2）宜选择肘部或上臂静脉作为穿刺部位，避开肘窝、感染及有损伤的部位；新生儿还可选择下肢静脉、头部静脉和颈部静脉；

（3）有血栓史、血管手术史的静脉不应进行置管；放疗部位不宜进行置管。

6.4　应用

6.4.1　静脉注射

6.4.1.1　应根据药物及病情选择适当推注速度。

6.4.1.2　注射过程中，应注意患者的用药反应。

6.4.1.3　推注刺激性、腐蚀性药物过程中，应注意观察回血情况，确保导管在静脉管腔内。

6.4.2 静脉输液

6.4.2.1 应根据药物及病情调节滴速。

6.4.2.2 输液过程中,应定时巡视,观察患者有无输液反应,穿刺部位有无红、肿、热、痛、渗出等表现。

6.4.2.3 输入刺激性、腐蚀性药物过程中,应注意观察回血情况,确保导管在静脉内。

6.4.3 PN

6.4.3.1 宜由经培训的医护人员在层流室或超净台内进行配制。

6.4.3.2 配好的 PN 标签上应注明科室、病案室、床号、姓名、药物的名称、剂量、配制日期和时间。

6.4.3.3 宜现用现配,应在 24 小时内输注完毕。

6.4.3.4 如需存放,应置于 4 ℃冰箱内,并应复温后再输注。

6.4.3.5 输注前应检查有无悬浮物或沉淀,并注明开始输注的日期及时间。

6.4.3.6 应使用单独输液器匀速输注。

6.4.3.7 单独输注脂肪乳剂时,输注时间应严格遵照药物说明书。

6.4.3.8 在输注的 PN 中不应添加任何药物。

6.4.3.9 应注意观察患者对 PN 的反应,及时处理并发症并记录。

6.4.4 密闭式输血

6.4.4.1 输血前应了解患者血型、输血史及不良反应史。

6.4.4.2 输血前和床旁输血时应分别双人核对输血信息,无误后才可输注。

6.4.4.3 输血起始速度宜慢,应观察 15 分钟无不适后再根据患者病情、年龄及输注血液制品的成分调节滴速。

6.4.4.4 血液制品不应加热,不应随意加入其他药物。

6.4.4.5 全血、成分血和其他血液制品应从血库取出后 30 分钟内输注,1 个单位的全血或成分血应在 4 小时内输完。

6.4.4.6 输血过程中应对患者进行监测。

6.4.4.7 输血完毕应记录,空血袋应低温保存 24 小时。

6.5 静脉导管的维护

6.5.1 冲管及封管

6.5.1.1 经 PVC 输注药物前宜通过输入生理盐水确定导管在静脉内;经 PICC、CVC、PORT 输注药物前宜通过回抽血液来确定导管在静脉内。

6.5.1.2 PICC、CVC、PORT 的冲管和封管应使用 10 mL 及以上注射器或一次性专用冲洗装置。

6.5.1.3　给药前后宜用生理盐水脉冲式冲洗导管,如果遇到阻力或者抽吸无回血,应进一步确定导管的通透性,不应强行冲洗导管。

6.5.1.4　输液完毕应用导管容积加延长管容积2倍的生理盐水或肝素盐水正压封管。

6.5.1.5　肝素盐水的浓度:PORT可用100 U/mL,PICC及CVC可用0～10 U/mL。

6.5.1.6　连续PORT时应使用专用的无损伤针穿刺,持续输液时无损伤针应每7天更换一次。

6.5.1.7　PORT在治疗间歇期应至少每4周维护一次。

6.5.1.8　PICC导管在治疗间歇期间应至少每周维护一次。

6.5.2　敷料的更换

6.5.2.1　应每日观察穿刺点及周围皮肤的完整性。

6.5.2.2　无菌透明敷料应至少每7天更换一次,无菌纱布敷料应至少每2天更换一次;若穿刺部位发生渗液、渗血时应及时更换敷料;穿刺部位的敷料发生松动、污染等完整性受损时应立即更换。

6.6　输液(血)器及输液附加装置的使用

6.6.1　输注药品说明书所规定的避光药物时,应使用避光输液器。

6.6.2　输注脂肪乳剂、化疗药物以及中药制剂时宜使用精密过滤输液器。

6.6.3　输注的两种不同药物间有配伍禁忌时,在前一种药物输注结束后,应冲洗或更换输液器,并冲洗导管,再接下一种药物继续输注。

6.6.4　使用输血器时,输血前后应用无菌生理盐水冲洗输血管道;连续输入不同供血者的血液时,应在前一袋血输尽后,用无菌生理盐水冲洗输血器,再接下一袋血继续输注。

6.6.5　输液附加装置包括三通、延长管、肝素帽、无针接头、过滤器等,应尽可能减少输液附加装置的使用。

6.6.6　输液附加装置宜选用螺旋接口,常规排气后与输液装置紧密连接。

6.6.7　经输液接头(或接口)进行输液及推注药液前,应使用消毒剂多方位擦拭各种接头(或接口)的横切及外围。

6.7　输液(血)器及输液附加装置的更换

6.7.1　输液器应每24小时更换1次,如怀疑被污染或完整性受到破坏时,应立即更换。

6.7.2　用于输注全血、成分血或生物制剂的输血器宜4小时更换一次。

6.7.3　输液附加装置应和输液装置一并更换,在不使用时应保持密闭状态,其中任何一部分的完整性受损时都及时更换。

6.7.4　外周静脉留置针附加的肝素帽或无针接头宜随外周静脉留置针一起更换;PICC、CVC、PORT附加的肝素帽或无针接头应至少每7天更换1次;肝素帽或无针接头内有血液残留、完整性受损或取下后,应立即更换。

6.8　导管的拔除

6.8.1　外周静脉留置针应72～96小时更换一次。

6.8.2　应监测静脉导管穿刺部位,并根据患者病情、导管类型、留置时间、并发症等因素进行评估,尽早拔除。

6.8.3　PICC留置时间不宜超过1年或遵照产品使用说明书。

6.8.4　静脉导管拔除后应检查导管的完整性,PICC、CVC、PORT还应保持穿刺点24小时密闭。

7.　静脉治疗相关并发症处理原则

7.1　静脉炎

7.1.1　应拔除PVC,可暂时保留PICC;及时通知医师,给予对症处理。

7.1.2　将患肢抬高、制动、避免受压,必要时,应停止在患肢输液。

7.1.3　应观察局部及全身情况的变化并记录。

7.2　药物渗出与药物外渗

7.2.1　应立即停止在原部位输液,抬高患肢,及时通知医师,给予对症处理。

7.2.2　观察渗出或外渗区域的皮肤颜色、温度、感觉等变化及关节活动和患肢远端血运情况并记录。

7.3　导管相关性静脉血栓形成

7.3.1　可疑导管相关性静脉血栓形成时,应抬高患肢并制动,不应热敷、按摩、压迫,立即通知医师对症处理并记录。

7.3.2　应贯彻置管侧肢体、肩部、颈部及胸部肿胀、疼痛、皮肤温度及颜色、出血倾向及功能活动情况。

7.4　导管堵塞

7.4.1　静脉导管堵塞时,应分析堵塞原因,不应强行推注生理盐水。

7.4.2　确认导管堵塞时,PVC应立即拔除,PICC、CVC、PORT应遵医嘱及时处理并记录。

7.5　导管相关性血流感染

可疑导管相关性血流感染时,应立即停止输液,拔除PVC,暂时保留PICC、CVC、PORT,遵医嘱给予抽取血培养等处理并记录。

7.6 输液反应

7.6.1 发生输液反应时,应停止输液,更换药液及输液器,通知医师,给予对症处理,并保留原有药液及输液器。

7.6.2 应密切观察病情变化并记录。

7.7 输血反应

7.7.1 发生输血反应立即减慢或停止输血,更换输血器,用生理盐水维持静脉通畅,通知医生给予对症处理,保留余血及输血器,并上报输血科。

7.7.2 应密切观察病情变化并记录。

8. 职业防护

8.1 针刺伤防护

针刺伤防护操作按 GBZ/T 213 执行。

8.2 抗肿瘤药物防护

8.2.1 配制抗肿瘤药物的区域应为相对独立的空间,宜在Ⅱ级或Ⅲ级垂直层流生物安全柜内配制。

8.2.2 配制抗肿瘤药物的环境中可配备溢出包,内含防水隔离衣、一次性口罩、乳胶手套、面罩、护目镜、鞋套、吸水垫及垃圾袋等。

8.2.3 配药时操作者应戴双层手套(内层为 PVC 手套,外层为乳胶手套)、一次性口罩;宜穿防水、无絮状物材料制成、前部完全封闭的隔离衣;可佩戴护目镜;配药操作台面应垫以防渗透吸水垫,污染或操作结束时应及时更换。

8.2.4 给药时,操作者宜戴双层手套和一次性口罩;静脉给药时宜采用全密闭式输注系统。

8.2.5 所有抗肿瘤药物污染物品应丢弃在有毒性药物标识的容器中。

8.2.6 抗肿瘤药物外溢时按以下步骤进行处理:

(1)操作者应穿戴个人防护用品;

(2)应立即标明污染范围,粉剂药物外溢应使用湿纱布垫擦拭,水剂药物外溅应使用吸水纱布垫吸附,污染表面应使用清水清洗;

(3)如药物不慎溅在皮肤或眼睛内,应立即用清水反复冲洗;

(4)记录外溢药物名称、时间、溢出量、处理过程以及受污染的人员。

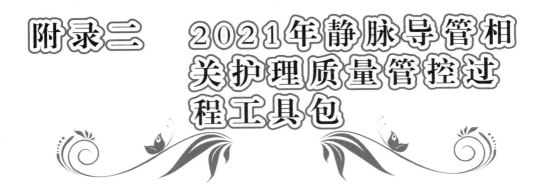

附录二　2021年静脉导管相关护理质量管控过程工具包

PIVC 置管重点措施依从性评价指引

重点措施	评价方法	评价结果 （操作完整且正确选择"是"）
1. 执行手卫生:需洗手时机均洗手	现场观察	□是 □否　问题点：_____
2. 选择最佳穿刺部位。宜选前臂,避开关节、静脉瓣、瘢痕、炎症、硬结等,成人不宜选择下肢	现场观察	□是 □否　问题点：_____
3. 基于治疗方案和患者病情选择管径细的静脉导管,尽可能减少输液附加装置	现场观察 询问	□是 □否　问题点：_____
4. 选择符合规范的皮肤消毒剂	现场观察 询问	□是 □否　问题点：_____
5. 规范皮肤消毒: ① 以穿刺点为中心擦拭消毒,直径≥8 cm; ② 消毒至少2遍或参照产品说明书; ③ 消毒液自然干燥后方可穿刺	现场观察 询问	□是 □否　问题点：_____
6. 规范导管固定: ① 宜选无菌透明敷料,以穿刺点为中心覆盖穿刺部位; ② 无菌透明敷料无张力固定; ③ 敷料外标注穿刺日期	现场观察	□是 □否　问题点：_____

PIVC 维护重点措施依从性评价指引

重点措施	评价方法	评价结果 （操作完整且正确选"是"）
1. 执行手卫生：需洗手时机均洗手	现场观察	□是 □否　问题点：_____
2. 关注患者主诉，评估穿刺点及周围皮肤有无感染征象、导管固定情况、导管功能和留置的必要性	现场观察 查看记录 询问	□是 □否　问题点：_____
3. 消毒输液接头： ① 宜选乙醇棉片； ② 用力擦拭消毒输液接头的横截面及外围 5～15 秒或参照产品说明书； ③ 消毒液自然干燥后方可连接	现场观察 询问	□是 □否　问题点：_____
4. 更换输液接头： ① 输液接头应随外周静脉导管一同更换； ② 输液接头内有血液或药液残留、疑似污染、破损或脱开等情况，应立即更换	现场观察	□是 □否　问题点：_____
5. 更换输液装置： ① 输液 24 小时或者停止输液后，应更换输液装置； ② 输注全血、成分血的输血器应每隔 4 小时更换； ③ 输注特殊药物（如丙泊酚、脂肪乳等）时应根据产品的说明书要求更换	现场观察 询问	□是 □否　问题点：_____
6. 给药前确认导管在静脉内： ① 抽回血或推注生理盐水确认导管是否在静脉内； ② 输注刺激性、腐蚀性药物前应确认回血通畅	现场观察 询问	□是 □否　问题点：_____

续表

重点措施	评价方法	评价结果 （操作完整且正确选"是"）
7. 规范冲管： ① 冲管液宜采用一次性单剂量生理盐水,输注药物与生理盐水不相容时,先使用5%葡萄糖注射液冲洗,再使用生理盐水,冲管液量至少是导管及附加装置容积的2倍； ② 输血或输注特殊药物（如丙泊酚、脂肪乳等）后,应充分冲管； ③ 使用脉冲式技术,即"推—停—推"方法； ④ 如遇阻力不应强行冲管	现场观察 询问	□是 □否　问题点：_____
8. 规范封管： ① 应用生理盐水封管； ② 封管液应一人一针一管一剂一用； ③ 正压封管	现场观察 询问	□是 □否　问题点：_____
9. 敷料更换： ① 穿刺部位发生渗血、渗液时更换； ② 敷料出现卷边、松动、潮湿、污染、完整性受损时更换	现场观察	□是 □否　问题点：_____

PICC置管重点措施依从性评价指引

重点措施	评价方法	评价结果 （操作完整且正确选"是"）
1. 执行手卫生:需洗手时机均洗手	现场观察	□是 □否　问题点：_____
2. 选择最佳穿刺部位。首选肘上贵要静脉,避开静脉瓣、瘢痕、炎症、硬结、破损皮肤、创伤部位及受损血管等处	现场观察 查看记录	□是 □否　问题点：_____

重点措施	评价方法	评价结果 （操作完整且正确选"是"）
3. 基于治疗方案和患者病情选择管径细、管腔少的静脉导管，尽可能减少输液附加装置	现场观察	□是 □否　问题点：_____
4. 宜使用超声引导穿刺	现场观察 查看记录 询问	□是 □否　问题点：_____
5. 建立最大无菌屏障。操作者穿戴一次性口罩、帽子、无菌手套、无菌手术衣，患者全身覆盖无菌单	现场观察 询问	□是 □否　问题点：_____
6. 选择符合规范的皮肤消毒剂	现场观察 询问	□是 □否　问题点：_____
7. 规范皮肤消毒： ① 以穿刺点为中心，擦拭消毒穿刺点及周围皮肤，直径≥20 cm； ② 皮肤消毒至少 2 遍或参照产品说明书； ③ 消毒液自然干燥后方可穿刺	现场观察 询问	□是 □否　问题点：_____
8. 规范导管固定： ① 宜选无菌透明敷料，以穿刺点为中心覆盖穿刺部位； ② 无菌透明敷料无张力固定； ③ 皮肤病变、过敏等不宜使用黏胶类敷料的患者，可使用纱布类或功能性敷料； ④ 敷料外标注穿刺日期	现场观察	□是 □否　问题点：_____
9. 确定导管尖端位置	现场观察 查看记录 询问	□是 □否　问题点：_____

PICC 维护重点措施依从性评价指引

重点措施	评价方法	评价结果 （操作完整且正确选"是"）
1. 执行手卫生：需洗手时机均洗手	现场观察	□是 □否　问题点：＿＿＿＿＿
2. 关注患者主诉，评估穿刺点及周围皮肤有无感染征象、导管固定情况、导管功能和留置的必要性	现场观察 查看记录 询问	□是 □否　问题点：＿＿＿＿＿
3. 消毒输液接头： ① 宜选乙醇棉片； ② 用力擦拭消毒输液接头的横截面及外围 5～15 秒或参照产品说明书； ③ 消毒液自然干燥后方可连接	现场观察 询问	□是 □否　问题点：＿＿＿＿＿
4. 更换输液接头： ① 应至少 7 天更换一次； ② 输液接头内有血液或药物残留、疑似污染、破损或脱开等情况，应更换	现场观察 询问	□是 □否　问题点：＿＿＿＿＿
5. 更换输液装置： ① 输液 24 小时或者停止输液后，应更换输液装置； ② 输注全血、成分血的输血器应每隔 4 小时更换； ③ 输注特殊药物（如丙泊酚、脂肪乳等）时应根据产品的说明书要求更换	现场观察 询问	□是 □否　问题点：＿＿＿＿＿
6. 给药前应确认导管在静脉内： ① 抽回血确认导管是否在静脉内； ② 输注刺激性、腐蚀性药物前应确认回血通畅	现场观察 询问	□是 □否　问题点：＿＿＿＿＿

重点措施	评价方法	评价结果（操作完整且正确选"是"）
7. 规范皮肤及导管消毒： ① 以穿刺点为中心擦拭消毒皮肤及导管，皮肤消毒范围大于敷料面积； ② 消毒液自然干燥后方可操作； ③ 不宜在穿刺部位使用抗菌软膏或乳剂	现场观察 询问	□是 □否　问题点：_____
8. 规范敷料更换与导管固定 ① 无菌纱布敷料至少每2天更换一次； ② 无菌透明敷料至少每7天更换一次； ③ 穿刺部位发生渗血、渗液及敷料出现卷边、松动、潮湿、污染、完整性受损时应更换； ④ 宜选无菌透明敷料，以穿刺点为中心覆盖穿刺部位； ⑤ 无菌透明敷料无张力固定； ⑥ 皮肤病变、过敏等不宜使用黏胶类敷料的患者，可使用纱布类或功能性敷料； ⑦ 敷料外标注更换日期	现场观察 询问	□是 □否　问题点：_____
9. 规范冲管： ① 冲管液宜采用一次性单剂量生理盐水，输注药物与生理盐水不相容时，先使用5%葡萄糖注射液冲洗，再使用生理盐水，冲管液量至少是导管及附加装置容积的2倍； ② 宜使用10 mL及以上的注射器或预充式导管冲洗器冲管； ③ 输血或输注特殊药物（如丙泊酚、脂肪乳等）后，应充分冲管； ④ 使用脉冲式技术冲管，即"推—停—推"方法冲洗导管； ⑤ 如遇阻力不应强行冲管； ⑥ 间歇期至少每7天冲封管一次	现场观察 询问	□是 □否　问题点：_____

重点措施	评价方法	评价结果 (操作完整且正确选"是")
10. 规范封管: ① 应用生理盐水或 0~10 U/mL 的肝素溶液封管; ② 封管液应一人一针一管一剂一用; ③ 正压封管	现场观察 询问	□是 □否 问题点:_____

CVC 置管重点措施依从性评价指引

重点措施	评价方法	评价结果 (操作完整且正确选"是")
1. 执行手卫生:需洗手时机均洗手	现场观察	□是 □否 问题点:_____
2. 选择最佳穿刺部位: ① 成人宜选锁骨下静脉,次选颈内静脉,不宜选择股静脉,儿童宜选颈内静脉; ② 避开静脉瓣、瘢痕、炎症、硬结、破损皮肤、创伤部位及受损血管等处	现场观察 查看记录	□是 □否 问题点:_____
3. 基于治疗方案和患者病情选择管径细、管腔少的静脉导管,尽可能减少输液附加装置	现场观察	□是 □否 问题点:_____
4. 可使用超声引导穿刺	现场观察 查看记录 询问	□是 □否 问题点:_____
5. 建立最大无菌屏障。操作者穿戴一次性口罩、帽子、无菌手套、无菌手术衣,患者全身覆盖无菌单	现场观察 询问	□是 □否 问题点:_____
6. 选择符合规范的皮肤消毒剂	现场观察 询问	□是 □否 问题点:_____

重点措施	评价方法	评价结果 （操作完整且正确选"是"）
7. 规范皮肤消毒 ① 以穿刺点为中心，擦拭消毒穿刺点及周围皮肤，直径≥20 cm； ② 皮肤消毒至少 2 遍或参照产品说明书； ③ 消毒液自然干燥后方可穿刺	现场观察 询问	□是 □否　问题点：_____
8. 规范导管固定 ① 宜选无菌透明敷料，以穿刺点为中心覆盖穿刺部位； ② 无菌透明敷料无张力固定； ③ 皮肤病变、过敏等不宜使用黏胶类敷料的患者，可使用纱布类敷料或功能性敷料； ④ 敷料外标注穿刺日期	现场观察 询问	□是 □否　问题点：_____

CVC 维护重点措施依从性评价指引

重点措施	评价方法	评价结果 （操作完整且正确选"是"）
1. 执行手卫生：需洗手时机均洗手	现场观察	□是 □否　问题点：_____
2. 关注患者主诉，评估穿刺点及周围皮肤有无感染征象、导管固定情况、导管功能和留置的必要性	现场观察 查看记录 询问	□是 □否　问题点：_____
3. 消毒输液接头： ① 宜选乙醇棉片； ② 用力擦拭消毒输液接头的横截面及外围 5～15 秒或参照产品说明书； ③ 消毒液自然干燥后方可连接	现场观察 询问	□是 □否　问题点：_____

续表

重点措施	评价方法	评价结果 （操作完整且正确选"是"）
4. 更换输液接头： ① 应至少每 7 天更换一次； ② 输液接头内有血液或药物残留、疑似污染、破损或脱开等情况，应更换	现场观察 询问	□是 □否　问题点：_____
5. 更换输液装置： ① 输液 24 小时或者停止输液后，应更换输液装置 ② 输注全血、成分血的输血器应每隔 4 小时更换 ③ 输注特殊药物（如丙泊酚、脂肪乳等）时应根据产品的说明书要求更换	现场观察 询问	□是 □否　问题点：_____
6. 给药前应确认导管在静脉内： ① 抽回血确认导管是否在静脉内； ② 输注刺激性、腐蚀性药物前应确认回血通畅	现场观察 询问	□是 □否　问题点：_____
7. 规范皮肤及导管消毒： ① 以穿刺点为中心擦拭消毒皮肤及导管，皮肤消毒范围大于敷料面积； ② 消毒液自然干燥后方可操作； ③ 不宜在穿刺部位使用抗菌软膏或乳剂	现场观察 询问	□是 □否　问题点：_____
8. 规范敷料更换及导管固定： ① 无菌纱布敷料至少每 2 天更换一次； ② 无菌透明敷料至少每 7 天更换一次； ③ 穿刺部位发生渗血、渗液及敷料出现卷边、松动、潮湿、污染、完整性受损时应更换； ④ 宜选无菌透明敷料，以穿刺点为中心覆盖穿刺部位； ⑤ 无菌透明敷料无张力固定； ⑥ 皮肤病变、过敏等不宜使用黏胶类敷料的患者，可使用纱布类或功能性敷料； ⑦ 敷料外标注更换日期	现场观察 询问	□是 □否　问题点：_____

重点措施	评价方法	评价结果 （操作完整且正确选"是"）
9. 规范冲管： ① 冲管液宜采用一次性单剂量生理盐水，输注药物与生理盐水不相容时，先使用5%葡萄糖注射液冲洗，再使用生理盐水，冲管液量至少是导管及附加装置容积的2倍； ② 宜使用10 mL及以上的注射器或预充式导管冲洗器冲管； ③ 输血或输注特殊药物（如丙泊酚、脂肪乳等）后，应充分冲管； ④ 间歇期至少每7天冲封管一次； ⑤ 使用脉冲式技术冲管，即"推—停—推"方法冲洗导管； ⑥ 如遇阻力不应强行冲管	现场观察 询问	□是 □否　问题点：_____
10. 规范封管： ① 应用生理盐水或0～10 U/mL的肝素溶液封管封管； ② 封管液应一人一针一管一剂一用； ③ 正压封管	现场观察 询问	□是 □否　问题点：_____